코로나19 바이러스 "친환경 99.9% 항균잉크 인쇄" 전격 도입

언제 끝날지 모를 코로나19 바이러스
99.9% 항균잉크(V-CLEAN99)를 도입하여 「**안심도서**」로
독자분들의 건강과 안전을 위해 노력하겠습니다.

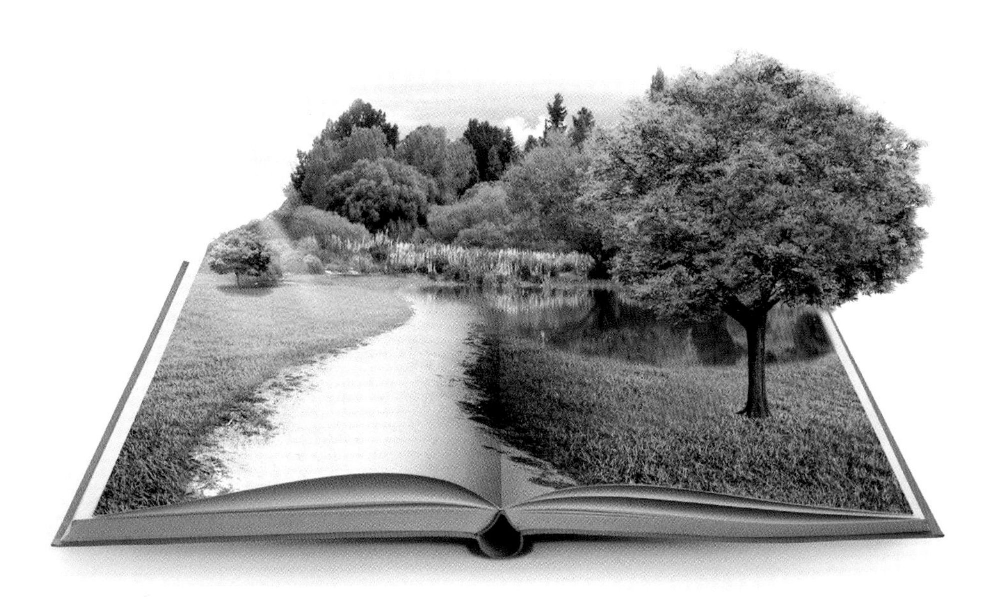

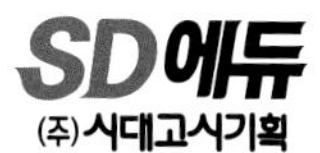

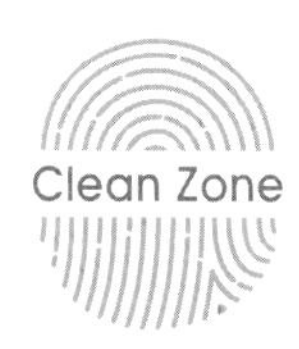

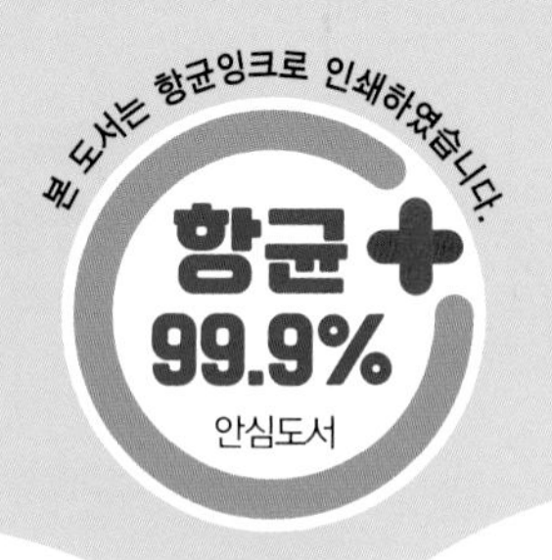

항균잉크(V-CLEAN99)의 특징

- 바이러스, 박테리아, 곰팡이 등에 항균효과가 있는 산화아연을 적용
- 산화아연은 한국의 식약처와 미국의 FDA에서 식품첨가물로 인증받아 **강력한 항균력**을 구현하는 소재
- 황색포도상구균과 대장균에 대한 테스트를 완료하여 **99.9%의 강력한 항균효과** 확인
- 잉크 내 중금속, 잔류성 오염물질 등 **유해 물질 저감**

TEST REPORT

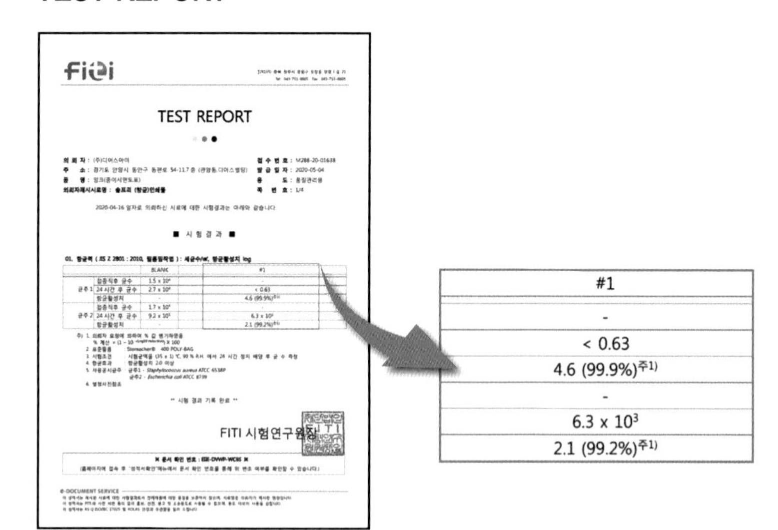

TEST REPORT

FITI 시험연구원장

#1
-
< 0.63
4.6 (99.9%)주1)
-
6.3×10^3
2.1 (99.2%)주1)

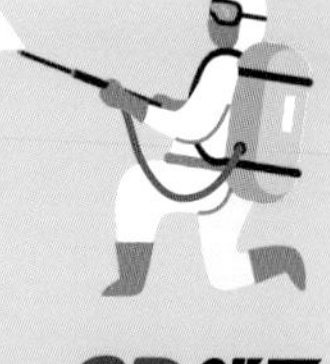

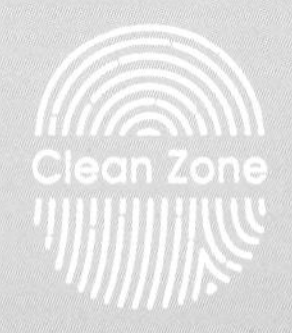

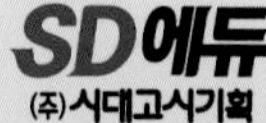

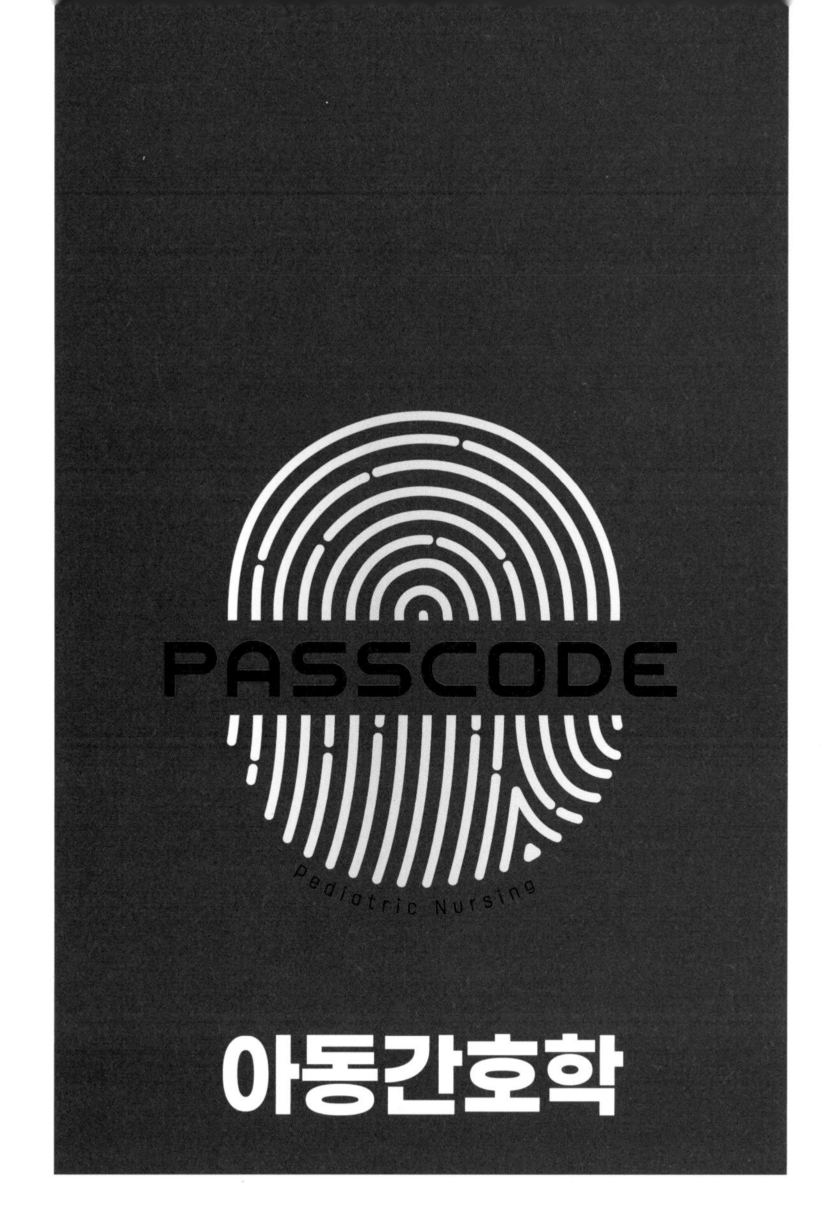
PASSCODE
pediatric Nursing
아동간호학

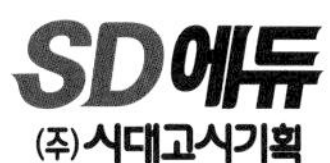
SD에듀
(주)시대고시기획

Always with you

사람이 길에서 우연하게 만나거나 함께 살아가는 것만이 인연은 아니라고 생각합니다.
책을 펴내는 출판사와 그 책을 읽는 독자의 만남도 소중한 인연입니다.
SD에듀는 항상 독자의 마음을 헤아리기 위해 노력하고 있습니다.
늘 독자와 함께하겠습니다.

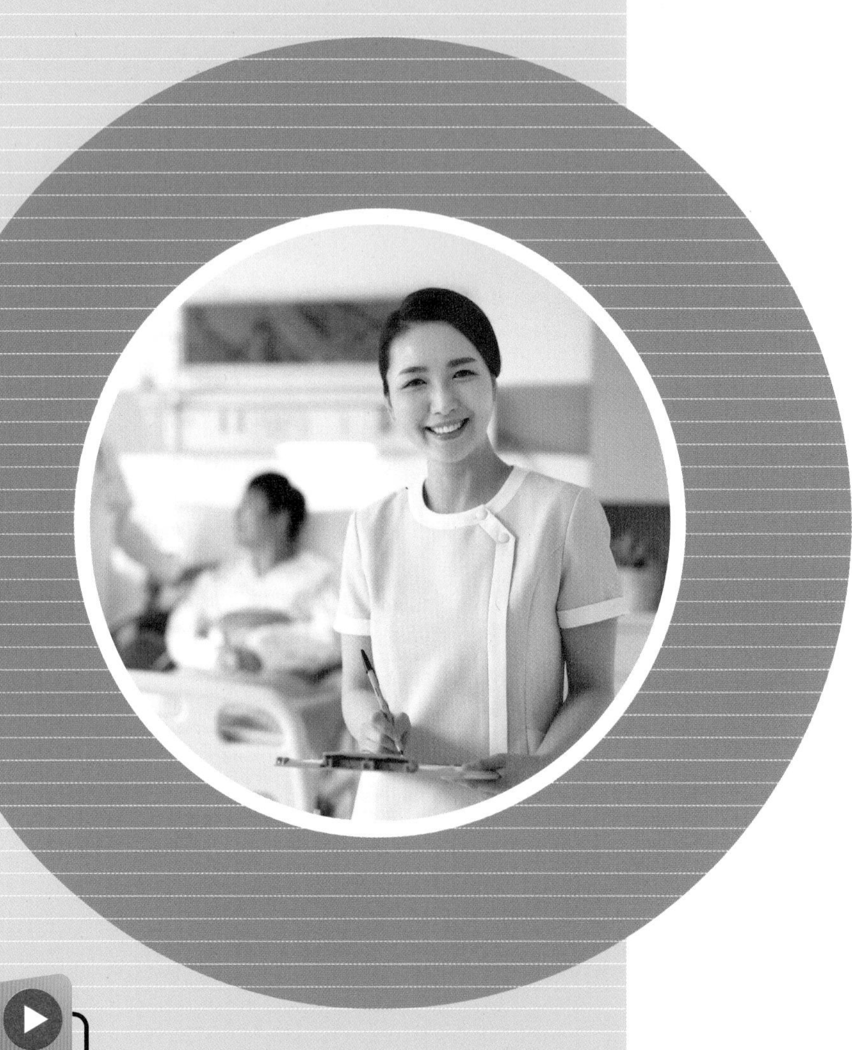

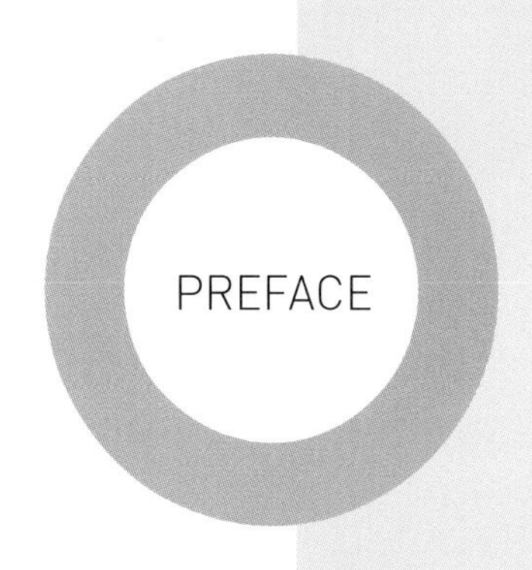

해마다 간호사 국가고시를 통해 면허를 받고 의료 혹은 보건현장에 배치되는 간호 인력은 2만 여명이 넘는다. 법이 정한 자격을 갖추고 국가면허시험을 통과하면 국가로부터 면허와 자격을 부여받는 간호사에게는 일정한 법적 지위와 특권이 주어진다. 간호사의 각종 의무와 책임은 바로 이러한 법적 지위에서 나오는데 이처럼 국가와 사회가 인정한 공인된 지위를 보통 전문적 지위라고 한다. 간호사라는 전문적 지위를 정당하게 받기 위한 첫 번째 관문이 바로 간호사 국가시험이다. 즉, 간호사가 되기 위한 최소한의 기준이라고 할 수 있다.

본 교재는 간호사 국가고시 대비 기본서로 최근 출제경향에 따른 핵심이론으로 구성하였기에 간호사 국가고시를 준비하는 간호 학생들에게 유용성을 더한 교재이다. 또한 각 단원에 상세한 해설을 첨부한 출제유형문제로 이론을 한 번 더 되새길 수 있다.

이 교재로 공부한 많은 간호 학생들이 합격의 기쁨을 나누면서 이 시대의 건강을 책임질 수 있는 리더로서 우뚝 서길 바란다.

공저자 올림

GUIDE

시행처

한국보건의료인국가시험원

개 요

간호사는 의사의 진료를 돕고 의사의 처방이나 규정된 간호기술에 따라 치료를 행하며, 의사 부재 시에는 비상조치를 취하기도 한다. 환자의 상태를 점검 · 기록하고 환자나 가족들에게 치료, 질병예방에 대해 설명해 주는 의료인을 말한다.

수행 직무

- 간호사는 간호 요구자에 대한 교육 · 상담 및 건강증진을 위한 활동의 기획과 수행, 그 밖의 대통령령으로 정하는 보건활동을 임무로 한다(의료법 제2조 제2항 제5호).
- 대통령령으로 정하는 보건활동이란 다음의 보건활동을 말한다(의료법 시행령 제2조).
  - 「농어촌 등 보건의료를 위한 특별조치법」 제19조에 따라 보건진료 전담공무원으로서 하는 보건활동
  - 「모자보건법」 제10조 제1항에 따른 모자보건전문가가 행하는 모자보건 활동
  - 「결핵예방법」 제18조에 따른 보건활동
  - 그 밖의 법령에 따라 간호사의 보건활동으로 정한 업무
- 모든 개인, 가정, 지역사회를 대상으로 건강의 회복, 질병의 예방, 건강의 유지와 그 증진에 필요한 지식, 기력, 의지와 자원을 갖추도록 직접 도와주고 간호대상자에게 직접 간호뿐만 아니라 교육, 설명, 지시, 조언, 감독, 지도 등의 중재적 활동을 수행한다(의료법 제2조 및 동법 시행령 제2조, 대한간호협회 간호표준).

응시 자격

- 평가인증기구의 인증을 받은 간호학을 전공하는 대학이나 전문대학(구제(舊制) 전문학교와 간호학교를 포함한다)을 졸업한 자
- 보건복지부장관이 인정하는 외국의 학교를 졸업하고 외국의 간호사 면허를 받은 자

합격 기준

- 전 과목 총점의 60% 이상, 매 과목 40% 이상 득점한 자를 합격자로 한다.
  ※ 과락 기준 : 정답 문항이 성인간호학 28문항, 모성간호학 · 아동간호학 · 지역사회간호학 · 정신간호학 · 간호관리학 14문항, 기본간호학 12문항, 보건의약관계법규 8문항 미만인 경우
- 응시자격이 없는 것으로 확인된 경우 합격자 발표 이후에도 합격이 취소된다.

시험 시간표

구 분	시험과목(문제수)	교시별 문제수	시험 형식	입장시간	시험시간
1교시	1. 성인간호학(70) 2. 모성간호학(35)	105	객관식	~ 08:30	09:00 ~ 10:35 (95분)
2교시	1. 아동간호학(35) 2. 지역사회간호학(35) 3. 정신간호학(35)	105	객관식	~ 10:55	11:05 ~ 12:40 (95분)
3교시	1. 간호관리학(35) 2. 기본간호학(30) 3. 보건의약관계법규(20)	85	객관식	~ 13:00	13:10 ~ 14:30 (80분)

※ **보건의약관계법규** : 감염병의 예방 및 관리에 관한 법률, 검역법, 국민건강보험법, 국민건강증진법, 마약류 관리에 관한 법률, 보건의료기본법, 응급의료에 관한 법률, 의료법, 지역보건법, 혈액관리법, 호스피스 · 완화의료 및 임종과정에 있는 환자의 연명의료결정에 관한 법률, 후천성면역결핍증 예방법과 그 시행령 및 시행규칙

시험 일정

구 분	일 정	비 고
응시원서 접수	• 2022년 10월경 • 국시원 홈페이지 [원서 접수] 메뉴 • 외국대학 졸업자로 응시자격 확인서류를 제출하여야 하는 자는 접수기간 내에 반드시 국시원 별관(2층 고객지원센터)에 방문하여 서류 확인 후 접수 가능함	• 응시수수료 : 90,000원 • 접수시간 : 해당 시험직종 접수 시작일 09:00부터 접수 마감일 18:00까지
시험 시행	• 2023년 1월경 • 국시원 홈페이지 – [시험안내] – [간호사] – [시험장소(필기/실기)] 메뉴	• 응시자 준비물 : 응시표, 신분증, 필기도구 지참(컴퓨터용 흑색 수성사인펜은 지급함) ※ 식수(생수)는 제공하지 않습니다.
최종합격자 발표	• 2023년 2월경 • 국시원 홈페이지 [합격자조회] 메뉴	휴대전화번호가 기입된 경우에 한하여 SMS 통보

※ 상기 시험일정은 시행처의 사정에 따라 변경될 수 있으니 한국보건의료인국가시험원 홈페이지(www.kuksiwon.or.kr)에서 확인하시기 바랍니다.

CONTENTS

CONTENTS

PART 1

아동간호학 개념

간호사 국가고시

아동간호학

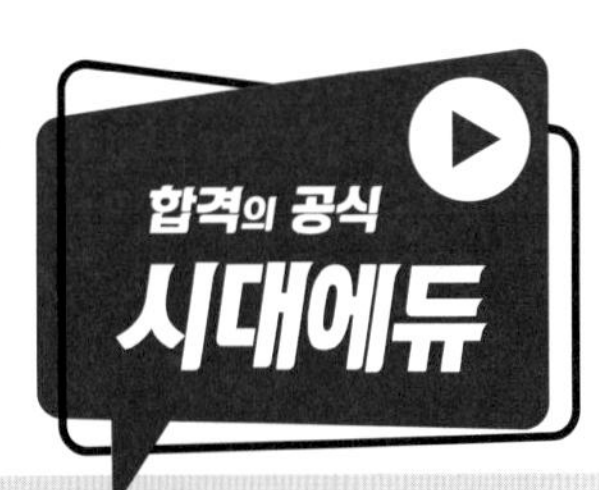

제 1 장

아동간호학 개념

1 아동간호 개념 및 철학

(1) 아동간호 개념

① 아동 : 신생아기~청소년기(출생~성인 전)

② 아동간호 목표 : 아동과 가족의 건강을 최적으로 유지 및 증진함으로써, 아동(출생~청소년기)의 성장발달과 건강 문제를 포괄적으로 다루는 건강관리를 제공하고 아동건강관리의 질을 높인다.

③ 아동간호 목적 : 아동과 가족이 신체적, 심리적, 사회적 변화 등을 이해하고, 아동의 안녕을 최적으로 유지 및 증진하기 위한 전인간호를 할 수 있도록 다양한 실무영역을 포함한다.

(2) 아동간호 철학

① 가족중심 간호 : 가족이 능력을 발휘하도록 돕고, 힘이 되어 준다.

㉠ 아동에 대한 가족의 지지능력을 강화해 주고 아동과 가족의 욕구를 적절히 충족시킨다.

㉡ 가족과 간호사의 상호작용을 통해 가족이 삶의 과정에서 통제력을 유지하거나 얻는 방법을 익힘으로써 긍정적인 환경(가족의 장점, 능력, 활동을 강화하는 행동 등)의 조성을 돕는다.

② 비외상성 간호

㉠ 가족으로부터 아동의 분리를 최소화한다.

㉡ 자기통제력을 높여준다.

㉢ 신체적 손상, 통증을 최소화한다.

③ 일차 간호 : 일관성 있고 책임 있는 간호를 제공하고, 가족단위에 중점을 둔 질적인 간호를 제공한다.

출제유형문제 최다빈출문제

아동간호 철학 중 비외상성 간호를 설명한 것은?

① 아동과 가족의 욕구를 충족시킴으로써 가족이 능력을 발휘하도록 돕는다.

② 아동의 성장발달을 도모한다.

❸ 아동의 신체적, 정신적 고통을 최소화하는 간호를 제공한다.

④ 일관성 있고 책임 있는 간호를 제공한다.

⑤ 가족 단위에 중점을 둔 질적인 간호를 제공한다.

해설

비외상성 간호는 아동과 가족의 신체적, 정신적 고통을 최소화 또는 제거하는 간호를 제공하고, 아동과 가족의 심리적, 신체적 긴장과 스트레스를 완화 또는 최소화하기 위해 제공하는 치료적 간호중재이다.

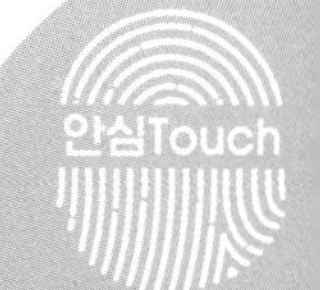

2 아동의 건강지표

(1) 신생아 사망률

$$\frac{\text{같은 해 생후 28일 이내 사망한 신생아수}}{\text{특정연도 총출생아수}} \times 1,000$$

① 정의 : 출생아 1,000명 중 생후 28일 이내 사망한 신생아 수(신생아 : 28일 미만)

② 사망 원인 : 미숙아, 선천적 기형, 저체중출생아 등(출생 시 체중이 결정적 요인)

③ 예방 : 산전 간호를 통한 조기분만을 예방

(2) 영아 사망률

$$\frac{\text{같은 해 생후 1년 이내 사망한 영아수}}{\text{특정연도 총출생아수}} \times 1,000$$

① 정의 : 출생아 1,000명 중 생후 1년간 사망한 영아수(영아 : 1세 미만)

② 의의 : 아동 건강의 중요한 지표, 국가의 보건복지수준을 나타내기 때문에 다른 나라와의 건강관리 수준 비교 시 활용된다(개발도상국가, 저개발국가는 영아사망률이 높다).

③ 사망 원인 : 출생 전후기에 기원한 특정병태(주원인)

④ 예방 : 산전간호, 영아의 양육환경 개선

(3) 아동 사망률

① 정의 : 인구 100,000명 중 사망한 아동의 수(아동 : 19세까지)

② 연령별 3대 사망 원인(2018년, 10만 명당) : 0세는 출생 전후기 병태, 1~14세는 질병이환 및 사망의 원인, 15~19세는 운수사고가 가장 높은 사망원인이다.

연 령	사망 원인
0세	출생 전후기 병태 > 선천기형, 변형 및 염색체 이상 > 분류되지 않는 임상소견
1~4세	질병이환 및 사망의 원인 > 신생물 > 선천기형, 변형 및 염색체 이상
5~9세	질병이환 및 사망의 원인 > 신생물 > 신경계질환
10~14세	질병이환 및 사망의 원인 > 신생물 > 신경계질환
15~19세	운수사고 > 신생물 > 질병

③ 아동사망률은 영아보다는 낮으며, 질병이환에 노출된 사망 이외는 신생물이나 운수사고(불의의 사고)에 의한 사망이 많다.

(4) 이환율

① 일정기간 동안 건강한 사람에 대한 질병이 있는 사람의 비율(1,000명 중 질병을 가진 사람수)

② 이환율의 발생 빈도는 상해 < 위장장애 < 호흡기계 질환 순이고, 1~9세 아동 입원의 주요 원인은 호흡기계 질환이다.

출제유형문제 최다빈출문제

국내 아동의 이환율이 가장 높은 급성질환에 해당하는 것은?

❶ 호흡기계 질환
② 피부계 질환
③ 소화기계 질환
④ 신장질환
⑤ 신경계 질환

해설

이환율의 발생 빈도는 상해 < 위장장애 < 호흡기계 질환 순이고, 1~9세 아동 입원의 주요 원인은 호흡기계 질환이다.

3 아동의 건강에 영향을 미치는 요소 및 아동간호사 역할

(1) 아동의 건강에 영향을 미치는 요소

① 빈곤 : 아동발달에 전반적으로 부정적인 영향을 준다(신체적·정신적 건강, 학업성취 등)

② 아동학대 : 부모나 친척에 의한 학대가 많다(아동학대 유형 참조).

③ 학교폭력

㉠ 학교폭력은 학생 사이에 발생한 폭행, 협박, 따돌림, 갈취 등에 의해 신체적, 정신적, 재산상의 피해를 유발하는 행위를 말한다.

㉡ 피해 아동은 신체적 손상, 대인기피, 우울증, 등교거부, 자해, 자살시도 등이 나타나고, 가해 아동은 우울, 정서불안, 공격적 행동의 지속, 자기조절능력 부족 등이 나타난다.

㉢ 폭력의 위험성 인식, 폭력 예방을 위한 사전교육, 지역사회 내 폭력예방 지원기관(부모 포함)과의 협력을 통해 아동을 보호하기 위한 전략을 세우는 것 등의 조치를 취한다.

④ 대중매체 및 인터넷

㉠ 아동과 청소년은 성장발달이 완성되지 않아 인터넷의 역기능으로 인한 피해가 성인보다 심각하다.

㉡ 보건교육(인터넷 중독 예방법 및 위험성), 문제해결을 위한 학부모와의 연계강화 등을 시행한다.

(2) 아동간호사 역할

① 아동간호사 역할

㉠ 간호제공자(양육자) : 아동의 발달단계를 토대로 질병, 손상, 회복 등의 상태에 있는 아동과 가족에게 직접 간호를 제공한다.

㉡ 옹호자(지지자) : 치료와 절차에 대한 정보 제공, 이용 가능한 의료서비스를 받을 수 있도록 정보 제공, 치료적 절차 및 진단과정에 대한 의사결정을 스스로 할 수 있도록 돕고 지지한다.

㉢ 교육자 : 교육을 시행함으로써 질병과 손상을 예방한다(교육은 건강증진에 필수적).

㉣ 연구자 : 간호의 이론적 또는 실무적 문제를 체계적으로 조사함으로써 간호 전문직의 지식체를 형성하고, 연구결과로 개발된 지식체를 간호실무에 적용한다.

㉤ 협력자 : 의사, 영양사, 사회복지사 등의 다른 건강관리 팀원들과 협력한다.

㉥ 간호관리자 : 면허가 없는 직원을 교육 및 감시하며 간호를 계획하고 조정한다.

② 아동간호사의 윤리적·법적 문제

㉠ 윤리적 문제

• 4대 윤리원칙

윤리원칙	내 용
자율성의 원칙	스스로 결정하도록 배려(자기결정권)
선행의 원칙	다른 사람을 위해서 선행을 행함
정의의 원칙	모든 사람은 공평하게 대우받아야 함
악행금지의 원칙	다른 사람에게 손해나 위험을 끼치지 않음

• 아동간호사는 치료중단, 생명연장시스템 중단결정 등과 같은 윤리적 딜레마 상황에 처하는 경우 윤리원칙과 윤리적 의사결정단계(간호 상황의 정보수집, 갈등인식, 해결을 위한 상황 나열, 각 행위의 장점과 단점 비교 분석, 의사결정)를 활용한다.

㉡ 법적 문제 : 간호사는 직무상 과실 예방을 위해 노력하고, 시행한 간호행위는 정확하게 기록한다.

출제유형문제 최다빈출문제

아동간호사의 역할 중 옹호자에 대한 설명에 해당하는 것은?

① 아동에게 직접 간호 제공
❷ 아동의 치료와 절차에 대한 정보 제공
③ 아동과 가족에게 교육을 시행하여 질병을 예방함
④ 아동의 건강증진을 위한 연구
⑤ 다른 건강관리 팀원과 협력

해설

옹호자는 치료와 절차에 대한 정보 제공, 이용 가능한 의료서비스를 받을 수 있도록 정보 제공, 치료적 절차 및 진단과정에 대한 의사결정을 스스로 할 수 있도록 돕고 지지한다.

제 2 장

아동과 가족

1 부모역할, 양육의 유형, 훈육, 기질

(1) 부모역할

① 양육 : 아동의 신체적, 정신사회적 욕구를 채워주기 위한 노력

② 부모역할 이행에 영향을 주는 요소 : 부모 나이, 출산 경험, 부모 교육, 아버지의 아동 돌봄 참여, 부모의 지지체계 등

(2) 양육의 유형

유 형	특 성
독재형(Authoritarian)	• 아동이 질문하지 않고 순종하며 수용하기를 기대하고, 서로 주고 받는 행동이 없다. • 아동은 자신감이 결여되어 수줍음이 많고 위축된다.
허용적(Permissive)	• 부모는 자녀의 행동을 통제하지 못하고, 가정 내의 규칙이 일관적이지 않다. • 아동은 다른 사람을 존중하지 않으며, 반항적이고 공격적이며, 책임감이 없다.
권위적 (민주주의형, Authoritative)	• 부모는 모든 권한을 갖고 있지만, 자녀의 의견을 존중하고, 자녀의 다른 의견도 허용하며, 가정 내의 규칙에 대해 자유로운 토론을 허용한다. • 아동은 높은 자존감, 독립적이고 자기주장이 강하며, 높은 상호작용 능력이 좋다.

(3) 훈 육

① 원 칙

㉠ 이행과 위반에 대해 동일한 훈육 행동을 취하고(일관성), 행위가 잘못된 것임을 분명히 알린다.

㉡ 아동의 나이, 비행의 정도 등을 고려한 적절한 훈육 방법을 사용하며, 훈육이 끝난 뒤에는 같은 일에 대해서 더 이상 야단치지 않는다.

② 훈육 방법

방 법	내 용
방향수정	문제행동을 없애고, 다른 활동이나 사물로 아동을 전환시킴
논리적 설득	행동이 허용되지 않는 이유를 설명하는 것
결과체험	잘못된 행동의 결과를 체험하도록 내버려 두는 것
행동수정	• 긍정적인 행동–보상 • 부정적인 행동–무시
체 벌	부정적 효과를 야기하므로 권장하지 않음
타임아웃	• 잘못하고 있는 아동에게 관심을 주지 않는 것으로, 아동을 자극이 없는 장소에 데려가서 관찰하는 것 • 방법 : 규칙을 정하고 타임아웃의 진행과정을 이해시키며, 모니터가 가능하고 안전하며 자극이 없는 장소(복도, 자신의 방 등)에서 실시한다. 시간(3~5분)은 연령별로 1분씩 증가하고 타이머로 소리를 들을 수 있게 하며, 종료 후에는 아동의 발달 수준에 맞게 벌을 받게 된 이유를 이야기하면 효과적이다.

(4) 기 질

① **정의 및 특성** : 개인이 환경에 대응하는 반응양상으로 살아가면서 취하는 사고나 행동방식을 말하며, 선천적이고 개인차가 있다.

② 아동 기질 유형

㉠ 순한 아동(40%) : 차분한 성격, 예측이 쉽고, 새로운 자극에 긍정적으로 적응한다.

㉡ 까다로운 아동(10%) : 매우 활동적이고 불규칙한 습관을 갖고 있으며, 성미가 급하고 기분을 표현하거나 반응을 보일 때 강하고 부정적이며 짜증을 내는 경우가 많다.

㉢ 반응이 느린 아동(15%) : 부정적인 반응을 보이고 새로운 자극에 대해 긴장하고 적응이 느리다.

③ **고려할 점** : 부모는 아동의 기질을 이해하고, 그 이해를 토대로 양육한다.

출제유형문제 최다빈출문제

아동에게 타임아웃을 시행하는 방법으로 적절한 것은?

① 타임아웃 시간은 나이에 상관없이 무조건 5분으로 정한다.
❷ 타이머로 소리를 들을 수 있게 한다.
③ 부모가 아동을 관찰할 수 없는 장소에서 시행한다.
④ 타임아웃 종료 후 벌을 받게 된 이유를 절대로 이야기하지 않는다.
⑤ 아동이 잘못하면 장소에 상관없이 그 자리에서 바로 실시한다.

해설
타임아웃은 잘못하고 있는 아동에게 관심을 주지 않는 것으로 규칙을 정하고, 타임아웃의 진행과정을 이해시키며, 모니터가 가능하고 안전하며 자극이 없는 장소(복도, 자신의 방 등)에서 실시한다. 시간(3~5분)은 연령별로 1분씩 증가하고 타이머로 소리를 들을 수 있게 하며, 종료 후에는 아동의 발달 수준에 맞게 벌을 받게 된 이유를 이야기하면 효과적이다.

2 아동학대 유형 및 아동학대 발견 시 조치

(1) 아동학대 유형

유 형	내 용
신체적 학대	• 부모나 양육자가 아동에게 손상(화상, 두부 및 손의 상해 등)을 유발하는 것 • 대리인에 의한 뮌하우젠증후군 : 양육자가 의료진의 관심을 얻기 위해 고의로 질병의 징후나 증상을 조작하는 것
성적 학대	• 아동을 대상으로 하는 모든 성적 행위를 의미하는 것으로, 성폭행, 성추행, 매춘, 포르노 매체 노출・제작 등이 있다. • 아동은 위축되거나 나이에 어울리지 않는 성과 관련된 어휘의 사용, 인형과의 성적 표현에 열중하거나 생식기 부위의 감염증상 등을 보일 수 있다.
정서적 학대	아동의 자존심이나 능력을 손상시키는 것으로서 무시, 모욕, 소리지름, 부정적인 말, 비난, 거부, 소외 및 착취 등이 포함된다.
방 임	• 아동학대 중 가장 흔한 유형으로 의식주와 필요한 의료서비스를 제공하지 않거나 불결한 환경에 방치하며, 학교에 보내지 않는 행동 등이 포함된다. • 아동은 씻지도 않고 매우 야위었거나(영양 결핍), 계절에 맞지 않는 옷을 입고 있을 수 있다.
유 기	보호자가 아동을 버리는 것이다.

(2) 아동학대 발견 시 조치

간호사는 아동학대 신고의무자로서 아동학대가 의심되는 경우 아동을 학대 가해자로부터 즉시 분리하여 보호해야 하고, 입원을 통해 전반적인 건강상태(사회정서적 건강상태, 외상 후 스트레스 장애여부 등에 대한 평가 포함)를 확인한다.

출제유형문제 최다빈출문제

5세 아동이 위생상태가 불량하고, 겨울에도 여름옷을 입고 있으며, 아파도 부모가 병원에 데리고 가지 않는 경우에 해당하는 아동학대 유형은?

① 신체적 학대 ② 성적 학대
③ 정서적 학대 ❹ 방 임
⑤ 유 기

해설
방임은 아동학대 중 가장 흔한 유형으로 아동에게 의식주와 필요한 의료서비스를 제공하지 않거나 불결한 환경에 방치하고 학교에 보내지 않는 행동 등이 포함된다. 아동은 씻지도 않고 매우 야위었거나(영양 결핍), 계절에 맞지 않는 옷을 입고 있을 수 있다.

3 의사소통

(1) 효과적인 의사소통 구성요소

① **접촉** : 출생 시부터 어른이 될 때까지 사용되는 긍정적・지지적 표현방법

② **신체적 거리 및 환경** : 아동에게 맞는 크기의 가구, 발달단계에 맞는 장난감 등을 제공하고, 안정감 있는 거리를 유지하면서 눈높이를 맞춘다.

③ **경청** : 주의집중, 공감, 명료화, 편견배제 등의 적극적인 경청기술을 연습하여 능숙한 경청자가 되어야 한다.

④ **시각적 의사소통** : 간호사는 아동의 성장발달수준에 적절한 교육도구와 재료를 선택한다(사진, 비디오, 인형, 차트, 그래프 등)

⑤ **음색과 신체언어**

㉠ 부드럽고 따뜻한 목소리는 안정적이고 편안하게 들린다.

㉡ 신체언어(Body language)는 의사소통 시 중요하며, 열린 자세와 태도는 의사소통을 촉진한다.

(2) 아동의 발달단계에 따른 의사소통 방법

① **영 아**

㉠ 부드럽고 침착하며 달래는 목소리로 말하고, 아기 목소리를 흉내 내어 말한다.

㉡ 아기가 시간을 갖고 간호사를 알게 하며, 천천히 접근한다.

② **유 아**

㉠ 일반 물건의 유아적 언어를 대화에서 사용하고, 그림책을 보며, 놀이를 통해 시연한다.

㉡ 절차 직전에 절차 준비 교육을 시행한다.

③ **학령전기**

㉠ 그림, 인형, 이야기책을 사용하고, 간단한 문장으로 간결하게 말하며, 선택하도록 기회를 준다.

㉡ 절차시작 1~3시간 전에 준비한다.

④ **학령기**

㉠ 책, 사진, 차트, 영상매체 등을 이용하여 설명한다.

㉡ 의학놀이기법 등을 사용하며, 한계를 정하고 결과를 설정한다.

㉢ 준비물품 소개는 절차 시작 1~5일 전에 시행한다.

⑤ **청소년기**

㉠ 개인의 요구를 존중하고, 관심분야에 대한 대화를 시도하며, 책, 사진, 차트, 영상매체 등을 사용하여 설명한다.

㉡ 준비물품 소개는 절차 시작 1주일 전에 시행한다.

(3) 가족중심 의사소통

① 간호사는 가족과 신뢰관계(라포)를 형성한다.
② 모든 가족구성원을 포함하고, 비판적이지 않으며, 가족의 다양성 및 가족 간의 피드백을 존중한다.
③ 가족과 갈등이 생겼을 때 의사소통이 단절되지 않기 위한 전략이 필요하다(부모의 입장을 이해하고 감정을 말로 표현하며, 각자가 가진 문제를 확인하고 이를 해결하기 위해 함께 노력한다).

출제유형문제 최다빈출문제

아동의 발달단계에 따른 의사소통 방법으로 적절한 것은?

❶ 영아 - 부드럽고 침착하며 달래는 목소리로 말한다.
② 유아 - 아기 목소리를 흉내내어 말한다.
③ 학령전기 - 개인의 요구를 존중하고 관심분야에 대한 대화를 시도한다.
④ 학령기 - 인형을 사용하여 간단한 문장으로 간결하게 말한다.
⑤ 청소년기 - 의학놀이기법을 사용한다.

해설
영아는 부드럽고 침착하며 달래는 목소리로 말하고, 아기 목소리를 흉내내어 말한다. 유아는 일반 물건의 유아적 언어를 대화에서 사용하고, 그림책을 보며, 놀이를 통해 시연한다. 학령전기는 그림, 인형, 이야기책을 사용하고 간단한 문장으로 말하며, 선택하도록 기회를 준다. 학령기는 의학놀이기법을 사용하며, 한계를 정하고 결과를 설정한다. 청소년기는 개인의 요구를 존중하고, 관심분야에 대한 대화를 시도한다.

PART

2

아동의 성장과 발달

간호사 국가고시

아동간호학

제 1 장

아동의 성장발달

1 성장발달 정의 및 원리

(1) 성장발달 정의

용 어	특 성
성 장	• 양적인 변화로 측정이 가능하고, 비교적 환경의 영향이 적다(신장, 체중, 골격의 변화 등).
발 달	• 성장보다 광범위한 개념으로 정서적, 정신적, 사회적 변화 등을 의미하는 질적인 변화이다. • 성장, 성숙, 학습을 통해 획득되는 것으로, 환경의 영향을 많이 받는다(언어습득 과정 등).
성 숙	• 유전적 요인에 의해 연령이 증가하면서 적응능력이 증가하거나 기능이 정교해지는 것을 말한다(중추신경계 성숙 등).

(2) 성장발달 원리

① 순서가 있고 연속적임 : 보편적인 순서를 거치고 예측 가능한 양상을 따르며 연속성이 있다.

예 배밀이 → 기기 → 서기 → 걷기

② 상호 관련성 : 유전, 내외적 환경 등의 요인에 영향을 받는다.

③ 일정한 방향

㉠ 두미성 : 머리에서 발쪽으로 진행(영아는 머리와 목을 가누고, 앉고, 그 후 설 수 있다)

㉡ 근원성 : 신체 중심에서 말초로 진행(팔 조절 → 손 조절 → 손가락 조절이 가능해진다)

④ 세분화 : 전체적인 것에서 구체적인 것으로 세분화

예 통증에 대해 신생아는 전신반응을 보이며 성장하면서 배가 아프면 배를 감싸는 구체적인 반응을 보인다.

⑤ 복합적이고 통합적임 : 단순한 것에서 복잡한 것으로 진행

예 옹알이 → 음절 말함 → 의미 있는 단어 사용 → 문장 완성

⑥ 성장발달 속도는 일정하지 않다.

㉠ 성장의 급격한 증가를 보이는 시기가 있고, 완만한 시기가 있다.

㉡ 성장속도 : 영아기와 청소년기는 빠르다.

㉢ 뇌의 발달 : 출생 초기부터 급성장하여 4세경에는 성인 수준의 80%에 도달한다.

㉣ 림프조직 : 6세까지 빠르게 성장하여 성인 수준에 도달하고, 10~12세에 성인 크기의 2배로 성장하며, 청소년 후기까지 빠르게 감소하여 성인 수준이 된다.

⑦ 개인차 : 나이가 같더라도 개인의 유전적, 환경적인 요인에 영향을 받아 개별적인 차이가 있다.

⑧ 결정적인 시기 : 최적의 성장발달이 이루어지는 특정 시기가 존재한다. 예를 들어 걷기 학습은 생후 1년 후기에서 2년 초기가 민감기이다.

출제유형문제 최다빈출문제

아동의 성장발달에 대한 설명으로 옳지 않은 것은?

❶ 다리에서 머리방향으로 진행한다.
② 전체적인 것에서 구체적인 것으로 세분화된다.
③ 성장발달 속도는 일정하지 않다.
④ 단순한 것에서 복잡한 것으로 진행한다.
⑤ 예측적으로 진행한다.

해설
성장발달은 보편적인 순서를 거치고 예측 가능한 양상을 따르며, 머리에서 발쪽으로, 중심에서 말초로 진행한다. 전체적인 것에서 구체적인 것으로 세분화되고, 단순한 것에서 복잡한 것으로 진행하며, 성장발달 속도는 일정하지 않다.

제 2 장

성장발달 이론

1 피아제(Piaget)의 인지발달 이론

(1) 감각운동기(출생~2세)

① 감각경험과 신체운동을 통해 주변 환경을 이해한다.

② 우연히 한 행동이 만족스러우면 그 행동을 반복한다.

③ 대상영속성 개념을 획득한다.

연 령	내 용
반사운동기 (출생~1개월)	잡기, 빨기 등의 반사행동을 통해 생존한다.
일차 순환반응기 (1~4개월)	우연히 한 행동이 만족스러우면 그 행동을 반복한다(예 손가락 빨기).
이차 순환반응기 (4~8개월)	의도적인 행동을 한다(예 소리를 듣기 위해 딸랑이를 의도적으로 흔들기).
이차 반응협응기 (8~12개월)	대상영속성(대상이 눈앞에서 사라지더라도 없어진 것이 아니라는 것) 개념을 획득하기 시작하고, 과거에 성공했던 행동을 선택하며, 목표지향적인 행동을 한다.
삼차 순환반응기 (12~18개월)	시행착오와 탐색을 통해 새로운 수단과 목표를 결합한다(새로운 행동이 가져올 결과를 알아보기 위해 시도를 한다).
내적 표상기 (18~24개월)	눈앞에 없는 대상을 내재적으로 표상하는 심상을 형성하고, 지연모방(시간이 지난 후 행동을 재현)을 할 수 있다.

(2) 전조작기(2~7세)

① 전조작기는 자기중심적 사고, 물활론적 사고, 마술적 사고, 비가역적 사고, 직관적 사고 등이 나타나지만 논리적 사고는 가능하지 않다.

② 상상과 상상놀이는 언어발달로 다양하게 발달한다.

연 령	내 용
전개념기 (2~4세)	• 자기중심적 사고, 마술적 사고, 물활론적 사고, 비가역적 사고 등이 나타난다. - 자기중심적 사고 : 자기중심으로 생각하고 다른 사람의 관점을 고려하지 않는다. - 마술적 사고 : 자신이 생각한 대로 사건이 일어난다고 믿는다. - 물활론적 사고 : 생명이 없는 사물에 생명을 부여한다. - 비가역적 사고 : 변화가 생겼을 때 이전 상태로 되돌려 놓지 못한다.
직관기 (4~7세)	• 중심화, 비가역적 사고, 자기중심적 사고(감소), 마술적 사고 등이 나타난다. - 중심화 : 상황의 한 측면만 집중하고 다른 부분은 간과한다.

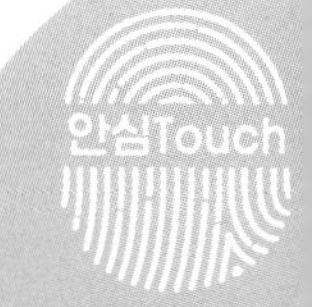

(3) 구체적 조작기(7~11세)

논리적 조작과, 보존 개념을 획득한다.

연 령	내 용
구체적 조작기 (7~11세)	• 논리적 조작(귀납적 사고) • 보존 개념(순서, 모양, 형태가 바뀌어도 물질의 속성은 변하지 않음), 가역성 개념(대상의 상태 변화가 원래대로 되돌아 올 수 있음), 분류와 논리(특성에 따라 사물을 분류하고 논리적 순서에 따라 사물을 배열하며 비슷한 점과 다른 점을 기억함) 등을 이해한다.

(4) 형식적 조작기(11세 이후)

상징적인 추론과 가설을 통해 문제를 해결한다.

연 령	내 용
형식적 조작기 (11세 이후)	• 상징적인 추론과 논리적 사고(연역적 사고) 및 가설을 설정한다. • 과학적인 추론으로 문제를 해결한다.

출제유형문제 최다빈출문제

3세 유아가 계단에서 넘어진 후 계단을 혼내는 모습을 보일 때 어떤 사고의 특성으로 볼 수 있는가?

❶ 물활론적 사고
② 자기중심적 사고
③ 마술적 사고
④ 비가역적 사고
⑤ 변환적 추론

해설
물활론적 사고는 전조작기 단계에서 볼 수 있는 것으로, 생명이 없는 사물에 생명을 부여하는 것이다.

2 에릭슨(Erickson)의 심리사회성발달 이론

(1) 신뢰감 대 불신감(출생~1세)

① 신뢰감 : 영아의 신체적, 정서적 욕구를 어머니의 일관성 있는 돌봄으로 충족되어 형성된다.
② 불신감 : 영아의 욕구가 충족되지 못할 때 형성된다.

(2) 자율성 대 수치심(의심)(1~3세)

① 자율성 : 아동이 신체와 환경을 조절하는 능력이 증가되면서 형성된다.
② 수치심(의심) : 자신의 선택이 좋지 않은 결과를 내거나, 다른 사람들이 자신을 부끄러워하는 경우 등에 형성된다.

(3) 솔선감(주도성) 대 죄책감(3~6세)

① 솔선감(주도성) : 적극적으로 행동을 주도하고, 상상력과 호기심을 통해 환경을 탐구하고 경험함으로써 형성된다.
② 죄책감 : 자신의 행동이 어리석다고 느끼거나, 부모가 심하게 억제하고 질책하는 경우 등에 형성된다.

(4) 근면성 대 열등감(6~12세)

① 근면성 : 사회적 기술과 규칙을 배우면서 과업을 완수하고, 과제를 성실하게 수행하는 경우 형성된다.
② 열등감 : 다른 사람의 기대에 부응하지 못하거나, 노력이 인정받지 못한다고 생각하는 경우 형성된다.

(5) 정체성 대 역할혼란(12~18세)

① 정체성 : 나는 누구이고, 어떤 사람이 될 것인지에 대해 고민하는 과정을 통해 형성된다.
② 역할혼란 : 주요 갈등을 해결하지 못한 경우 자신이 누구인지, 자신의 위치가 어디인지를 모르는 역할혼란이 형성된다.

출제유형문제 최다빈출문제

영아가 성취해야 할 심리사회적 발달과업은?

① 자율성
② 솔선감
③ 근면성
❹ 신뢰감
⑤ 정체성

해설
어머니의 일관성 있는 돌봄으로 영아의 신체적, 정서적 욕구가 충족되는 경우 신뢰감이 형성되고, 그렇지 못한 경우에는 불신감이 형성된다.

3 프로이트(Freud)의 심리성적발달 이론

(1) 구강기(출생~1세)

① 빨기, 먹기, 물기, 씹기 등을 통해 만족을 얻는다.

② 충족되지 않으면 손톱 깨물기, 흡연, 과음, 수다스러움, 신랄한 비평 등의 고착현상이 나타난다(구강기 성격).

(2) 항문기(1~3세)

① 성적 에너지가 항문에 있어 배변행위를 통해 만족을 얻는다.

② 충족되지 않으면 수집광, 결벽증, 인색한 성격 등의 고착현상이 나타난다(항문기 성격).

(3) 남근기(3~6세)

① 성적 에너지가 성기로 이동해서 성기에 관심이 많고, 성별의 차이를 인식한다.

② 동성 부모와의 동일시 과정으로 성역할을 배우고, 성적 주체성을 확립한다.

㉠ 남아 : 오이디푸스콤플렉스, 거세불안

㉡ 여아 : 엘렉트라콤플렉스, 남근선망

(4) 잠복기(6~12세)

① 성적인 욕구와 관심이 줄어들고, 사회화 과업을 위해 에너지를 사용한다.

② 동성친구와 강한 유대관계를 형성한다.

(5) 생식기(12세 이상)

① 생식기 성숙과 함께 성에 대한 관심이 커진다.

② 이성에 대한 관심이 많아진다.

출제유형문제 최다빈출문제

프로이트의 심리성적발달 이론 중 남아에게 거세불안과 오이디푸스콤플렉스, 여아에게 엘렉트라콤플렉스가 나타나는 발달단계는?

① 구강기
② 항문기
③ 잠복기
④ 생식기
❺ 남근기

해설

남근기(3~6세)는 성적 에너지가 성기로 이동하여 성기에 관심이 많고, 성별의 차이를 인식하며, 동성 부모와의 동일시 과정으로 성역할을 배우고, 성적 주체성을 확립하는 단계이다. 남아는 거세불안과 오이디푸스콤플렉스, 여아는 남근선망과 엘렉트라콤플렉스가 나타난다.

4 콜버그(Kohlberg)의 도덕성발달 이론

(1) 전인습적 수준(7세 이전)

처벌과 보상에 의해 행동이 결정되고, 모든 행동은 권위자가 정한 규칙을 따른다.

단 계	내 용
1단계 : 처벌과 복종지향	처벌을 피하기 위해 권위자가 정한 규칙을 따른다.
2단계 : 도구적 상대주의 중심	자신이 추구하는 이해관계를 기반으로 하여 다른 사람의 욕구가 고려되는 상대적 도덕성을 가진다.

(2) 인습적 수준(7~12세)

준법행동을 도덕적으로 생각하고, 사회규율(또는 관습)을 따르는 행동을 한다.

단 계	내 용
3단계 : 대인과의 조화중심	칭찬을 받고 비난을 받지 않기 위해 사회규율(또는 관습)을 따르는 행동을 한다.
4단계 : 사회체계 지향	준법행동을 도덕적 행동으로 여기고, 규칙에 복종하며 사회질서를 유지하는 것이 옳은 행동으로 생각한다.

(3) 후인습적 수준(청소년기 이후)

사회정의와 보편적 도덕성을 추구하고, 개인의 가치 기준에 의해 도덕적 행동이 결정된다.

단 계	내 용
5단계 : 사회계약 지향	다수를 위한 최대 행복을 강조하고, 사회정의와 사회계약을 지향한다.
6단계 : 보편적 도덕원리 지향	인간 생명과 존엄성을 존중하는 보편적 도덕원리에 근거하여 도덕적 판단을 한다.

출제유형문제 최다빈출문제

4-1. 콜버그 도덕성발달 이론 중에 전인습적 수준인 유아에 대한 설명으로 적절한 것은?

① 칭찬을 받고 비난을 받지 않기 위해 사회규범을 따르는 행동을 한다.
② 준법행동을 도덕적 행동으로 생각하고 사회질서를 유지하려고 한다.
③ 사회정의와 사회계약을 지향한다.
❹ 엄마에게 처벌받지 않기 위해 옳게 행동한다.
⑤ 인간생명과 존엄성을 존중하는 보편적 도덕원리에 근거하여 도덕적 판단을 한다.

해설
유아는 전인습적 수준으로서 처벌과 보상에 의해 행동이 결정되고 처벌을 피하기 위해 권위자가 정한 규칙을 따른다.

4-2. 학령기 아동의 발달과업으로 옳은 것은?

① 감각운동기 - 신뢰감 - 구강기
② 감각운동기 - 자율성 - 항문기
❸ 구체적 조작기 - 근면성 - 잠복기
④ 구체적 조작기 - 솔선감 - 남근기
⑤ 형식적 조작기 - 정체성 - 생식기

해설
학령기는 피아제 인지발달 이론(구체적 조작기) - 에릭슨 심리사회성발달 이론(근면성 대 열등감) - 프로이트 심리성적발달 이론(잠복기)이다.

제 3 장

아동의 성장발달 사정

1 신체검진 순서 및 방법

(1) 신체검진 순서

① 기본 : 시진 → 촉진 → 타진 → 청진

② 복부 : 시진 → 청진 → 타진 → 촉진(촉진이 정상복부음에 영향을 줄 수 있으므로 마지막에 시행)

(2) 신체검진 방법

① 시 진

㉠ 눈으로 외모, 병변 등을 자세히 관찰한다(냄새 맡는 것도 포함).

㉡ 전신을 검사한 후 모양, 크기, 색, 움직임 등의 세부적인 사항을 확인한다.

㉢ 직접 시진(의료진의 시각과 청각에 의존), 간접 시진(이경이나 비경처럼 장비 사용)

② 촉 진

㉠ 손(손가락 끝, 손등, 손바닥)을 사용하여 온도, 크기, 모양 등을 확인한다.

㉡ 가벼운 촉진 : 손가락 끝으로 피부를 1~2cm 깊이로 누르는 것

㉢ 심부 촉진 : 피부를 2~5cm 깊이로 누르는 것으로, 가벼운 촉진에서 확인하지 못한 종괴나 압통을 확인한다.

③ 타 진

㉠ 빠르게 손바닥과 손가락으로 두드려서 소리가 나도록 한다.

㉡ 기저 구조물의 위치, 밀도, 크기 등을 확인한다.

㉢ 직접 타진(신체 부위를 직접 두드림), 간접 타진(신체 부위에 한 손가락을 올려놓고 반대편 손가락으로 두드림), 주먹타진(주먹 바닥을 이용)

④ 청 진

㉠ 청진기를 이용하여 폐, 심장, 혈관, 복부내장에서 나는 소리를 듣는 것이다.

㉡ 청진기의 종형(Bell)은 저음(혈압, 혈관음)을, 판막형(Diaphragm)은 고음(심음, 호흡음)을 듣는다.

출제유형문제 최다빈출문제

복부 검진 순서로 옳은 것은?

① 시진 → 촉진 → 타진 → 청진
② 시진 → 촉진 → 청진 → 타진
❸ 시진 → 청진 → 타진 → 촉진
④ 시진 → 청진 → 촉진 → 타진
⑤ 시진 → 타진 → 촉진 → 청진

해설
복부 검진은 촉진이 정상복부음에 영향을 줄 수 있어 마지막에 시행한다.

2 연령에 따른 신체 사정 방법

(1) 6개월까지의 영아

① 아기가 자거나 젖을 먹으면 깨우지 않고 청진을 시행한다.
② 아기가 깨어 있으면 부모가 안고 앉아 있거나 아기를 검진대에 눕힌다.
③ 편안하지 않은 검사(고관절검사, 이경검사 등)는 마지막에 시행한다.
④ 검진 시작 전 아기 옷을 벗기고, 남자 아동은 기저귀를 벗기지 않는다.
⑤ 필요시 딸랑이, 노리개젖꼭지 등을 사용한다.

(2) 6~12개월 영아

① 낯가림으로 인해 검진이 어려우므로 장난감을 이용한다.
② 아기를 부모의 무릎에 앉혀서 검진한다.
③ 편안하지 않은 검사(귀나 구강검사)는 마지막에 시행한다.

(3) 유 아

① 가장 검진이 어려운 대상이므로 아동의 연령에 적합한 단어를 사용하여 의사소통하며, 검진에 사용되는 기구(청진기, 검안기, 혈압계 등)를 만져보게 해서 두려움을 감소시킨다.
② 무서워하거나 고통스러워하는 검진은 마지막에 시행한다.

(4) 학령전기

① 아동이 스스로 옷을 벗고 검진에 협조할 수 있다.
② 아동이 협조할 때 칭찬해 줌으로써 흥미를 유발한다.
③ 머리부터 발끝까지 검진하고, 침습적인 검사(구강검사, 이경검사)는 마지막에 시행한다.

(5) 학령기

① 신뢰감을 형성하기 위해 아동이 대답할 수 있는 질문(학교, 좋아하는 친구 등)을 한다.
② 머리부터 발끝으로 검진을 진행하고, 속옷 위에 가운을 입힌다.
③ 아동이 질문하는 경우 단순하고 개방적인 용어로 답변한다.

(6) 청소년기

① 부모가 없는 상태에서 검진하고, 정직하고 솔직하게 접근한다.
② 아동의 프라이버시를 존중한다.
③ 머리에서 발끝으로 검진을 진행하고, 복부검진 후 생식기 검진을 시행한다.

출제유형문제 최다빈출문제

10개월된 영아에게 맥박을 측정하기 위해 다가가자 심하게 울기 시작했다. 간호사의 행동으로 적절한 것은?

❶ 어머니께 아이를 달래 달라고 한다.
② 바쁜 상황임을 설명하고 무조건 맥박을 측정한다.
③ 1분 기다렸다가 측정한다.
④ 어머니를 병실 밖으로 나가도록 한다.
⑤ 다시 오겠다고 말하고 그냥 나간다.

해설
10개월(6~12개월) 영아는 낯가림으로 인해 검진이 어려우므로 장난감을 이용하고, 아기를 부모의 무릎에 앉혀서 검진한다.

3 신체검진 순서

(1) 전반적 외모

① 일반적인 사항(연령, 성별 등)을 확인한다.

② 아동의 몸에서 나는 냄새로 위생상태, 감염, 건강상태 등을 확인한다.

(2) 건강력 청취 및 자료기록

① **정확한 병력 청취** : 신체검진 시 가장 중요하다.

② 현재 문제에 대한 정보를 확인하기 위해 문제 중심 건강력(주호소, 신체위치, 질, 양 등)을 이용한다.

③ 수집된 자료는 구체적으로 기록한다.

(3) 활력징후

① **체 온**

㉠ 구강, 피부, 액와, 직장, 고막 등 여러 부위에서 측정한다.

㉡ 액와체온은 구강체온보다 낮고(1℃ 정도), 구강체온은 항문체온보다 낮게(1℃ 정도) 측정된다(액와 < 구강 < 항문).

② **맥 박**

㉠ 1분 동안 측정한다.

㉡ 심첨맥박 측정 : 2세 이하, 불규칙한 심박동수, 선천성 심장질환

㉢ 요골동맥 측정 : 2세 이상

③ **호 흡**

㉠ 영아는 복부 움직임을 관찰(1분)하고, 큰 아동은 흉곽팽창을 관찰한다.

㉡ 검진자는 맥박을 잰 후에도 맥박을 측정하는 것처럼 손가락을 동맥 위에 놓거나 흉부에 청진기를 올려놓은 상태에서 측정한다.

④ **혈 압**

㉠ 안정된 상태에서 팔을 심장 높이에 두고 측정한다.

㉡ 커프 공기주머니 너비는 팔꿈치(주두)와 어깨(견봉) 사이의 상완 중간 지점에서 상완 둘레의 40% 정도로 한다.

㉢ 커프를 감을 때 공기주머니는 겹치지 않고 팔의 80~100%를 덮을 수 있어야 한다.

㉣ 커프 크기가 부적절하면 혈압이 부정확하다(크기가 너무 작으면 혈압이 높게, 너무 크면 혈압이 낮게 측정).

(4) 통증사정

① 발달단계별 통증양상

㉠ 영 아

- 고음의 거칠고 날카로운 소리로 울음, 주먹을 꼭 쥐거나 얼굴을 찌푸림, 안절부절못한다.
- 혈압과 맥박이 증가하고, 산소포화도는 감소한다.

㉡ 유 아

- 통증을 말로 표현하고, 큰 소리로 울고 소리를 지르고, 통증 부위를 만지지 못하게 한다.
- 통증을 유발하는 처치를 회피하며, 이전 발달단계로의 퇴행행동을 보이기도 한다.

㉢ 학령전기

- 통증을 자신의 생각이나 행동에 대해 벌을 받는 것이라고 생각한다.
- 통증을 유발하는 처치의 효과는 이해하지 못하고, 통증의 강도와 부위에만 집중한다.
- 주사나 투약을 피하기 위해 아프지 않다고 한다.
- 신체손상(특히 성기손상)에 대한 두려움이 크다.
- 처치 후에는 반창고를 붙여 준다.

㉣ 학령기

- 통증을 유발하는 절차의 필요성을 이해하기는 하나, 신체손상을 두려워하고 죽음을 인식하면서 손상(또는 질병)에 과잉반응을 보일 수 있다.
- 통증이 있는 절차를 지연시키기 위해 협상을 하기도 한다.

㉤ 청소년

- 원인과 결과를 이해하고, 통증의 강도 및 통증에 대한 감정을 표현할 수 있다.
- 근육의 긴장도 증가, 움직임 감소, 위축 등이 나타날 수 있다.

② 통증사정

㉠ 아동의 발단단계와 나이를 고려하여 적합한 통증사정도구를 이용한다.

㉡ 통증사정도구

연 령	통증사정도구
신생아와 영아	FLACC척도, CRIES pain scale, COMFORT behavior scale, 신생아 통증척도(NIPS)
3세 이상~학령기	안면통증사정척도, 오우커척도(Oucher scale), 포커칩척도(Poker chip)
학령기 이상	숫자서열척도, 시각적 상사척도, 단어-도표평정척도, 소아청소년통증척도(APPT)

(5) 신체계측

① 신 장

㉠ 2~3세 이전 : 앙와위로 누운 상태에서 머리에서 발뒤꿈치까지 측정한다.

㉡ 2~3세 이상 : 신발을 벗고 똑바로 서서 정면을 응시하게 한 후 측정한다.

② 체 중

㉠ 영아 : 옷을 벗긴 상태로 아기체중계로 측정한다.

㉡ 혼자서 설 수 있거나 걸을 수 있는 아동 : 성인용 체중계로 측정한다.

㉢ 정확한 체중 측정을 위해 같은 시간, 같은 장소, 같은 체중계로 측정한다.

③ 두 위

㉠ 두뇌 성장발달의 지표로 생후 36개월까지 측정한다.

㉡ 줄자로 눈썹 위를 지나 후두부의 가장 돌출된 부위를 둘러서 측정한다.

④ 흉 위

㉠ 신생아의 머리둘레는 가슴둘레보다 크고, 1세 후에 거의 같아지며, 신생아에서 측정한다.

㉡ 흡기와 호기 사이에 줄자로 유두선을 지나 흉곽을 둘러 측정한다.

⑤ 삼두근 두께

㉠ 전체 체지방을 나타낸다.

㉡ 팔의 뒷부분 중간 부위에 금속 캘리퍼로 피부를 집어 측정한다.

⑥ 상완둘레

㉠ 근육량과 지방량을 보여 준다.

㉡ 팔의 견봉돌기와 주두돌기 사이의 중간 지점을 확인한 후 팔을 옆으로 느슨하게 걸치고 중간 지점을 측정한다.

⑦ 피부, 손톱, 모발

㉠ 피부 : 피부 색깔, 감촉, 긴장도, 병변 여부 등을 검사한다.

㉡ 손톱 : 모양, 윤곽, 곤봉형 손톱 여부, 모세혈관 충혈시간 등을 검사한다.

㉢ 모발 : 분포, 색의 변화, 감촉, 청결함 등을 검사한다.

⑧ 머리, 얼굴, 목

㉠ 머리와 목

- 시진과 촉진으로 머리 모양과 대칭성, 불규칙한 두개골의 형태 등을 확인한다.
- 영아가 울면 천문이 융기될 수 있으므로 안정 상태에서 천문을 촉진한다.
- 함몰된 천문은 탈수, 융기된 천문은 뇌압상승 등과 연관이 있다.
- 6개월 이후에도 목을 가누지 못하면 취약한 근육발달상태를 의미한다.

㉡ 얼굴 : 시진과 촉진으로 이형성과 대칭성을 확인하고, 얼굴색과 부종을 관찰한다.

⑨ 눈

㉠ 눈의 위치, 좌우 대칭성, 눈썹 분포를 확인한다.

㉡ 4~6개월경까지는 눈 움직임의 적절한 협응을 할 수 있어야 한다.

㉢ 늦어도 3세 이전부터 시력검사를 시작하고, 4~8세 사이에 색각검사를 한 번 시행한다.

㉣ 시야검사 : 주변시 평가(한쪽 눈을 가리고 정면을 보게 한 후 시야 옆에서 머리 쪽으로 물체를 움직여서 처음으로 물체가 보이는 곳을 확인)

㉤ 양안시와 사시 : 사시는 양안 시각조절이 불완전하게 발달하거나 비정상적인 경우 발생되는 것으로, 각막반사검사, 외안근검사, 가림/치움검사를 시행한다.

⑩ 귀

㉠ 시진, 촉진, 청력, 이경으로 내이를 검진하여 사정한다.

㉡ 이개의 위치 : 이개는 외안각에서 후두부위 가장 돌출된 방향으로 가상선(이개의 위쪽 끝에 닿거나 지나야 함)을 그린 후 이 가상선에 직각이 되는 선과 이개가 이루는 각도가 10° 이내여야 한다.

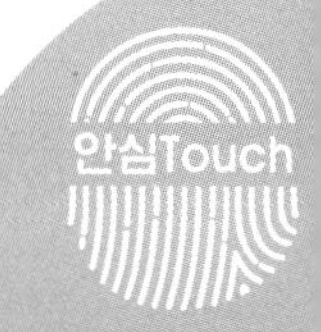

㉢ 이경검사 시 3세 미만의 이도는 이개를 후하방으로 잡아당기고, 3세 이상은 이개를 후상방으로 잡아당겨서 관찰한다.

㉣ 음차검사(공기전도와 골전도에 의하여 들을 수 있는 능력을 파악하는 검사)를 시행한다(Weber검사, Rinne검사).

⑪ 코, 입, 인후

㉠ 코 : 코 모양의 대칭성, 염증, 피부 병소, 코의 개방성 등을 확인한다.

㉡ 입과 인후

- 입술 색, 대칭성, 균열, 종괴 여부 등을 확인한다.
- 입안의 구조(치아, 잇몸, 구개, 혀, 구강점막, 목젖, 편도)를 사정한다.

⑫ 목과 림프절

㉠ 림프절은 2~4번째 손가락 끝으로 부드럽게 원을 그리며 촉진한다.

㉡ 아동의 림프절은 작고 움직이며 압통과 열감이 없는 것이 정상이다(압통, 열감, 커진 경우 림프절 감염 의심).

⑬ 흉부와 폐

㉠ 영아는 전후 직경과 좌우 직경의 비율이 거의 같은 원통형흉곽이나 이후 전후 직경이 좌우 직경보다 작아져 1:2의 비율이 된다.

㉡ 호흡음은 흉부 후면-우측 측면-좌측 측면-전면 흉부 순으로 지그재그 형태로 청진한다.

㉢ 타진 시 나이 든 아동은 공명음이, 영아나 어린 아동은 과공명음이 들리는 반면, 액체로 가득찬 폐(폐렴이나 늑막삼출 등)는 둔한 소리가 들린다.

㉣ 정상호흡음의 종류

종 류	특 성
기관지음	• 크고 높은 음 • 흡기가 호기보다 짧다(기관과 후두위에서 들린다).
폐포음	• 부드럽고 낮은 음 • 흡기가 호기보다 길다(폐의 말단부위에서 들린다).
기관지폐포음	• 부드럽고 중간 음 • 흡기와 호기가 같다(주기관지에서 들린다).

⑭ 심 장

㉠ 심음청진은 아동이 울지 않고 협조적일 때 시행한다.

㉡ 심첨박동(Apical impulse) : 좌측 중앙쇄골선의 바로 옆과 4번째 늑간(7세 미만), 좌측 중앙쇄골선과 5번째 늑간이 만나는 부위(7세 이상)이다.

㉢ 비정상심음 : 청진기의 판막형(고음)으로 들은 후, 종형(저음)으로 청진한다.

㉣ 심잡음 : 심장으로 유입 혹은 유출되는 혈액 흐름의 방해로 인해 발생되는 거칠고 파열되는 소리로 청진기 종형으로 듣는다.

㉤ 심음의 종류와 특성

종 류	특 성
제1심음(S_1)	승모판과 삼첨판이 닫힐 때 나는 소리이다.
제2심음(S_2)	대동맥판과 폐동맥판이 닫힐 때 나는 소리이다.
제3심음(S_3)	심실이 빨리 충만되는 것으로 인해 발생하고, 아동은 정상적으로 들릴 수 있다.
제4심음(S_4)	심실이 채워지는데 대한 저항으로 인해 발생하고 심장의 병리적 상태이다.

⑮ 복 부

㉠ 복부윤곽은 전반적인 영양상태의 지표가 된다.

㉡ 유아는 복부가 불룩하게 나올 수 있다(정상 소견).

㉢ 청진기 판막형을 이용하여 장음을 청진한다(불규칙하며 5~30회/분 정도 청진).

㉣ 청진기 종형으로 복부대동맥 혈관음을 듣는다.

㉤ 촉진 전 손을 따뜻하게 하고, 촉진 시 아동의 무릎을 구부리도록 한 후 종괴나 압통 등을 확인한다.

⑯ 생식기

㉠ 여 아

- 사춘기 이전에는 시진과 촉진으로 검진하고, 검경은 사용하지 않는다.
- 사생활보호와 불안감 감소를 위해 적절하게 가린 후 시행한다.

㉡ 남 아

- 고환 검진 시 거고근반사(자극에 의해 고환이 골반강 내로 올라가는 것)가 나타나지 않도록 검사자의 손을 따뜻하게 한 후 한 손으로 서혜부관을 막아 주거나(영아나 어린아동), 양반다리를 취하도록 한다(큰 아동). 양쪽에서 각각 고환이 촉진되지 않으면 잠복고환을 의심할 수 있다.
- 음낭수종은 커진 음낭과 부종이 관찰되며, 음낭 뒷면에 빛을 비추었을 때 빛이 투과되어 분홍색이나 빨간색으로 보인다.
- 복부검진 중 또는 복부검진 직후 시행한다.

⑰ 근골격계

㉠ 내반슬 : 선 자세에서 무릎 사이의 거리가 2.5cm 이상 벌어진다.

㉡ 외반슬 : 선 자세에서 무릎을 붙인 채로 양쪽 내측와 사이의 거리가 2.5cm 이상 벌어진다.

㉢ 신생아는 C자형의 둥근 척추모양이고 이후 S자형으로 변화하며, 9~15세 아동은 척추측만증 선별검사를 시행한다(척추측만증검사방법 : 서 있는 자세에서 앞으로 굽히도록 해서 어깨와 팔을 내려뜨리도록 한 상태에서 늑골 돌출 여부를 확인한다).

⑱ 신경계

㉠ 신경학적 발달 정도와 기능을 확인하는 것으로 6세 이하는 DenverⅡ 검사로 평가한다.

㉡ 대뇌기능 : 외모, 행동, 말하는 양상, 지남력, 기억, 논리, 감정에 초점을 둔 인지기능 평가를 시행한다.

㉢ 뇌신경 : 아동의 발달수준에 적절한 검사방법을 선택하여 제1~12번 뇌신경을 검사한다.

㉣ 소뇌기능 : 평형감각과 위치감각 등을 평가한다.

소뇌기능검사	방 법
Romberg 검사	눈을 뜬 상태와 감은 상태에서 각각 똑바로 서도록 한다.
Finger to nose 검사	아동의 팔을 편 상태로 눈을 뜬 상태와 감은 상태에서 각각 검지 손가락으로 코를 만지게 한다.
Heel to shin 검사	눈을 뜬 상태와 감은 상태에서 각각 한쪽 발뒤꿈치로 다른 쪽 발의 종아리(경골 안쪽)을 따라 내려오게 한다.

㉤ 감각계 : 감각변화가 말초신경에 국한된 것인지, 신체의 한쪽 전체가 개입된 것인지 등을 파악하기 위해 시행한다.

㉥ 운동계 : 근육의 크기, 강도, 근긴장도, 불수의적 운동 등을 확인한다.

㉦ 반사 : 표재성반사(복부, 거고근, 바빈스키), 심부건반사(이두근, 삼두근, 아킬레스건, 슬개건 등)를 확인한다.

㉧ 신경학적 연성 징후 : 아동의 연령에 맞는 특정 활동을 하지 못하는 것으로서 신경학적 성숙지연이나 중추신경계 문제 등의 가능성이 있다.

더 알아보기!

Denver II 검사(DDST)

- 6세 이하 아동의 발달수준 및 발달지연을 평가한다.
- 4개영역 : 개인성-사회성 영역, 미세한 운동-적응영역, 언어영역, 전체 운동영역
- 소요시간 : 15~20분
- 유의사항
  - 부모나 아동과의 관계형성이 중요하다.
  - 미숙아는 수정된 연령(현재 연령에서 재태기간을 뺀다)으로 검사한다.
  - 부모에게 설명 : 발달수준을 평가하는 선별검사인 점(지능검사가 아님), 아동이 모든 검사항목을 수행할 수 있는 것은 아니라는 점 등
- 검사표시
  - 주의항목 : 연령선이 75~90% 사이를 지나는 항목을 실패 혹은 거절
  - 지연항목 : 연령선에 대해 완전히 왼쪽에 있는 항목을 실패, 거절 포함

검사결과	검사결과 해석
정 상	지연항목이 없고, 주의항목 1개 이하
의 심	지연항목 1개 이상 또는 주의항목 2개 이상
검사불가	연령선에 대해 완전히 왼쪽에 있는 항목 1개 이상에 거절을 보이거나, 75~90% 사이를 지나는 항목 1개 이상에서 거절을 보인 경우

(6) 성장차트 이용

① 의료인들은 WHO 성장표준을 사용하여 0~2세 영유아를 모니터한다.

② 2~20세의 질병관리본부 성장도표는 연령별 신장과 체중, BMI 측정치를 기재한다.

③ BMI는 과체중아를 선별하기 위해 사용하는 것으로, 85~95백분위수는 과체중의 위험을, 95 백분위수를 초과하는 것은 과체중을 의미한다.

④ 성장장애는 성장도표에서 97백분위수를 초과하거나, 3백분위수 미만인 체중과 신장을 가진 경우이다.

출제유형문제 최다빈출문제

3-1. 5세 아동의 통증을 사정하는 경우 통증사정도구로 적절한 것은?

① 시각적 상사척도
② 숫자서열척도
③ 단어-도표평정척도
❹ 안면통증사정척도
⑤ FLACC척도

해설
5세 아동(3세 이상~학령기)의 통증사정도구로는 안면통증사정척도, 오우커척도, 포커칩척도 등이 사용된다.

3-2. 신생아의 천문이 융기된 경우 의심할 수 있는 것은?

① 뇌압저하
② 탈 수
③ 영양장애
④ 수분부족
❺ 뇌압상승

해설
함몰된 천문은 탈수, 융기된 천문은 뇌압상승 등과 연관이 있다.

3-3. 아동의 림프절 사정 시 정상적인 상태로 볼 수 없는 것은?

① 림프절이 열감이 없다.
② 림프절이 움직인다.
③ 림프절이 압통이 없다.
❹ 림프절이 크게 만져진다.
⑤ 림프절이 작게 만져진다.

해설
아동의 림프절은 작고 움직이며 압통과 열감이 없는 것이 정상이다(압통과 열감이 있으며 커진 경우 림프절 감염 의심).

3-4. 아동의 부모가 DDST 검사가 무엇을 알기 위한 검사인지를 물을 때 간호사의 답변으로 가장 옳은 것은?

① "아동의 신체기능을 사정하는 것입니다."
❷ "아동의 발달지연을 알아보기 위한 것입니다."
③ "아동의 언어능력을 평가하기 위한 것입니다."
④ "아동의 지능을 평가하기 위한 것입니다."
⑤ "아동의 심리상태를 알아보기 위한 것입니다."

해설
6세 이하 아동의 발달수준 및 발달지연을 평가하는 검사인 DDST는 15~20분 정도 소요되고, 미숙아는 수정된 연령으로 검사한다. 부모에게 발달수준을 평가하는 선별검사이고, 아동이 모든 검사항목을 해낼 수 있는 것은 아니라는 점을 설명해야 한다.

3-5. 아동의 신체 사정 시 복부 검사를 시행하고자 한다. 적절한 체위는?

① 측 위
❷ 배횡와위
③ 슬흉위
④ 골반고위
⑤ 복 위

해설
복부 촉진 전 손을 따뜻하게 하고, 촉진 시 아동의 무릎을 구부리도록 한 후 종괴나 압통 등을 확인한다.

MEMO

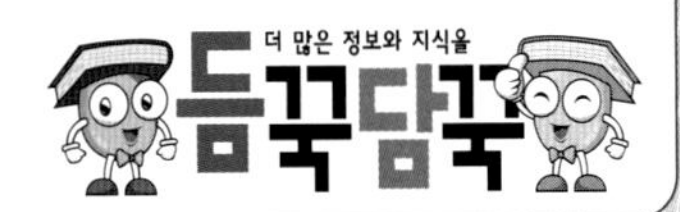

PART 3

아동의 성장발달 단계에 따른 건강증진

간호사 국가고시

아동간호학

제 1 장

아동의 성장발달 단계에 따른 건강증진

1 예방접종

(1) 면역의 종류

① 능동면역 : 인체가 예방접종이나 질병에 의해 항원에 노출되었을 때 면역체계가 특정 항원에 대한 항체를 직접 생산하는 것으로 면역이 오랫동안 지속된다.

② 수동면역 : 태아가 태반을 통해 모체로부터 면역체를 받거나, 면역글로불린처럼 질병에 대한 특정항체가 포함된 혈청을 투여받는 것으로 면역이 짧게 지속된다.

(2) 예방접종 종류

① 생백신 또는 약독화시킨 백신 : 독성을 인위적으로 약화시킨 것으로 BCG, MMR, 수두, 일본뇌염, 대상포진 등이 있다.

② 불활성화백신 또는 사균 : 병원 미생물을 사멸시켜 만든 것으로 면역력이 짧아 추가접종이 필요하며, 파상풍, 소아마비 등이 있다.

③ 항독소 : 동물 혈청에서 만들어진 것으로 동물 혈청은 과민반응을 일으킬 수 있어서 피부반응검사를 시행한다.

④ 톡소이드 : 화학약품이나 열로 불활성시킨 것으로 독소가 인체에서 항체 생성을 유도한다.

⑤ 면역글로불린 : 사람의 혈액에서 필요한 항체를 분리한 것으로 일시적인 수동면역을 획득한다.

(3) 연령별 예방접종

연 령	내 용
출생~1개월 이내	B형간염 1차, BCG(결핵)
1개월	B형간염 2차
2개월	DTaP(디프테리아, 파상풍, 백일해) & 폴리오 1차, b형 헤모필루스인플루엔자(Hib) 1차, 폐렴구균(PCV) 1차
4개월	DTaP & 폴리오 2차, b형 헤모필루스인플루엔자 2차, 폐렴구균 2차
6개월	B형간염 3차, DTaP 3차, b형 헤모필루스인플루엔자 3차, 폐렴구균 3차
6~18개월	폴리오 3차
6개월~12세	인플루엔자 매년 접종
12~15개월	MMR(홍역, 유행성이하선염, 풍진) 1차, 수두, b형 헤모필루스인플루엔자 4차, 폐렴구균 4차
12~23개월	일본뇌염(생백신) 1차, 일본뇌염(불활성화백신) 1~2차
15~18개월	DTaP 4차
24~35개월	일본뇌염(생백신) 2차, 일본뇌염(불활성화백신) 3차
4~6세	MMR 2차, DTaP 5차, 폴리오 4차
6세	일본뇌염(불활성화백신) 4차
11~12세	TdaP 6차
12세	일본뇌염(불활성화백신) 5차

※ B형간염 : 임산부가 B형간염표면항원(HBsAg) 양성인 경우 출생 후 12시간 이내에 B형간염 면역글로불린 및 B형간염 백신을 동시에 접종하고, 이후 B형간염 접종일정은 출생 후 1개월 및 6개월에 2차, 3차 접종 실시

※ 홍역 : 유행 시 생후 6~11개월에 MMR 백신이 가능하며, 이 경우 생후 12개월 이후 MMR 백신 재접종이 필요하다.

(4) 예방접종 주의점

① MMR은 달걀 알레르기와 무관하게 과민반응이 나타날 수 있다.

② **접종부위** : 삼각근(18개월 이상), 복측둔근(나이가 많은 아동)

③ B형간염 예방접종은 둔부는 피한다(면역성이 감소됨).

(5) 예방접종 후 이상반응

통증, 발적, 종창, 발열, 근육통, 권태감 등이 발생할 수 있고, 드물게 심한 알레르기 반응(아나필락시스 반응)이 나타날 수 있다.

(6) 예방접종 금기

예방접종 금기	대 상
영구 금기	• 백신성분에 대해 또는 이전 백신 접종 후에 심한 알레르기반응(아나필락시스)이 나타난 경우 • 백일해 백신 투여 7일 이내에 원인이 밝혀지지 않은 뇌증이 발생한 경우
생백신 일시 금기	• 임 신 • 면역저하

출제유형문제 최다빈출문제

DTaP의 예방접종 시작 시기와 접종 간격으로 옳은 것은?

① 생후 1개월부터 1개월 간격
② 생후 1개월부터 2개월 간격
③ 생후 2개월부터 1개월 간격
❹ 생후 2개월부터 2개월 간격
⑤ 생후 2개월부터 3개월 간격

해설
DTaP(디프테리아, 파상풍, 백일해)는 2, 4, 6개월에 1차, 2차, 3차 접종을 하고, 15~18개월에 4차 접종을 하며, 4~6세에 5차 접종을 한다.

2 영양 및 치아와 신체활동

(1) 영 양

① 영아는 4~6개월 전에 고형식이를 섭취하면 식품 알레르기(음식의 완전한 소화가 어려움)를 유발할 수 있고, 비만(열량 증가), 질식 등의 위험이 있다.

② 월경 중인 여아는 철분이 풍부한 음식(간, 고기, 녹색채소, 해조류 등)을 섭취한다.

③ 영양 상태 사정

㉠ 신체 측정 자료 : 과거 영양상태(신장, 두위), 현재 영양상태(체중, 피부두께, 체질량지수, 팔중간 둘레)를 확인한다.

㉡ 임상평가 : 신체검진(피부, 머리카락, 치아, 잇몸, 눈 등), 과거병력을 확인한다.

㉢ 식이력 : 24시간 식이 회상, 식품 섭취 빈도, 식사일기 등을 확인한다.

(2) 치 아

① 유치가 나면 면봉이나 부드러운 천과 물, 칫솔로 식사 후(또는 수유 후)와 잠자기 전에 닦는다.

② 유치는 생후 5~9개월부터 나오고, 12개월 경에는 6~8개가 나오며, 30~36개월에 20개의 유치가 완성된다.

③ 치아가 날 때 보채고 침을 흘리며, 식욕감퇴, 깨물려는 욕구 등이 있고, 치주막이 부어오르고 홍조, 압통 등이 있을 수 있다.

④ 유치가 난 후 6~12개월 사이에 치과를 처음으로 방문하고, 그 이후에는 매년 2회(6개월마다) 방문한다.

(3) 활 동

① 아동과 청소년은 날마다 최소 1시간은 신체활동을 해야 한다(주로 유산소운동을 하되, 근력강화나 골격강화운동도 해야 한다).

② 습관적으로 재미있는 운동을 하며, 체육시간에 적극 참여하도록 한다.

출제유형문제 최다빈출문제

2-1. 이유식을 시작할 수 있는 시점으로 적절한 것은?

① 모유수유를 거부하기 시작할 때
❷ 5~6개월경 스스로 물체를 잡을 수 있을 때
③ 9~10개월경 가구를 붙잡고 설 수 있을 때
④ 이유식을 먹고 싶어 할 때
⑤ 11~12개월경 혼자 설 수 있을 때

해설
5~6개월경이 되면 체내에 저장된 철분이 거의 다 사용되고, 모유나 조제유만으로는 충분한 영양분을 섭취할 수 없어서 이유식을 시행해야 한다. 고형식이를 시작하기 전에 준비(밀어내기 반사가 사라졌는지(4~6개월), 앉을 수 있는지, 물체에 다가가고 균형을 유지할 수 있는지, 입을 벌리고 앞으로 기울여 음식을 먹으려 하는지 여부 등)가 되어 있는지를 확인한다.

2-2. 치아발생에 대한 설명으로 옳지 않은 것은?

① 하악중절치부터 나기 시작한다.
❷ 유치는 32개이다.
③ 30~36개월에 유치가 완성된다.
④ 유치가 나오면 치과를 방문한다.
⑤ 치아가 날 때 보채고 침을 흘리며 깨물려는 욕구가 있다.

해설
유치는 5~9개월경 하악중절치부터 나기 시작하고, 30~36개월에 20개의 유치가 완성된다. 치아가 날 때 보채고 침을 흘리며, 식욕감퇴, 깨물려는 욕구 등이 있고 치주막이 부어오르고 홍조, 압통 등이 있을 수 있다. 유치가 난 후 6~12개월 사이에 치과를 처음으로 방문하고, 그 이후에는 매년 2회(6개월마다) 방문한다.

3 수면 및 놀이

(1) 수 면

① 아동은 성장하면서 REM 수면 주기량 및 수면 요구량이 감소하며, 낮에 깨어 있으면서 밤에 자는 형태로 발달한다(아동은 REM 수면이 많다).

② 조용하고 편안하면서 아늑한 환경을 제공하고, 편안한 실내온도를 유지한다.

(2) 놀 이

① 놀이의 중요성

㉠ 놀이는 신체적, 정서적, 언어적, 인지적, 사회적 발달 등에 영향을 준다.

㉡ 입원한 아동은 놀이를 통해 불안감소, 긴장완화 및 감정표현, 휴식, 치료적인 목적을 수행하는 기회제공 등의 효과가 있다.

② 놀이의 분류

㉠ 단독놀이

- 같은 공간에서 다른 아동이 사용하는 장난감과 다른 장난감을 가지고 혼자서 독립적으로 논다.
- 영아기에 시작하고, 유아기에 흔히 나타난다.

㉡ 평행놀이

- 다른 아동이 옆에서 비슷한 장난감을 갖고 놀지만, 상호작용 활동이 없고, 각자 놀이를 한다.
- 어느 연령에서나 볼 수 있지만, 유아기에 많이 볼 수 있다.

㉢ 연합놀이

- 공동의 목표, 공동 규칙, 역할(또는 임무)은 없지만, 다른 아동과 함께 어울려 노는 것으로, 같은 장난감을 갖고 놀고, 장난감을 바꾸거나 빌려주기도 하면서 논다.
- 유아기에 시작하여 학령전기까지 계속된다.

㉣ 협동놀이

- 조직화되어 있고 공동의 목표가 있는 것으로, 각자의 역할이 있고, 규칙을 지킴으로써 공동의 목표를 달성하기 위해 함께한다.
- 학령전기 후반에 시작되어 학령기까지 계속된다.

출제유형문제 최다빈출문제

3-1. 신생아의 수면유형에 대한 설명으로 옳은 것은?

① NREM 수면이 길다.
❷ REM 수면이 길다.
③ 깨어 있는 시간이 길다.
④ REM 수면이 짧다.
⑤ 밤과 낮의 주기를 따른다.

해설
신생아는 1일 16~18시간 정도 수면을 취하고(거의 모든 시간이 수면 상태에 있으며, 사이사이에 깨어 있음), 대부분 REM 수면이며, 성장하면서 REM 수면 주기량 및 수면 요구량이 감소되고, 낮에 깨어 있으면서 밤에 자는 형태로 발달한다.

3-2. 유아의 놀이 특성으로 적절한 것은?

❶ 다른 아동과 같은 장소에 있지만 같이 놀지 않는다.
② 다른 아동에게 자신의 장난감을 빌려준다.
③ 공동의 목표가 있고 각자의 역할이 있다.
④ 다른 아동과 함께 블록을 쌓는다.
⑤ 목표를 달성하기 위해 규칙을 지키며 함께 놀이한다.

해설
유아는 다른 아동이 옆에서 비슷한 장난감을 갖고 놀지만, 상호작용 활동이 없고 각자 놀이를 한다(평행놀이).

4 안전관리

(1) 안전사고 발생원인

아동은 호기심이 많고 충동적이며 참을성이 없고, 나이가 들어갈수록 동료로부터 인정을 받으려는 심리가 발달하여 상해의 위험이 있다.

(2) 발달단계별 안전관리

① 영 아

㉠ 낙 상

- 뒤집기, 기기를 시작하면서 사고가 많이 발생한다.
- 높은 곳에 혼자 두지 않고(계속 지켜봄), 앉힐 때는 안전벨트를 착용하며, 항상 침대난간을 올리고 고정해야 한다.

㉡ 자동차사고 : 체중에 적합한 카시트를 자동차 뒷좌석 중앙에 자동차 뒤쪽을 보도록 설치한다(9kg 이하).

㉢ 화 상

- 부모는 흡연, 뜨거운 음료를 마시는 것, 아기를 안고 요리를 하는 행동 등은 피하고, 목욕물의 온도(38~41℃)를 확인한다.
- 햇빛에 노출시키지 않되, 노출 시에는 자외선 차단제를 발라주고 선글라스나 모자를 씌워주고 옷을 입혀 준다(6개월 미만은 자외선 차단제를 사용하지 않음).

㉣ 질 식

- 하지 말아야 할 것
  - 영아를 눕혀서 우유병을 기대어 놓고 수유하지 않는다.
  - 동전, 구슬, 장난감조각, 단추 등의 가정용품은 위험하다.
  - 잠을 잘 때 턱받이를 해 주지 않는다.
  - 끈에 묶은 노리개젖꼭지를 목에 둘러주지 않는다.
  - 땅콩, 사탕, 포도, 건포도 등의 음식은 완전히 씹어서 삼킬 수 있을 때까지 주지 않는다.
- 주의점 : 음식은 작은 조각으로 잘라서 제공한다.

② 유 아

㉠ 자동차사고

- 카시트를 이용하고, 차 안에 혼자 두지 않는다.
- 횡단보도, 주차장, 도로 근처에서 놀지 않도록 한다.

㉡ 중독 : 약, 화장품, 가정용 화학제품 등은 아동이 접근할 수 없는 곳에 둔다.

㉢ 화상 : 전등이나 전선을 갖고 놀지 못하게 하고, 전기 콘센트는 플라스틱 덮개를 해 둔다.

㉣ 익사 : 수영장, 욕조, 물가 등에서 노는 경우 잠시라도 혼자 두지 않으며, 변기뚜껑은 항상 닫아 둔다.

③ 학령전기

㉠ 만화주인공처럼 위험한 행동을 흉내내므로 동화, 역할극, 인형극 등을 이용하여 간결하고 쉬운 용어를 사용하여 안전교육을 시행한다.

㉡ 카시트가 작으면 부스터시트를 사용한다.

㉢ 화재가 나면 놀라서 옷장이나 침대 밑에 숨기 때문에 화재로 인한 사망 가능성이 높다.

㉣ 아동이 모방을 잘하므로 부모는 역할 모델로서 솔선수범을 하는 것이 중요하다.

㉤ 헬멧이나 보호대를 착용시킨다.

㉥ 성교육

- 부모는 아동이 알고 있는 내용, 질문을 하는 이유 등을 파악한 후 질문에 대해 단순, 솔직, 사실적으로 답해 준다.
- 다른 사람이 허락없이 몸을 만지는 것을 허용해서는 안 된다는 점을 교육한다.

④ 학령기

㉠ 어른이 하는 것을 흉내내고, 성인의 일과 집안일 돕는 것을 좋아하므로 위험하거나 새로운 일을 할 때 안전교육이 중요하다.

㉡ 145cm 이상은 성인용 안전벨트를 착용하고, 그렇지 않은 아동은 부스터 시트를 사용한다.

㉢ 자전거나 스케이트보드 등을 탈 때 보호장비와 헬멧을 착용시킨다.

㉣ 작은 신장, 잘못된 판단, 놀이에의 집중 등의 이유로 교통사고가 잘 발생하므로 보행 안전을 교육한다.

㉤ 성교육 : 공식적인 성교육을 할 수 있는 이상적인 시기로 정확한 해부학적 용어를 사용하며 솔직하고 열린 마음으로 진실된 정보를 제공한다.

⑤ 청소년기

㉠ 청소년기 사망 원인 중 하나가 자살이므로 우울증, 정신건강 약화, 충동조절력 약화 등이 있는 고위험 청소년을 선별하여 지지와 상담을 제공한다.

㉡ 신체성장, 불완전한 신체조정능력, 에너지, 충동성, 경험부족 등이 복합적으로 작용하여 부상이 많이 발생하므로 보호장비 착용과 안전수칙에 대한 사전교육이 필요하다.

㉢ 성교육 : 성적 구조와 기능, 성병 예방법, 피임방법, 성폭력, 데이트폭력 등의 내용을 포함하며, 정확한 용어를 사용하고 사실적으로 교육한다.

출제유형문제 최다빈출문제

4-1. 영아의 질식을 예방하기 위한 조치로 옳은 것은?

① 잠을 잘 때 턱받이를 해 준다.
② 영아를 눕혀서 우유병을 기대어 수유한다.
③ 동전을 갖고 놀게 한다.
④ 끈에 묶은 노리개젖꼭지를 목에 둘러준다.
❺ 음식은 작은 조각으로 잘라서 제공한다.

해설
영아의 질식을 예방하기 위해서는 영아를 눕혀서 우유병을 기대어 놓고 수유하지 않으며, 동전, 구슬, 장난감 조각, 단추 등의 가정용품은 위험하고, 잠을 잘 때 턱받이를 해 주지 않는다. 끈에 묶은 노리개젖꼭지를 목에 둘러 주지 않는다. 땅콩, 사탕, 포도, 건포도 등의 음식은 완전히 씹어서 삼킬 수 있을 때까지 주지 않는다. 음식은 작은 조각으로 잘라서 제공한다.

4-2. 4세 아동의 어머니가 아이가 성기와 관련해서 질문을 많이 한다며 걱정을 한다. 이에 대한 적절한 대답은?

① 그냥 무시하라고 한다.
② 상담을 받아보라고 한다.
③ 그런 질문을 할 때마다 야단치라고 한다.
❹ 정확하고 구체적인 용어로 알려 주라고 한다.
⑤ 어른이 되면 알게 될 거라고 말해 주라고 한다.

해설
4세(학령전기) 아동은 성적 에너지가 성기로 이동하여 성기에 관심이 많으므로, 부모는 아동이 알고 있는 내용, 질문을 하는 이유 등을 파악한 후 질문에 대해 단순, 솔직, 사실적으로 답해 준다.

제 2 장

신생아 건강증진

1 생리적 특성

(1) 전반적인 모습

신생아는 자궁 내에서와 비슷한 자세를 취하며, 굴곡자세는 노출되는 체표면적을 줄여서 열손실률을 감소시킨다.

(2) 호흡기능

① 신생아의 가장 중요한 변화는 호흡의 시작으로, 만삭아는 출생 후 30초 이내에 첫 호흡을 해야 한다.

② 호흡은 체온하강과 제대결찰로 인한 동맥내 산소분압감소(주된 요인), 추위・촉감・움직임・빛 등이 호흡중추를 자극하여 호흡을 시작한다.

③ 머리가 나오면 코와 입에서 흡인을 시행하고, 제왕절개분만 시 폐에 상당량의 액체가 남아 있으므로 (질식분만 시 초래되는 흉곽압박이 없음) 가스교환을 위해 액체를 제거한다.

④ 호흡은 복식호흡이고 불규칙하므로 1분간 측정한다.

⑤ 호흡수는 40~60회/분, 24시간 후에는 30~50회/분이 된다.

(3) 순환기능

① 말초순환이 느려 일시적으로 말단청색증이 나타날 수 있다(손, 발, 입주위).

② 심박동은 규칙적이며, 심첨맥박에서 청진한다.

③ 심박동수는 조용히 깨어 있는 상태에서는 120~150회/분, 우는 경우는 190회/분, 잠자는 경우는 70~90회/분으로 측정된다.

④ 조용한 상태에서 측정한다(움직임이 심장박동에 영향을 줌).

(4) 체온조절

① 신생아는 체온조절기전이 미숙하고 열손실(복사, 증발, 전도, 대류)이 일어난다.

② 열손실이 많은 이유

㉠ 체중에 비해 체표면적이 넓고 피하지방이 부족하며 근육이 발달되어 있지 않고 몸이 양수에 젖어 있다.

㉡ 기초대사, 근육운동 등의 비전율성 기전에 의해 열생산이 이루어진다.

(5) 소화기능

① 위식도 역류가 발생할 수 있다.

② 간기능이 미성숙하여 생후 2~4일경에 생리적 황달이 나타날 수 있다.

(6) 배설기능

① 대 변

㉠ 신생아는 출생 후 8~24시간 이내에 암녹색의 끈적끈적하면서 냄새가 없는 태변을 보고, 3일간 지속된 후 이행변, 정상변으로 진행한다(24시간 이후에도 태변을 보지 않으면 장폐색, 항문폐색 등을 의심할 수 있다).

㉡ 모유수유아는 황금색의 부드럽고 묽으면서 단 냄새가 나는 대변을 하루에 1~2회 보다가 2주 정도되면 매일 4회 이상 대변을 본다.

㉢ 인공영양아는 황백색의 단단하고 냄새가 많이 나는 대변을 처음에는 모유수유아보다 자주 보나 2주 정도되면 매일 3회 정도 대변을 본다.

② 소 변

㉠ 생후 12시간 이내에 첫 소변(무색, 무취)을 본다.

㉡ 배뇨 횟수로 탈수를 확인한다.

㉢ 요산염이 배설되어 기저귀가 주황색(분홍빛)으로 보이기도 한다.

㉣ 소변을 보지 않으면 요도협착이나 신장부재(또는 요관부재)를 의심할 수 있다.

㉤ 신장이 미성숙하여 요농축 능력이 제한되어 요소, 요산, 크레아틴, 무기질을 배설하기 위해 다량의 수분을 배설한다.

(7) 신경기능(반사)

반 사	내 용	소실시기
빨기반사	사물이 입에 닿으면 빠는 것	4~6개월
눈깜빡임반사 (각막반사)	불빛에 노출되었을 때 눈을 깜빡임	평생 지속
포유반사	입 옆의 한쪽 뺨을 건드리면 그 방향으로 고개를 돌린다.	3~4개월
파악반사	손바닥 : 손바닥을 누르면 손가락을 구부려 잡는 것 발바닥 : 발바닥에 무엇을 대면 발가락을 구부려 잡으려 하는 것	손바닥 : 3~4개월 발바닥 : 8개월경
바빈스키반사	발바닥 외측을 발꿈치에서 발가락 쪽으로 긁으면 엄지발가락은 발등 쪽으로 구부리고, 나머지 발가락은 부챗살처럼 편다.	12개월
모로반사	갑자기 머리를 떨어뜨리거나 자세를 변경할 때 엄지와 검지가 'C'모양을 보이며 팔은 포옹하려는 듯이 움직인다.	3~4개월
긴장성 목반사	앙와위 자세에서 머리를 한쪽으로 돌릴 때 머리를 돌린 쪽의 팔과 다리를 뻗고, 반대쪽의 사지는 굴곡됨(펜싱자세)	3~4개월

(8) 신체구성(혈액기능)

① 신생아는 체중의 75%가 수분, 혈액량은 85mL/kg(체중의 10~12%)으로서 총혈액량은 약 300mL이다.
② **생리적 체중감소** : 생후 3~4일경 출생 시 체중의 5~10% 정도가 감소했다가 10일경 회복한다(부모에게 생리적 체중감소는 해로운 것이 아니라고 설명해 준다).
③ 혈색소와 헤마토크리트의 농도가 높다.
④ 프로트롬빈 시간은 출생 당시는 정상이나, 2~3일에 혈중 프로트롬빈 저하로 연장되었다가 6~7일경 회복된다.
⑤ 백혈구(중성구) 수치는 증가하였다가 첫 주 동안 떨어진다.

(9) 내분비기능

① 뇌하수체 후엽의 바소프레신 분비가 부족하여 이뇨로 인한 탈수의 가능성이 있다.
② 모체의 에스트로겐의 영향으로 음순비대와 가성월경이, 프로락틴의 영향으로 유방울혈과 마유(젖이 나옴)가 나타날 수 있으나, 2~4주경이 지나면 저절로 없어지므로 치료할 필요가 없다.

(10) 감각기능

① **시 각**
㉠ 눈은 빛에 예민하고 빛에 대한 반응으로 눈을 깜빡인다.
㉡ 20cm 이내에서는 밝거나 움직이는 물체를 순간적으로 집중할 수 있다.
㉢ 흑백대조의 기하학적이거나 교대되는 무늬, 사람 얼굴을 좋아한다.

② **청 각**
㉠ 수 시간 내에 중이 안에 양수가 흡수된 후 잘 듣는다.
㉡ 신생아는 갑작스럽고 예리한 소리에 놀람반사를 보인다.

③ **후각** : 코에서 점액과 양수를 제거한 후 냄새를 맡을 수 있고, 모유냄새를 맡을 수 있으며, 엄마냄새를 구별할 수 있다.
④ **미각** : 쓴맛과 단맛을 구별할 수 있다(단맛은 빨려고 하나 신맛은 찡그림).
⑤ **촉각** : 출생 시 가장 발달된 감각으로 얼굴, 입, 손, 발바닥이 민감하다.

(11) 근골격기능

① 신생아를 앙와위에서 앉는 자세로 당기면 머리처짐 현상이 나타난다.
② 다리 길이는 똑같고, 대칭적인 둔근의 피부주름이 있다.
③ 자궁 내 자세는 내반슬과 내반족을 초래할 수 있다.
④ 엎드린 자세에서 신생아의 척추는 곧고 편평해야 하고, 이분척추 여부를 관찰한다.

(12) 피부기능

① 출생 시 피부구조는 모두 존재하나 기능이 미숙하고, 정상 피부색은 분홍색이다.

② 반창고를 떼거나, 가벼운 마찰에도 피부가 손상될 수 있다.

(13) 면역기능

모체로부터 태반을 통해 IgG를 받아 감염에 대한 방어능력을 획득한다.

출제유형문제 최다빈출문제

1-1. 신생아의 감각기능에 대한 설명으로 옳지 않은 것은?

① 빛에 대한 반응으로 눈을 깜빡인다.
② 중이 안에 양수가 흡수된 후 잘 듣는다.
③ 냄새를 맡을 수 있다.
❹ 맛을 구별할 수 없다.
⑤ 촉각은 출생 시 가장 발달된 감각이다.

해설
신생아는 쓴맛과 단맛을 구별할 수 있다(단맛은 빨려고 하나 신맛은 찡그린다).

1-2. 다음의 반사 중 가장 늦게 소실되는 반사에 해당하는 것은?

① 포유반사
❷ 바빈스키반사
③ 긴장성 목반사
④ 모로반사
⑤ 빨기반사

해설
바빈스키반사는 발바닥 외측을 발꿈치에서 발가락 쪽으로 긁으면 엄지발가락은 발등 쪽으로 구부리고, 나머지 발가락은 부챗살처럼 펴는 것으로, 12개월경에 소실된다.

2 신생아 사정

(1) 아프가점수

① 출생 후 1분과 5분에 5가지 항목을 측정한다(각 항목당 0~2점까지 배점하여 총 10점 만점).

② 1분 : 신생아의 질식 여부를 판단하여 응급조치의 시행여부를 조사한다.
　5분 : 신생아의 예후를 판단하는 지표가 된다.

③ 총점 : 0~3점(심한 적응 곤란), 4~6점(중등도 적응 곤란), 7~10점(자궁 외 생활적응에 어려움이 없음)

내 용	점 수		
	0	1	2
심박동	없 음	100회/분 미만	100회/분 이상
호흡능력	없 음	느리고 불규칙하고 약하게 울음	좋고 기운차게 울음
피부색	창백, 푸른색	체간은 분홍색, 사지는 푸른색	완전한 분홍색
반사반응	없 음	얼굴을 찌푸림	기침, 재채기, 울음
근육긴장도	늘어짐	사지를 약간 굴곡	활발하게 움직이고 굴곡이 잘됨

(2) 재태연령 측정(New Ballad Scale)

① 신경근육계 성숙도

	-1	0	1	2	3	4	5
자세 (Posture)							
손목 (Square window)	>90°	90°	60°	45°	30°	0°	
팔반동 (Arm recoil)		180°	140~180°	110~140°	90~110°	<90°	
슬와 각도 (Popliteal angle)	180°	160°	140°	120°	100°	90°	<90°
스카프 징후 (Scarf sign)							
발 뒤꿈치에서 귀 (Heel to ear)							

출처 : https://www.ballardscore.com/

② 신체 성숙도

	-1	0	1	2	3	4	5
피 부	• 끈적끈적함 • 손상되기 쉬움 • 투명함	• 끈적끈적함 • 붉은색 • 반투명	• 부드러움 • 분홍색 정맥 보임	• 표피 벗겨짐 • 홍 반 • 정맥 약간 보임	• 갈라지고 부위가 창백함 • 정맥이 보이지 않음	• 벗겨지거나 깊게 갈라짐 • 혈관 보이지 않음	• 축 처짐 • 피부 갈라짐 • 주름짐
솜 털	없 음	드물게 산재	많 음	가늘다.	벗겨진 부분 있음	주로 벗겨져 있음	
발바닥	발뒤꿈치-발가락 • 40~50mm : -1 • <40mm : -2	>50mm 주름 없음	창백한 붉은 점	전방에만 측면으로 주름	전방 2/3주름	발바닥 전체 주름	
유 방	감지할 수 없음	드물게 감지	• 유두 편평 • 유륜 없음	• 점 같은 유륜 1~2mm	• 돌출된 유두, 유륜 3~4mm	• 완전한 유두, 유륜 5~10mm	
눈/귀	눈꺼풀이 붙어 있음 • 느슨하게 : -1 • 단단하게 : -2	눈꺼풀이 열려 있음 • 이개 편평함 • 주름이 잡혀 있음	이개 : 약간 곡선, 부드러움, 서서히 반동	이개 : 곡선 부드럽지만 쉽게 반동	잘 형성되고 단단하며 즉시 반동	두꺼운 연골 단단하다.	
생식기 (남자)	음낭이 편평하고 부드러움	• 음낭이 비어 있음 • 주름 없음	고환 : 음낭의 상층에 있음, 드물게 주름	고환 : 하행성 몇 개 주름	고환 : 음낭 밑에 있음, 주름 많음	고환 처져 있음, 주름 깊음	
생식기 (여자)	• 돌출된 음핵 • 편평한 음순	• 돌출된 음핵 • 작은 소음순	• 돌출된 음핵 • 비대한 소음순	소・대음순 동시 돌출	• 대음순 : 큼 • 소음순 : 작음	대음순이 음핵과 소음순을 덮고 있음	

[성숙도]

점 수	주
-10	20
-5	22
0	24
5	26
10	28
15	30
20	32
25	34
30	36
35	38
40	40
45	42
50	44

(3) 신체 계측

① 체 중

㉠ 출생 직후 측정하고, 그 후 매일 또는 격일 같은 시간에 측정한다.

㉡ 평균 만삭아 체중은 약 3,200~3,500g

② 신장 : 신생아 키의 정상 범위는 45~55cm이고, 평균 50cm이다.

③ 머리둘레 : 신생아의 머리둘레는 약 33~35cm이다.

④ 가슴둘레 : 신생아의 가슴둘레는 약 30~33cm이고, 머리둘레보다 2~3cm 정도 작다.

⑤ 활력징후

㉠ 체온 : 액와, 피부, 항문, 고막체온계를 이용하여 측정할 수 있으나, 다만 항문체온은 점막 파열을 유발할 수 있어서 측정하지 않는다.

㉡ 맥박 : 1분 동안 심첨맥박에서 측정한다.

㉢ 호흡 : 1분 동안 측정하고, 생후 1주일 동안은 깊이와 리듬이 얕고 불규칙하여 5~15초 정도 호흡이 멈추는 주기적 호흡 양상을 보인다.

㉣ 혈압 : 심장 문제를 알 수 있고, 상지와 하지의 혈압을 비교하여 차이가 10mmHg 이상이면 비정상으로 간주한다. 정상 범위는 80~45/60~40mmHg이다.

⑥ 머 리

㉠ 대천문 : 전두골과 두정골의 결합부위로, 가로 2~3cm, 세로 3~4cm, 다이아몬드형이고, 12~18개월 경에 닫힌다.

㉡ 소천문 : 두정골과 후두골의 결합부위로, 1cm, 삼각형 모양이고, 6~8주경에 닫힌다.

㉢ 두혈종 : 두개골과 골막 사이에 혈액이 축적된 것으로 봉합선을 넘지 않으며, 2~3주 정도 지나면 사라진다. 부모에게 수주 또는 수개월 이내에 정상적인 모습으로 회복될 것이라고 설명한다.

㉣ 산류 : 두피와 골막 사이에 생긴 부종으로 봉합선을 넘으며, 3일 정도에 사라진다.

⑦ 눈, 귀, 입, 목

㉠ 눈

- 눈꺼풀 부종, 선천성 백내장, 망막모양 등을 관찰한다.
- 생후 3개월 경에 누선이 성숙되어 울어도 눈물이 나오지 않는다(생후 2개월에 과도한 눈물이 있으면 누관협착을 의심할 수 있다).
- 각막반사는 출생 시부터 존재한다.

㉡ 귀

- 귀의 크기, 모양, 위치, 기형 등을 관찰한다.
- 깨어 있는 상태에서 일정한 소리를 들으면 눈을 깜빡거리거나 동작을 순간적으로 멈추거나 놀람반사를 나타낸다.

㉢ 입과 목 : 토순과 구개파열여부, 목젖 모양을 확인한다. 목의 운동범위, 모양, 덩어리 등을 사정한다.

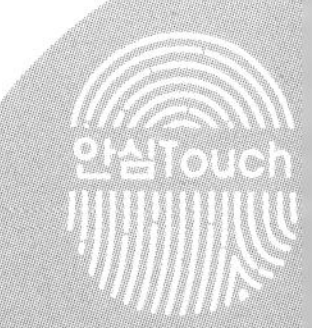

⑧ 흉 부

㉠ 신생아는 전후 직경과 좌우 직경 길이가 거의 같은 원통형이다.

㉡ 유두의 좌우 대칭, 위치, 모양 등을 사정한다.

㉢ 모체 호르몬의 영향으로 유방이 커질 수 있고, 마유가 나올 수 있다.

⑨ 복 부

㉠ 신생아는 복부가 둥글고 볼록하며, 제대동맥이 2개, 제대정맥이 1개이다.

㉡ 생후 첫날부터 제대는 건조되고 줄어들기 시작하여 6~10일이면 탈락하는데, 제대 부위는 깨끗하고 건조해야 한다.

㉢ 복부촉진 시 부드럽게 느껴져야 하고, 단단한 경우 장폐색이 의심된다.

⑩ 생식기

㉠ 남 아 : 잠복고환 유무, 음낭수종 등을 확인한다.

㉡ 여 아

- 만삭아는 대음순이 음핵과 소음순을 덮고 있으나, 미숙아는 음핵이 두드러지게 돌출되어 있다.
- 모체 호르몬의 영향으로 인한 가성월경이 2~4주경 후에는 없어지므로 부모에게 정상적인 현상으로 사라질 것이라고 설명한다.

⑪ 항문 : 항문의 위치와 개폐여부를 확인하는데, 밀폐항문 여부는 태변을 보는 것으로 확인할 수 있다(24시간 이후에도 태변을 보지 못하면 장폐색, 항문폐색 등을 의심할 수 있다).

⑫ 등 : 신생아의 등에 돌출, 만곡, 이분척추를 의심할 만한 털의 존재 여부, 피부가 들어간 곳 등이 있는지를 관찰한다.

⑬ 사 지

㉠ 사지의 모양과 움직임, 관절운동, 손·발가락 수와 모양, 손바닥의 선 등을 검사한다(손바닥 단일선은 다운증후군을 의심할 수 있다).

㉡ 고관절검진은 오톨라니(Ortolani) 검사와 발로(Barlow) 검사를 통해 사정하며, 정상소견은 대칭적인 대퇴 안쪽의 피부주름, 양측 다리 길이가 같은 소견 등을 보인다.

⑭ 감 각

㉠ 시각 : 20cm 이내에서는 밝거나 움직이는 물체를 순간적으로 집중할 수 있다.

㉡ 청각 : 수 시간 내에 중이 안에 양수가 흡수된 후 잘 듣는다.

㉢ 후각 : 코에서 점액과 양수를 제거한 후 냄새를 맡을 수 있다.

㉣ 미각 : 쓴맛과 단맛을 구별할 수 있다.

㉤ 촉각 : 출생 시 가장 발달된 감각으로 얼굴, 입, 손, 발바닥이 민감하다.

⑮ 피 부

㉠ 성장의 지표이다.

㉡ 태지 : 피부가 접히는 부분에 많고, 생후 1~2일경에 소실된다.

㉢ 솜털 : 가늘고 부드러운 털로 등과 어깨에 많고 생후 2주까지 사라진다.

㉣ 대리석양피부 : 찬공기에 노출되어 전신피부가 얼룩덜룩해진다.

㉤ 말단청색증 : 미성숙한 혈액순환과 모세혈관이 발달되지 않아 손, 발, 입 주위에 청색증이 나타나는 것으로 출생 후 5분경에는 사라진다.

㉥ 중추성청색증 : 피부의 전체적인 청색증으로 산소포화도 저하가 원인이기 때문에 즉각적인 산소공급이 필요하다.

㉦ 할리퀸 피부색 변화 : 옆으로 눕혔을 때 침요에 닿은 신체 부위는 붉고 위쪽은 창백한 모습을 보이는 것으로 혈관조절 작용을 하는 자율신경계의 부조화로 인해 발생되는 일시적인 현상이다.

㉧ 점상출혈 : 분만 시 정맥 내 압력상승으로 인해 모세혈관이 파열되어 발생되는 것으로 몸의 상부나 얼굴에 나타나고 24시간 이내에 소실된다.

㉨ 중독성홍반 : 전신(손, 발 제외)에 나타나는 분홍빛의 구진상 발진으로, 생후 수일 이내 나타나 일주일 정도 지속되고 소실된다.

㉩ 몽고반점 : 표피기저층에 나타나는 푸른색의 착색반점으로 골반, 등, 둔부에 발생하고, 학령기에 소실된다.

㉪ 매립종 : 피부 밑에 생긴 작고 밝은 흰색의 결절(코, 턱주위)로서 피지선의 분비물이 정체되어 나타나는 것으로 자연히 사라진다.

㉫ 딸기양혈관종 : 진피층과 진피하층의 모세혈관이 이완되어 딸기송이처럼 피부 표면에 솟아 있다.

㉬ 모세혈관확장모반 : 윗눈꺼풀, 목뒤, 후두골 부위에 모세혈관의 이완으로 편평하고 국소적인 붉은색을 띠게 되는 것으로 생후 1년 내에 사라진다.

출제유형문제 최다빈출문제

신생아가 출생한 지 48시간이 경과하도록 태변을 보지 않을 때 의심되는 것은?

❶ 항문폐색
② 순환기계 장애
③ 변 비
④ 요도협착
⑤ 서혜부탈장

해설

출생 후 24시간 이내에 태변을 보지 않으면 장폐색, 항문폐색 등을 의심할 수 있다.

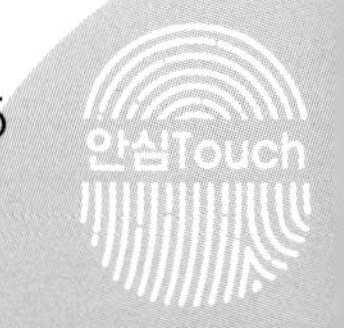

3 신생아 건강증진

(1) 신생아 대사이상 검사

① 생후 48시간 이후 7일 이내 시행한다(퇴원하기 전에 시행)

② **6개 항목** : 페닐케톤뇨증, 갑상선기능저하증, 갈락토스혈증, 호모시스틴뇨증, 단풍당뇨증, 부신기능항진증

(2) 호흡유지

① 출생 후 30초 이내에 첫 호흡을 해야 한다. 이를 위해 출생 직후 발바닥을 자극하거나 등을 문지르는 등의 자극을 통해 호흡을 유도한다.

② 분비물을 제거하기 위해 흡인을 시행하고, 흡인 후 4시간 정도는 기도 내 분비물을 배출하기 위해 침대머리를 15~30° 정도 낮추고 측위로 눕혀 준다.

(3) 체온조절

① 분만 즉시 신생아의 몸을 따뜻한 수건으로 완전히 닦아준다.

② 옷을 입지 않은 신생아는 따뜻한 침요 위에 두고, 방열기나 보육기 등을 이용하여 따뜻하게 해 주며, 추위에 노출시키지 않는다.

③ 옷은 성인과 비슷하거나 하나 정도 더 입히는 것이 좋다(너무 많이 입히지 않는다).

④ 실내온도는 22~24°C, 습도는 40~60%를 유지한다.

(4) 영 양

① 하루 체중 kg당 100~120cal가 요구된다.

② 하루에 6~8회 수유를 하고, 수유간격은 4시간을 넘기지 않으며, 신생아가 원하는 때에 충분히 먹을 수 있게 한다(생후 6~12개월은 모유수유를 권장한다).

③ 수유 후에는 트림을 시키고, 30분~1시간 정도 우측위로 눕힌다.

(5) 목 욕

① **첫 목욕** : 체온이 안정된 후 실시한다.

② **횟수** : 첫 2~4주 동안에는 1주일에 2~3회 시행한다.

③ **온도** : 38~41°C, 전박 내측으로 온도를 측정한다.

④ **시점 및 소요시간** : 젖먹이기 전과 보채지 않을 때 5~10분 정도 시행한다.

⑤ **순서** : 얼굴 → 머리 → 상체 → 하체(머리에서 발쪽 방향)

⑥ 유의점

㉠ 피부가 겹쳐진 부분은 신경을 쓰고, 목욕 중에는 아기를 혼자두지 않는다.

㉡ 알칼리성 비누, 로션, 크림, 아기 분(파우더)은 사용하지 않는다.

㉢ 신생아가 보채거나, 수유 전후 1시간 동안은 목욕을 피한다.

(6) 수 면

① 1일 16~18시간(거의 모든 시간이 수면 상태에 있으며, 사이사이에 깨어 있음) 대부분 REM 수면이다.

② 영아돌연사 증후군 예방을 위해 측위나 앙와위로 재우고, 복위로 재우지 않는다.

③ 침요는 단단한 것을 이용하고, 베개는 이용하지 않는다.

(7) 일반적인 간호

① **눈간호** : 신생아 안염(임균성 결막염)을 예방하기 위해 1% Tetracycline 또는 0.5% Erythromycin이 함유된 안약을 양쪽 하안 결막에 투약한다.

② **출혈예방** : 출생 직후 비타민 K 0.5~1mg을 대퇴의 외측광근에 근육주사하여 출혈을 예방한다.

③ **제대간호**

㉠ 제대가 떨어지는 생후 6~10일경까지 제대를 깨끗하고 건조하게 유지하며, 제대가 건조되지 않을 경우에는 70% 알코올로 소독한다.

㉡ 제대출혈, 배꼽 주위 발적, 부종, 냄새나는 분비물 등의 감염증상을 관찰한다.

④ **감염예방** : 신생아를 만지기 전후에 손씻기

⑤ **안전관리** : 신생아 이름표 확인, 낙상예방, 수유 후 역류 및 흡인방지 등을 시행한다.

(8) 부모-신생아 애착 증진

① 출생 직후와 출생 후 짧은 시간 동안 모성 민감기가 존재하고, 이 시기에 부모가 신생아에게 애착을 느낄 수 있다.

② 모자동실, 캥거루케어(피부 대 피부접촉) 등은 애착형성에 도움이 된다.

출제유형문제 최다빈출문제

신생아 대사이상 검사 6종에 포함되지 않는 것은?

① 페닐케톤뇨증
② 갈락토스혈증
③ 호모시스틴뇨증
④ 부신기능항진증
❺ 갑상선기능 항진증

해설

신생아 대사이상 검사 6종은 페닐케톤뇨증, 갑상선기능저하증, 갈락토스혈증, 호모시스틴뇨증, 단풍당뇨증, 부신기능항진증이다.

제 3 장

영아 건강증진

1 신체발달 및 운동발달

(1) 신체발달

① 체 중

㉠ 체중 증가 : 5~6개월에는 출생 시 체중의 2배로, 1년 후에는 출생 시 체중의 3배로 증가한다.

㉡ 인공수유아가 모유수유아보다 체중증가가 조금 더 크다.

② 신장 : 1세가 되면 출생 시 신장의 50%가 증가한다(1.5배 증가).

③ 두위 및 신경계

㉠ 두뇌의 성장과 분화는 생후 1년 동안 빠르게 일어나고, 뇌는 1세에 출생 시 무게의 2배가 된다.

㉡ 출생 시 두위는 흉위보다 2~3cm 정도 크고, 1세경 같아지며, 2년부터는 흉위가 두위보다 커진다.

㉢ 대천문은 12~18개월경에, 소천문은 6~8주경에 닫힌다.

④ 호흡기계 및 심혈관계

㉠ 유스타키오관이 짧고 수평이다(중이염의 위험이 높다).

㉡ 수축기혈압이 증가하고, 심박동은 감소한다.

⑤ 면역계

㉠ 모체에서 태반을 통해 전달된 항체로 3~4개월경까지는 면역력이 있다.

㉡ 면역글로불린을 생산하는 면역체계가 미숙하여 나이 든 아동보다 감염에 대한 저항력이 약하다.

⑥ 위장관계

㉠ 생후 12개월이 되면 위용적이 200mL 정도된다(신생아 : 10~20mL).

㉡ 단백질과 유당은 소화가 가능하나, 아밀라제는 4~6개월까지 부족하고, 지방은 6~9개월이 될 때까지는 성인 수준의 소화와 흡수를 하지 못한다.

⑦ 신장계 : 사구체 여과능력이 미숙하여 소변을 자주 보고 요비중이 낮으며, 수분과 전해질 불균형이 발생할 가능성이 높다.

⑧ 감각기능

㉠ 시 각

- 친숙한 얼굴, 대비가 선명한 색(검은색-하얀색), 원색을 좋아한다.
- 4~6개월경까지는 눈 움직임의 적절한 협응을 할 수 있어야 하고, 깊이 지각은 7~9개월경에 시작된다.

㉡ 청 각

- 1개월 : 갑작스러운 소리에 놀람
- 3~4개월 : 소리가 나는 쪽으로 머리를 돌린다.
- 10개월 : 자신의 이름을 부르는 소리에 반응한다.
- 12개월 : 어느 방향이든 소리가 나는 쪽으로 향할 수 있고, 몸을 돌릴 수도 있다.
- 생후 1개월 이내 청력상실에 대한 선별검사를 시행하고, 이상 시 3개월에 청력검사를 시행하며, 6개월 이전에 치료가 이루어지도록 한다.

(2) 운동발달

월 령	전체운동	미세운동
1~2개월	• 엎드려 뉘었을 때 머리를 좌우로 움직임 • 엎드린 상태에서 머리를 30° 듦	• 주먹을 쥐고 있음 • 잠시 물건을 쥠
3~4개월	• 머리가 처지는 현상이 감소함 • 엎드린 자세에서 상체를 90° 듦	• 손으로 물건을 쥠 • 입으로 물건을 가져감
5~6개월	• 복위에서 앙와위로 뒤집음 • 앙와위에서 복위로 뒤집음	• 스스로 물체를 잡을 수 있음 • 우유병을 잡음
7~8개월	• 손을 앞으로 지지하며 앉음 • 배가 바닥에 닿은 상태에서 팔을 움직여 기기 시작	• 한 손에서 다른 손으로 물건을 옮김 • 손 전체가 아닌 손가락으로 물건을 잡음
9~10개월	• 몸통이 바닥에 닿지 않고 양손과 무릎을 이용하여 기어 다님 • 가구를 붙잡고 설 수 있음	• 엄지와 집게손가락으로 물건을 잡기 시작함 • 엄지와 집게손가락으로 작은 물건을 잡음
11~12개월	• 가구를 붙잡고 걸음 • 혼자 설 수 있음 • 걸음마 시작	• 용기에 물건을 넣었다가 뺄 수 있음 • 컵과 수저를 이용

출제유형문제 최다빈출문제

1-1. 출생 당시 3kg으로 분만한 영아가 정상적인 발육 상태를 보이며 9kg이 되었다면 이는 출생 후 몇 개월의 체중인가?

① 6개월
② 8개월
③ 16개월
❹ 12개월
⑤ 24개월

해설
영아의 체중 증가는 5~6개월에는 출생 시 2배로, 1년 후에는 출생 시 체중의 3배로 증가한다.

1-2. 영아가 중이염이 자주 발생하는 이유를 이관의 해부학적 특징으로 설명한 것은?

❶ 짧고 넓고 곧다.
② 짧고 좁고 곧다.
③ 길고 넓고 곧다.
④ 길고 좁고 곧다.
⑤ 길고 좁다.

해설
영아는 성인보다 이관(유스타키오관)이 짧고 넓고 곧아서 중이염이 자주 발생한다.

2 언어발달, 인지발달, 심리사회적발달

(1) 언어발달

월 령	언 어
1~2개월	자극에 대한 반응으로 미소 짓기 시작
3~4개월	옹알이, 응얼거림
5~6개월	'마, 무, 바, 다'와 같이 의미 없는 소리를 낸다.
7~8개월	옹알이가 절정이다.
9~10개월	'안돼' 또는 간단한 명령어에 반응한다.
11~12개월	자신의 이름을 알게 된다.

(2) 인지발달 및 심리사회적 발달

① 피아제 인지발달이론 : 감각운동기(출생~2세)

㉠ 반사운동기(출생~1개월) : 잡기, 빨기 등의 반사행동을 통해 생존한다.

㉡ 일차 순환반응기(1~4개월) : 우연히 한 행동이 만족스러우면 그 행동을 반복한다(예 손가락 빨기).

㉢ 이차 순환반응기(4~8개월) : 의도적인 행동을 한다(예 소리를 듣기 위해 딸랑이를 의도적으로 흔들기).

㉣ 이차 반응협응기(8~12개월) : 대상영속성 개념을 획득하기 시작하고, 과거에 성공했던 행동을 선택하며, 목표지향적인 행동을 한다.

② 에릭슨 심리사회성발달이론 : 신뢰감 대 불신감(출생~1세)

㉠ 신뢰감 : 영아의 신체적, 정서적 욕구를 어머니의 일관성 있는 돌봄으로 충족되어 형성된다.

㉡ 불신감 : 영아의 욕구가 충족되지 못할 때 형성된다.

③ 프로이트 심리성적발달이론 : 구강기(0~1세)

㉠ 빨기, 먹기, 물기, 씹기 등을 통해 만족을 얻는다.

㉡ 충족이 되지 않으면 손톱 깨물기, 흡연, 과음, 수다스러움, 신랄한 비평 등의 고착현상이 나타난다(구강기 성격).

출제유형문제 최다빈출문제

6개월 된 영아에게 줄 수 있는 장난감으로 적절한 것은?

① 세발자전거
② 아동용 계산기
③ 끌고 미는 바퀴달린 장난감
❹ 딸랑이
⑤ 올라설 수 있는 장난감

해설
6개월 영아는 스스로 물체를 잡을 수 있고, 의도적인 행동을 할 수 있으므로 손으로 잡고 흔들 수 있는 딸랑이가 적절하다.

3 놀이 및 낯가림과 분리불안

(1) 놀 이

① 같은 공간에서 다른 아동이 사용하는 장난감과 다른 장난감을 가지고 혼자서 독립적으로 논다(단독놀이).

② 딸랑이 등의 장난감을 제공하고, 사회적 놀이(까꿍놀이 등)를 한다.

(2) 낯가림과 분리불안

① 낯가림

㉠ 낯선 사람과 양육자를 구분하는 것으로 건강한 애착을 의미하며, 대상영속성으로 인해 생긴다.

㉡ 낯가림은 6~8개월경에 현저히 나타나고, 2년경에는 사라진다.

㉢ 부모는 영아가 낯선 사람을 보고 불안해하는 것을 정상 반응으로 이해하고 수용한다.

㉣ 친척이나 친구를 방문하여 낯선 사람을 안전하게 만나는 기회를 제공한다.

② 분리불안

㉠ 영아가 부모나 양육자와 분리될 때 느끼는 불안을 말한다.

㉡ 6~12개월은 양육자가 없으면 떼를 쓰고 보채며, 11~12개월은 양육자의 행동을 주시하면서 양육자가 떠나려고 하면 매우 불안해하고 매달린다.

㉢ 양육자는 떠나기 전에 아동에게 알리고 인사를 하고 떠나도록 한다.

4 영아 건강증진

(1) 영 양

① 모 유

㉠ 조제유보다 완전 단백질로서 면역글로불린과 유당이 많고, 소화가 잘되어 6~12개월까지는 모유 수유를 권장한다.

㉡ 비타민 D를 보충하여 구루병을 예방한다.

㉢ 모유보관 시 주의사항 : 24시간 동안만 냉장고에서 보관(4°C 이하), 냉동고는 1~6개월까지도 가능(냉동고에 따라 다름), 모유를 녹일 때는 흐르는 물이나 냉장고 안에서 녹인다(한 번 녹이면 재냉동하지 않음), 모유 보관용기는 잘 소독하고 뚜껑을 꽉 조인다.

② 조제유

㉠ 철분이 강화된 조제유를 3~4시간 간격으로 수유하고, 트림을 자주 시킨다.

㉡ 수유 시 공기를 들이마시는 것을 줄이기 위해 젖꼭지에 우유를 꽉 채운다.

㉢ 수유 시 영아를 반 정도 세운 자세(요람식 안기)로 안고, 적절한 온도(팔목 안쪽에 몇 방울 떨어뜨려서 확인)로 수유한다.

㉣ 우유병을 괴어 놓고 먹이지 않는다(흡인 및 질식의 가능성).

㉤ 1시간 안에 먹이지 않고 남은 우유는 버린다(세균오염의 가능성).

㉥ 생우유는 12개월까지 주지 않는다(철분이 적고 탈수의 가능성).

㉦ 주의사항 : 실온이나 따뜻한 물에 데워서 먹이되, 전자레인지는 사용하지 않는다.

③ 고형식이

㉠ 5~6개월경이 되면 체내에 저장된 철분이 거의 다 사용되고, 모유나 조제유로는 충분한 영양분을 섭취할 수 없어서 이유식을 시행해야 한다.

㉡ 고형식이를 시작하기 전에 준비(밀어내기 반사가 사라졌는지(4~6개월), 앉을 수 있는지, 물체에 다가가고 균형을 유지할 수 있는지, 입을 벌리고 앞으로 기울여 음식을 먹으려 하는지 여부 등)가 되어 있는지를 확인하고, 이유식은 생후 5~6개월경에 시작한다.

㉢ 주식인 모유나 조제유를 주기 전에 이유식을 제공하고, 우유병에 조제유와 이유식을 섞어 주지 않는다.

㉣ 새로운 음식은 한 번에 한 가지씩을 2~3일간 제공한다(음식 알레르기를 확인하기 위함).

㉤ '곡물 → 야채 → 과일 → 고기' 순서로 진행한다(곡물은 소화가 잘되고 알레르기 유발 가능성이 적어서 처음에 시도한다).

㉥ 8~10개월경에 손으로 집어먹을 수 있는 핑거푸드를 제공한다.

㉦ 소금과 설탕은 첨가하지 않고, 많은 양의 소금과 설탕이 함유된 통조림은 피하며, 꿀은 식중독의 가능성이 있어서 생후 1년 안에는 먹이지 않는다.

㉧ 땅콩버터, 포도, 씨앗, 견과류, 팝콘 등은 흡인의 가능성이 있어 주지 않는다.

(2) 치 아

① 유치는 5~9개월부터 나기 시작한다.

② 하악중절치 → 상악중절치 → 상악측절치 → 하악측절치 → 어금니 → 송곳니순(아랫니 중앙 → 윗니 중앙 → 윗니 측방순)

③ **유치수** : 유치수 계산 [월령(나이)−6], 생후 1년이면 유치 6~8개 정도가 나온다.

④ 치아가 날 때 보채고, 침을 흘리며, 식욕감퇴, 깨물려는 욕구 등이 있고, 치주막이 부어오르고, 홍조, 압통 등도 있을 수 있다.

⑤ 부모는 아동의 치아가 나는 것에 대한 대처를 돕기 위해 차가운 음료, 딱딱한 음식(마른 빵, 얼음조각, 얼린 베이글 등)을 주도록 하고, 딱딱하고 차가우며 깨물고 놀 수 있는 장난감, 천에 싼 얼음 등은 염증이 생긴 잇몸을 편안하게 해 준다.

⑥ 하루 2회 이상 면봉이나 부드러운 천과 물로 닦아준다.

⑦ 치약은 뱉을 수 있을 때 사용한다(다량의 불소섭취를 하지 않기 위함).

⑧ 우유병충치

㉠ 우유나 주스를 젖병에 넣어 물고 자는 경우 충치(중절치에서 시작하여 다른 치아로 옮겨감)가 발생한다.

㉡ 예방법 : 우유나 주스가 든 젖병을 물고 잠을 자지 않게 하고, 밤에 젖병을 물려야 하는 경우에는 물을 제공한다.

(3) 수 면

① 낮에 깨어 있고 밤에 잠을 자는 주간 주기가 발달하여 3~4개월 경에는 주간 주기가 확립되고 9~11시간의 야간수면이 발달한다.

② 조용하면서 아늑한 환경을 제공하고, 편안한 실내온도를 유지한다.

③ 일상적 잠자리 규칙을 만든다(책 읽어주기, 이야기 들려주기, 노래 등).

④ 수유나 기저귀를 교환하기 위해 영아를 깨우지 않는다.

(4) 산 통

① 보통 설명할 수 없는 아기의 울음을 말하는 것으로, 산통 시 팔과 다리를 끌어당기는 것이 특징이며, 3~4개월경에 많다.

② 정확한 원인은 알 수 없으나, 너무 빠른 수유, 과다수유, 알레르기, 모아 간 정서적 긴장 등에 의해 발생한다.

③ 간 호

㉠ 수유방법, 수유양상 등을 확인한다.

㉡ 부모의 스트레스 수준과 지지체계를 사정하고, 스트레스 수준을 낮추도록 돕는다.

㉢ 약물은 가급적 투여하지 않는다.

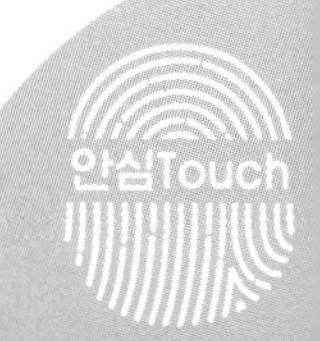

(5) 영아돌연사증후군

① 영아의 갑작스럽고 설명할 수 없는 죽음으로 수면 중 많이 발생한다.

② 정확한 원인은 알 수 없으나, 감염, 뇌간결함, 미숙아, 간접흡연 노출, 복위로 재우는 자세 등으로 인해 발생한다.

③ 예 방

㉠ 앙와위나 측위로 재우고, 복위로 재우지 않는다.

㉡ 푹신하고 부드러운 침구를 사용하지 않고, 단단한 매트리스를 사용한다.

㉢ 아기를 너무 덥게 감싸지 않으며, 아기 주변에 옷이나 담요 등을 많이 두지 않는다.

㉣ 아기 주변에서 담배를 피우지 않는다.

㉤ 무호흡 모니터 부착 시 심폐소생술을 배워두고, 수면 중에는 노리개젖꼭지를 물린다.

④ 주의할 점 : 영아돌연사증후군으로 영아를 상실한 부모에게 지지적 간호를 제공한다.

출제유형문제 최다빈출문제

영아돌연사증후군을 예방하기 위한 교육 내용으로 적절한 것은?

① 복위로 재우도록 한다.
❷ 앙와위로 재우도록 한다.
③ 푹신하고 부드러운 침구를 사용하도록 한다.
④ 수면 중 노리개젖꼭지는 위험해서 물려주지 않는다.
⑤ 이불을 많이 덮어서 덥게 해 준다.

해설
영아돌연사증후군을 예방하기 위해서는 앙와위나 측위로 재운다(복위로 재우지 않음). 푹신하고 부드러운 침구는 사용하지 않고, 단단한 매트리스를 사용한다. 아기 주변에서 담배를 피우지 않으며, 아기를 너무 덥게 감싸지 않는다. 수면 중에는 노리개젖꼭지를 물려준다.

제 4 장

유아 건강증진

1 신체발달 및 운동발달

(1) 신체발달

① 신장과 체중
- ㉠ 영아에 비해 신체성장 속도는 둔화된다.
- ㉡ 신장 : 매년 7.5cm 증가, 2~3세 신장은 성인신장의 절반이다.
- ㉢ 체중 : 매년 2kg 증가, 2~3세의 체중은 출생 시 체중의 4배이다.

② 두위와 흉위
- ㉠ 두위는 2세까지 성인 크기의 90%로 성장한다.
- ㉡ 출생 시 두위는 흉위보다 크고, 1세경에 같아지며, 유아기(2년 경)부터는 흉위가 두위보다 크다.

③ 신체기관
- ㉠ 뇌 : 뇌의 성장은 2세말까지 75%가 이루어진다.
- ㉡ 비뇨기계 : 18~24개월경에 요도조임근과 항문조임근의 조절 능력을 획득하여 대소변가리기 훈련이 가능하다.
- ㉢ 복부 : 복근이 미성숙하여 주전자 같이 볼록하다.
- ㉣ 근골격계 : 다리가 짧고 약간 휜 것처럼 보인다.
- ㉤ 지방 및 근육 : 지방이 근육으로 대체되어 근육이 많아지고 지방이 줄어들며, 2세까지는 족저지방이 사라져서 발바닥이 평평하다.
- ㉥ 체온조절 : 체온조절능력이 발달하면서 떨림이 열생산 기전으로 사용된다.
- ㉦ 위 : 용적이 증가하여 하루 세 끼 식사가 가능하다.

④ **활력징후** : 호흡수 25~30회/분, 심박동수 90~110회/분, 혈압 99/64mmHg

(2) 운동발달

월 령	전체운동	미세운동
15개월	• 혼자 걷기 • 계단 기어오르기	• 2개 블록 쌓기 • 작은 물건을 입구가 좁은 병에 넣음 • 연필이나 색연필로 낙서
18개월	• 제자리 점프 • 서투르게 공을 던짐 • 손이나 난간을 잡고 계단을 오르내림	• 3~4개 블록 쌓기 • 양말 벗기 • 숟가락을 입으로 가져올 때 뒤집지 않음
24개월	• 혼자 계단을 올라갈 수는 있으나 한 계단에 양쪽 발을 모두 올린다. • 공차기 • 뛴다.	• 6~7개 블록 쌓기 • 문손잡이를 돌려서 문을 염 • 뚜껑을 돌려서 물건을 꺼냄
30~36개월	• 한 발로 잠시 서고 발끝으로 걸음 • 의자에서 뛰어내림 • 멀리뛰기를 함 • 세발자전거를 탐	• 8~9개 블록 쌓기 • 원을 따라 그림

2 언어발달, 인지발달, 심리사회적발달, 도덕성발달

(1) 언어발달

월 령	언 어
15개월	4~6개 단어
24개월	300개 단어, 2~3개 단어로 문장을 만듦

(2) 인지발달, 심리사회적발달, 도덕성발달

① 피아제 인지발달 이론 : 삼차 순환반응기(12~18개월), 내적 표상기(18~24개월), 전개념기(2~4세)

㉠ 감각운동기 삼차 순환반응기(12~18개월) : 시행착오와 탐색을 통해 새로운 수단과 목표를 결합한다(새로운 행동이 가져올 결과를 알아보기 위해 시도를 한다).

㉡ 감각운동기 내적 표상기(18~24개월)

- 눈앞에 없는 대상을 내재적으로 표상하는 심상을 형성한다.
- 가사모방(동성 부모가 하는 집안일을 흉내), 지연모방(시간이 지난 후 행동을 재현하는 것으로, 예를 들어 부모가 일하러 나간 뒤 엄마의 화장을 흉내)을 할 수 있다.
- 시간개념이 미성숙하고, 하루를 사건 순서로 생각한다.

㉢ 전조작기 전개념기(2~4세)

- 전개념기에는 자기중심적 사고, 물활론적 사고, 비가역적 사고, 마술적 사고 등이 나타난다.
- 상징적 사고가 시작되고, 가장놀이(Pretending play)를 한다.
- 자기중심적 사고 : 자기중심으로 생각하고 다른 사람의 관점을 고려하지 않는다(예 숨바꼭질할 때 얼굴만 가리고 숨었다고 생각한다).
- 물활론적 사고 : 생명이 없는 사물에 생명을 부여한다(예 계단에서 넘어진 후 계단을 혼낸다).
- 비가역적 사고 : 변화가 생겼을 때 이전 상태로 되돌려 놓지 못한다(예 퍼즐을 해체한 후 다시 맞추지 못한다).
- 마술적 사고 : 자신이 생각한 대로 사건이 일어난다고 믿는다(예 엄마가 없었으면 좋겠다고 생각하던 찰나 엄마가 죽으면 자신 때문에 죽었다고 생각한다).

② 에릭슨 심리사회성발달 이론 : 자율성 대 수치심(1~3세)

㉠ 자율성 : 아동이 신체와 환경을 조절하는 능력이 증가되면서 형성된다.

㉡ 수치심(의심) : 자신의 선택이 좋지 않은 결과를 내거나 다른 사람들이 자신을 부끄러워하는 경우 등에 형성된다.

③ 프로이트 심리성적발달 이론 : 항문기(1~3세)
㉠ 성적 에너지가 항문에 있어 배변행위를 통해 만족감을 느낀다.
㉡ 충족되지 않으면 수집광, 결벽증, 인색한 성격 등의 고착현상이 발생한다(항문기 성격).
㉢ 3세는 남녀 성기의 차이를 인식하고, 성역할을 이해하며, 놀이 중 동성부모의 행동을 흉내낸다.

④ 콜버그 도덕성발달 이론 : 전인습적 수준, 1단계(처벌과 복종지향), 처벌과 보상에 의해 행동이 결정된다(처벌을 피하기 위해 권위자가 정한 규칙을 따른다).

출제유형문제 최다빈출문제

30개월 된 아동의 발달단계를 에릭슨, 피아제, 프로이트 순으로 옳게 나열한 것은?

① 신뢰감 - 감각운동기 - 구강기
② 솔선감 - 구체적 조작기 - 남근기
❸ 자율성 - 전조작기 - 항문기
④ 근면성 - 구체적 조작기 - 잠복기
⑤ 자율성 - 전조작기 - 구강기

해설
30개월(유아) 아동은 에릭슨 심리사회성발달 이론(자율성 대 수치심) - 피아제 인지발달 이론(전조작기) - 프로이트 심리성적발달 이론(항문기)이다.

3 놀이, 분노발작, 거부증, 퇴행, 분리불안, 의식행동

(1) 놀 이

① 다른 아동이 옆에서 비슷한 장난감을 갖고 놀지만, 상호작용 활동이 없고, 각자 놀이를 한다(평행놀이).

② 자기중심적이다(예 자신이 남을 아프게 한다는 생각을 하지 않음).

③ 끌고 미는 바퀴달린 장난감, 공, 목마, 모래놀이, 물놀이, 트럭, 블록 등의 장난감이 적합하다.

(2) 분노발작, 거부증, 퇴행, 분리불안, 의식행동

① 분노발작

㉠ 자신의 독립을 주장하는 자율성이 커지면서 그에 따른 좌절이 커져서 나타나게 된다.

㉡ 바닥에 누워 소리를 지르면서 발버둥치거나, 머리를 벽에 부딪치며 뒹굴기도 하고, 물건을 던지기도 한다.

㉢ 대응방법 : 부모는 아동이 진정될 때까지 위험성 여부를 관찰하면서 무시하고, 진정된 후에는 아동을 안정시키고 편안하게 해 준다.

㉣ 부모태도 : 부모는 아동과 설정한 규칙을 지키고 일관성있게 유지한다(일관적인 한계설정).

㉤ 분노발작을 줄이는 방법 : 아동이 감당하기 힘든 상황을 만들지 않고, 아동이 피곤한 시기를 예측하며, 배가 고프기 전에 간식을 준비하고, 가능하면 선택권을 주는 것 등의 방법을 시행한다.

② 거부증

㉠ 자율성을 성취하는 과정에서 유아가 자기를 통제하는 중요한 방법이다.

㉡ 모든 질문에 대해 "싫어, 안돼."라고 대답한다.

㉢ 대응방법

- '아니오'라고 대답할 기회를 줄인다.
- 일방적인 지시 대신 스스로 선택하는 기회를 제공한다(예 "간식 먹을래?"라는 물음 대신 "간식으로 빵과 주스 중에 무엇을 먹을래?"라고 물어본다).

㉣ 부모태도 : 부모는 조용하고 안심시키는 방식으로 반응하고, 화를 내거나 고함을 치는 것은 부정적 행동을 강화한다.

③ 퇴 행

㉠ 질병, 입원, 동생의 출생 등으로 인해 스트레스가 심해져서 이전 발달단계의 행동양상으로 되돌아가는 것이다(예 엄지손가락 빨기, 방광조절 상실 등).

㉡ 부모는 퇴행행동에 대해 걱정하지 말고 모르는 척한다.

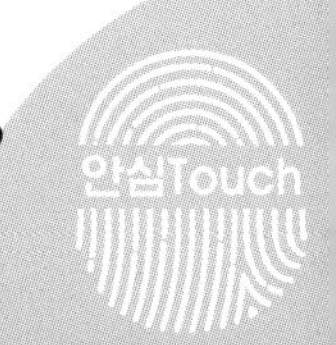

④ 분리불안

㉠ 유아는 독립심이 커지면서 엄마와 떨어져서 있고 싶어 하면서도 엄마도 자신과 떨어져 있고 싶어할까봐 겁을 낸다.

㉡ 숨바꼭질, 좋아하는 이불이나 장난감 등의 대체물은 도움이 된다.

㉢ 아동을 떠나기 직전에 솔직하고 분명하게 말해주고, 다시 돌아올 것이라고 안심시킨다.

⑤ 의식행동

㉠ 일상의 의식(취침시간, 식사시간 등)은 반복을 통해 유아를 편하고 안전하게 느끼게 한다.

㉡ 우유는 항상 같은 컵에 먹기, 친숙한 담요, 좋아하는 인형이나 장난감을 항상 가지고 있으려고 하는 것 등을 예로 들 수 있다.

㉢ 의식행동을 하지 않으면 스트레스와 불안감이 증가하고, 안전하고 친근했던 과거로 돌아가려는 모습을 보이기도 한다.

출제유형문제 최다빈출문제

유아가 마트에서 장난감을 사달라며 분노발작을 보이는 경우 부모의 행동으로 적절한 것은?

① 아동을 혼자 두고 집으로 간다.
❷ 아동의 곁에 있으며 관심을 보이지 않는다.
③ 발작행동을 보인 즉시 혼을 낸다.
④ 원하는 것을 들어 준다.
⑤ 잘못된 행동임을 알려주며 이해시킨다.

해설

아동이 분노발작을 보이는 경우 부모는 아동이 진정될 때까지 위험성 여부를 관찰하면서 무시하고, 진정된 후에는 아동을 안정시키고 편안하게 해 준다.

4 유아 건강증진

(1) 영 양

① 하루에 1,000~1,400kcal(1~2세 : 1,000kcal, 3~5세 : 1,400kcal)를, 3회 식사와 2회 간식을 먹는다.

② 하루에 주스 섭취를 110~170cc로 제한하고, 2~8세 아동은 하루에 2컵의 우유(무지방, 저지방)를 먹는다(450~680cc로 제한).

③ 기도에 걸릴 수 있는 음식, 탄산음료, 사탕은 피한다.

④ 음식투정

㉠ 며칠 동안 같은 음식을 고집하다가 갑자기 그 음식을 거부한다. 냄새와 온도 때문에 음식을 거부한다.

㉡ 부모는 유아의 음식에 대한 인식에 영향을 미치므로 특정 음식에 대한 부정적인 말을 하지 않는다.

⑤ 생리적 식욕부진

㉠ 18개월경 영양요구량이 감소하면서 식욕이 감소한다.

㉡ 맛에 대한 선호도가 분명하고, 같이 식사하는 사람들의 특정 음식 선호와 거부를 따라하기도 한다.

㉢ 밥 대신 간식, 우유, 주스로 배를 채우지 않도록 한다.

㉣ 식사시간은 즐거운 시간이 되도록 하고, 소량의 음식을 제공하며, 억지로 음식을 먹이지 않는 방법 등을 시행한다.

(2) 치 아

① 30~36개월에 20개의 유치가 모두 나온다.

② 칫솔질은 부모가 도와주고 식사 후와 잠자기 전에 시행한다.

③ 과일, 단백질을 제공하고 칼슘은 치아 발달에 중요하며, 불소치약은 삼킬 수 있으므로 권장하지 않는다.

④ 유치가 난 후 6~12개월 사이에 치과를 처음으로 방문하고, 그 이후에는 매년 2회(6개월마다) 방문한다.

(3) 수 면

① 2세 : 12~14시간/일, 낮잠 1회/일

② 3~4세 : 낮잠 자는 습관이 없어진다.

③ 수면에 대한 준비의식(취침 전 동화나 음악 들려주기, 친숙한 인형, 이불, 베개를 가지고 자게 하기 등)은 수면시간의 불안을 낮출 수 있다.

(4) 훈 육

타임아웃, 주의전환, 긍정적 강화 등의 방법을 시행하고, 부모는 일관된 자세를 유지한다(매질 등의 체벌은 효과가 없다).

(5) 대소변가리기 훈련

① 대소변가리기 훈련은 아동이 신체적, 심리적으로 준비가 되어 있는 18~24개월경에 시행한다.
② 대변을 소변보다 먼저 시행하고, 낮 소변을 밤 소변보다 먼저 시행한다.
③ 성공하면 칭찬하고, 실패하면 위로와 격려를 해 준다.

㉠ 방 법
- 혼자 쉽게 벗고 입을 수 있는 옷을 입히고, 5~8분 앉아 있는다.
- 어린이용 변기를 이용하고, 바닥에 발이 닿게 한다.
- 유아가 배변을 할 때 부모가 옆에서 지지해 준다.

㉡ 준 비
- 신체적 준비
  - 요도괄약근과 항문괄약근의 수의적 조절이 가능하고, 요의와 변의를 인식할 수 있다.
  - 혼자서 옷을 벗을 수 있다.
  - 앉기, 쭈그리기, 걷기 등을 할 수 있다.
- 심리적 준비
  - 젖은 기저귀를 알고 바꾸어 달라고 한다. 5~8분 변기에 앉아 있을 수 있다.
  - 부모를 기쁘게 해 주고 싶은 마음이 있다.
- 부모준비
  - 아동의 신체적, 심리적 준비 상태를 인식한다.
  - 배변훈련 시간을 기다려 줄 수 있다.
  - 아동을 격려하고 지지한다(강압적이거나 밀어붙이지 않는다).

출제유형문제 최다빈출문제

18개월된 유아의 배변훈련이 실패하는 가장 큰 원인으로 적절한 것은?

① 유아가 배변을 할 때 부모가 적극적인 호응을 보이지 않는다.
② 어린이용 변기가 유아보다 크다.
❸ 유아의 신체적·정신적 발달이 미숙하다.
④ 유아가 자신의 개성을 나타내려고 한다.
⑤ 훈련에 사용하는 언어가 부적합하다.

해설
배변훈련은 아동이 신체적, 심리적 준비가 되어 있을 때 시행한다. 성공하면 칭찬하고, 실패하면 위로와 격려를 해 준다.

제 5 장

학령전기 건강증진

1 신체발달 및 운동발달

(1) 신체발달

① 신장과 체중

㉠ 느리고 꾸준한 성장양상을 보인다.

㉡ 신장 : 매년 5~7.5cm 증가, 체중 : 매년 2.3kg 정도 증가

② 신체기관

㉠ 다리가 몸보다 빨리 성장하고, 지방조직이 감소하며, 복부근육이 발달하여 볼록한 배가 없어지고, 키가 크면서 곧고 날씬한 모습을 보인다.

㉡ 3세는 안짱다리가 흔하여 넘어질 수 있으나, 4~5세경에 무릎과 골반관절이 성숙해서 넘어지지 않는다.

③ 활력징후 : 맥박 90~100회/분, 혈압 100/60mmHg

(2) 운동발달

연 령	전체운동	미세운동
4세	• 한쪽 발로 깡충깡충 뜀 • 한 발씩 교대로 계단오르내리기 • 공놀이를 잘함	• 10개 이상의 블록 쌓기 • 사람을 세 부분으로 그림 • 그림을 오릴 수 있음 • 네모와 십자모양을 따라 그림
5세	• 한 발씩 교대로 깡충깡충 뜀 • 줄넘기, 수영, 스케이트를 할 수 있음 • 선을 따라 걸음 • 다양한 공놀이를 할 수 있음	• 사람을 여섯 부분으로 그림 • 도움 없이 옷을 벗고 입음 • 신발끈을 맬 수 있음 • 연필과 가위를 잘 사용 • 삼각형, 마름모를 따라 그림

2 언어발달, 인지발달, 심리사회적발달, 도덕성발달, 영적발달

(1) 언어발달(언어 매우 발달)

연 령	언 어
3세	• 900개 단어, 3~4개 단어로 문장을 만든다. • 혼자서 말하거나 또는 상상 속의 친구와 말을 한다.
4세	• 1,500개 단어, 4~5개 단어로 된 문장을 사용한다. • 끊임없이 말하고 과장해서 말한다.
5세	• 2,100개 단어, 성인처럼 길면서 완벽한 문장으로 말한다. • 계절과 요일을 구분한다.

(2) 인지발달, 심리사회적 발달, 도덕성발달

① 피아제 인지발달이론 : 전조작기(2~7세) – 전개념기(2~4세), 직관기(4~7세)

시 기	특 징
전조작기(2~7세)	자기중심적 사고, 물활론적 사고, 마술적 사고, 비가역적 사고, 직관적 사고 등이 나타나고, 논리적 사고는 가능하지 않다.
전개념기(2~4세)	자기중심적 사고, 마술적 사고, 물활론적 사고, 비가역적 사고 등이 나타난다.
직관기(4~7세)	중심화, 비가역적 사고, 자기중심적 사고(감소), 마술적 사고 등이 나타난다.

㉠ 자기중심적 사고 : 자기중심으로 생각하고 다른 사람의 관점을 고려하지 않는다(예 숨바꼭질할 때 얼굴만 가리고 숨었다고 생각한다).

㉡ 물활론적 사고 : 생명이 없는 사물에 생명을 부여한다(예 계단에서 넘어진 후 계단을 혼낸다).

㉢ 비가역적 사고 : 변화가 생겼을 때 이전 상태로 되돌려 놓지 못한다(예 퍼즐을 해체한 후 다시 맞추지 못한다).

㉣ 마술적 사고 : 자신이 생각한대로 사건이 일어난다고 믿는다(예 엄마가 없었으면 좋겠다고 생각하던 찰나 엄마가 죽으면 자신 때문에 죽었다고 생각한다).

㉤ 변환적 추론(Transductive Reasoning) : 특정 사건에 대한 인지로부터 다른 상황을 유사하게 추론한다(예 임신한 엄마 배를 보고 배가 나온 여성은 임신을 했다고 생각한다).

㉥ 장 의존성(Field Dependency) : 모든 것이 독립적인 것으로 생각한다(예 평소의 취침시간을 지키지 않았다는 이유로 잠을 잘 못 잔다).

㉦ 중심화 : 상황의 한 측면에만 집중하고 다른 부분은 간과하며, 한 번에 한 가지 측면 이상을 고려하지 못하고 논리적인 관계를 이해하지 못한다(예 한 번에 한 가지의 지시는 수행할 수 있으나, 여러 개의 연속되는 지시는 수행하기 어렵다).

② 에릭슨 심리사회성발달이론 : 솔선감 대 죄책감(3~6세)

㉠ 솔선감(주도성) : 적극적으로 행동을 주도하고, 상상력과 호기심을 통해 탐구하고 경험함으로써 형성된다.

㉡ 죄책감 : 자신의 행동이 어리석다고 느끼거나, 부모가 심하게 억제하고, 질책하는 경우 등에 형성된다.

③ 프로이트 심리성적발달이론 : 남근기(3~6세)

㉠ 성적 에너지가 성기로 이동하여 성기에 관심이 많고 성별의 차이를 인식한다.

㉡ 아동의 수음행동(자위)은 스트레스에 대처하기 위한 정상적인 행동이므로 혼내지 말고 다른 곳으로 관심을 돌리도록 한다.

㉢ 동성부모와의 동일시 및 흉내내기를 통해 성정체성을 형성한다(3세 : 성차이 인식, 6세 : 성정체성 형성).

㉣ 남아는 오이디푸스콤플렉스를, 여아는 엘렉트라콤플렉스가 나타나 이성 부모에 애착을 갖는다.

④ 콜버그 도덕성발달이론 : 전인습적 수준(7세 이전)

㉠ 1단계(처벌과 복종 지향) : 처벌을 피하기 위해 권위자가 정한 규칙을 따른다.

㉡ 2단계(도구적 상대주의 중심) : 자신이 추구하는 이해관계를 기반으로 하여 다른 사람의 욕구가 고려되는 상대적 도덕성을 가진다.

(3) 파울러 영적 발달 단계 : 1단계(직관적 · 투사적 단계)

① 아동은 신앙의 개념을 이해하기 보다는 생활의 일부로서 부모의 신념을 따르고 모방한다.

② 가족의 종교적 믿음과 의식(취침 전 기도, 식사기도 등)이 중요하다.

출제유형문제 최다빈출문제

성별의 차이를 인식하고 동성부모를 동일시하는 발달 시기로 옳은 것은?

① 영아기
② 유아기
❸ 학령전기
④ 학령기
⑤ 청소년기

해설

학령전기는 성적 에너지가 성기로 이동하여 성기에 관심이 많고, 성별의 차이를 인식하며, 동성부모와의 동일시가 나타난다.

3 놀이 및 공포

(1) 놀 이

① 공동의 목표, 공동 규칙, 역할(또는 임무)은 없지만 다른 아동과 함께 어울려 노는 것으로, 같은 장난감을 가지고 놀고, 장난감을 바꾸거나 빌려주기도 하면서 논다(연합놀이).

② 성인을 흉내내는 모방놀이(소꿉놀이, 병원놀이, 학교놀이, 인형의 집 등), 상상의 놀이 친구(외로울 때 친구, 아동이 원하는 것을 실현시켜 주는 역할 등)

③ 세발자전거, 블록, 크레파스, 그림물감, 진흙, 퍼즐, 자동차, 아동용 계산기 등의 장난감이 적합하다.

(2) 공 포

① 상상력이 증가하면서 혼자 잠자는 것, 동물, 귀신, 유령, 폭풍우 등의 자연현상이나 상상의 세계에 대해 공포를 느낀다.

② 통증을 유발하는 침습적 처치는 아동에게 공포를 주기 때문에 간호 시 반창고는 유용하다.

출제유형문제 최다빈출문제

주사 후에 피가 나는 것을 두려워하여 반창고를 붙여주면 안심하게 되는 발달 시기는?

① 유아기
② 학령기
③ 영아기
❹ 학령전기
⑤ 청소년기

해설

학령전기는 주사 후에 피가 나는 것을 두려워하여 설명과 반창고를 붙여주면 안심하게 된다(전환요법 같은 사전중재가 효과적이다).

4 학령전기 건강증진

(1) 영 양

① 3~5세는 1일 1,400kcal를 섭취하고, 2~8세 아동은 하루에 2컵의 무지방 우유나 저지방 우유를 먹는다(450~680cc로 제한).

② 4세는 식습관이 까다로우므로 음식 준비 시 맛보게 하거나 상 차리는 것을 돕게 하면 새로운 음식의 수용에 도움이 된다.

(2) 치 아

충치 예방을 위해 칫솔질과 치실을 사용하고, 구강검진은 1년에 2회(6개월마다) 시행한다.

(3) 수 면

① 10~12시간/일 수면을 취한다.

② 많은 신체활동을 하고, 상상력이 풍부해서 수면문제가 발생한다.

③ 수면문제

㉠ 악 몽

- 렘(REM) 수면 중 발생하는 것으로, 무서운 꿈을 꾼 후 완전히 깨고 나서 울음을 터트린다.
- 부모는 아동과 함께 앉아서 안심시키고 위로해 주면서 편안하게 해 주고, 억지로 다시 자도록 하지 않는다.

㉡ 야경증

- 깊은 수면(NREM) 중 소리를 지르고 뒤척인 이후 조용해진다.
- 아동을 달래거나 깨우지 않은 상태에서 다시 잠들도록 해야 하고, 지켜보며 관찰한다.

④ 수면문제 예방법

㉠ 취침 시간 전에는 과격한 행동을 하지 않도록 한다.

㉡ 목욕이나 동화책 읽어주기, 방 안에 취침 등 켜두기, 좋아하는 장난감을 곁에 두는 등의 방법이 도움이 된다.

(4) 훈 육

타임아웃, 격려행동(예 엄마가 전화하는 동안 아동이 옆에서 조용히 놀고 있으면 머리를 쓰다듬음), 주의전환(예 연필로 벽에 낙서하지 말고 종이에 그리도록 한다), 제한된 선택 제공(예 부엌에서 우유를 마시거나 아니면 안방에 들어가게 한다) 등의 훈육방법을 시행한다.

(5) 말더듬

① 자신의 의지와 상관없이 말하는 중에 리듬이 끊기거나, 반복하고 갑자기 말문이 막히는 것을 말한다.

② 길고 복잡한 문장, 특정 단어를 생각해 낼 때, 흥분한 경우 나타난다.

③ 단어나 절을 반복하거나, 말을 하는 중간에 '어-'라는 말을 많이 한다.

④ 부모역할

㉠ 아동이 천천히 정확하게 말할 수 있도록 격려하고 경청한다(말을 중단하지 않음).

㉡ 아동과 단둘이 이야기하는 시간을 많이 갖고, 아동에게 말을 할 때는 천천히 말하며 자주 쉬어준다.

㉢ 아동의 말을 비판하거나 교정하지 않고, 말을 대신 완성해주거나 말 자체를 지적하지 않으며, 말더듬에 반응을 보이지 않는다.

(6) 유뇨증

① 수의적 방광조절이 가능한 연령이 넘은 아동이 소변을 싸는 것을 말한다.

② 5세 이상의 아동이 1주일에 2회 이상씩 적어도 3개월 이상 부적절한 소변배설을 하는 경우 의심할 수 있다.

③ 남아에서 흔하고, 밤에 많이 발생한다.

④ 자기 전에는 수분섭취를 제한하고, 잠자리에 들기 전 화장실을 다녀오게 한다.

⑤ 행동요법(유뇨증이 없는 날은 보상을 해줌)이 도움이 되고, 체벌은 자존감을 저해시킨다.

출제유형문제 최다빈출문제

4-1. 5세 아동이 깊은 수면을 취하던 중 갑자기 소리를 지르고 뒤척인 이후 조용해진다며 어머니가 걱정스럽게 말한다. 이에 대한 교육으로 적절한 것은?

❶ 지켜보며 관찰하라고 한다.

② 즉시 깨우도록 한다.

③ 비정상적인 증상이므로 전문가의 치료를 받아보도록 한다.

④ 무서운 꿈을 꾼 것이므로 안고 달래주라고 한다.

⑤ 수면을 취하는 상태가 아님을 알려 준다.

해설

야경증은 아동이 깊은 수면(NREM) 중 소리를 지르고 뒤척인 이후 조용해지는 것으로, 이때 부모는 아동을 달래거나 깨우지 않은 상태에서 다시 잠들도록 해야 하고, 지켜보며 관찰한다.

4-2. 5세 아동이 같은 말을 더듬으며 이야기할 때 간호사의 행동으로 적절한 것은?

❶ 아동의 말이 끝날 때까지 기다려 준다.

② 바쁜 상황임을 이야기하고 다음에 이야기하자고 한다.

③ 아동의 말이 끝나기도 전에 가버린다.

④ 아동의 말을 교정해 준다.

⑤ 아동에게 그만 이야기하라고 한다.

해설

말더듬이 있는 아동과 이야기할 때 비판하거나 교정하지 않고, 말을 대신 완성해 주거나 말 자체를 지적하지 않으며, 말더듬에 반응을 보이지 않는다. 아동이 천천히 정확하게 말할 수 있도록 격려하고 경청하며, 말을 중단하지 않는다.

제 6 장

학령기 건강증진

1 신체발달 및 운동발달

(1) 신체발달

① 신장과 체중

㉠ 매년 체중은 2~3kg, 신장은 5cm 정도 증가한다.

㉡ 초기 학령기에는 남학생이 여학생에 비해 신장이 크고 체중이 많이 나가지만, 10~12세경에는 여학생과 남학생이 비슷해지고, 12세경이 되면 여학생이 남학생에 비해 신장이 크고 체중이 많이 나간다.

㉢ 하지 성장 속도가 빨라 다리가 길어지고 무게중심이 내려가 자세가 바르고 날씬하게 보인다.

㉣ 지방이 줄어들고 근육이 증가하여 근육운동조절 기능이 증진된다.

② 신체기관

㉠ 면역계 : 면역글로불린(IgA, IgG)이 성인수준에 도달하여 감염에 대응하는 능력이 증진된다.

㉡ 유스타키오관 : 얼굴뼈가 성장하면서 유스타키오관이 안쪽 아래쪽으로 향함으로써 중이염의 발생이 감소한다.

㉢ 림프조직 : 급격히 성장하여 성인의 크기보다 커진다.

㉣ 뇌 크기 성장 : 10세에 완성된다.

㉤ 눈

- 6세(완전히 발달), 7세(시력, 색깔구별, 안근조절, 주변시야 등이 완성)
- 매년 시력검사를 시행하여 시력저하를 조기 발견한다.

③ 활력징후 : 호흡수 20회/분, 맥박 90~95회/분

(2) 운동발달

연 령	운동발달
6세	껑충껑충 뛰고, 뛰어오르고, 건너뛸 수 있음
8세	기구놀이를 함
9세	야구나 농구를 잘할 수 있음
10~12세	협응능력의 향상

2 언어발달, 인지발달, 심리사회적발달, 도덕성발달, 영적발달, 놀이

(1) 언어발달

연 령	언 어
6세	10,000개 단어를 알고, 6개의 단어를 사용하여 문장을 만듦
7세	시계를 보고 시간을 말함
9세	농담을 배워 말함
10~12세	'생각하다, 느끼다'와 같은 가상 단어를 사용

(2) 인지발달, 심리사회적발달, 도덕성발달

① 피아제 인지발달이론 : 직관기(6~7세), 구체적 조작기(7~11세)

㉠ 직관기(6~7세)

- 자기중심적 사고, 물활론적 사고, 중심화 등의 사고특성이 나타난다.
- 다른 사람의 관점을 이해하지 못하고, 가설이나 추상적 개념을 이해하지 못한다.

㉡ 구체적 조작기(7~11세)

- 자신과 다른 사람의 관점의 차이를 인식한다.
- 보존개념 : 순서, 모양, 형태가 바뀌어도 물질의 속성은 변하지 않는다는 것을 이해한다(예 물 30mL를 하나는 좁은 컵에 담고, 다른 하나는 넓은 컵에 담은 경우 양이 같다는 것을 안다).
- 가역성개념 : 대상의 상태 변화가 원래대로 되돌아 올 수 있다는 것을 이해한다(예 블록을 분해하고 다시 조립할 수 있다).
- 분류와 논리 : 특성에 따라 사물을 분류하고 논리적 순서에 따라 사물을 배열하며 비슷한 점과 다른 점을 기억한다.

② 에릭슨 심리사회성발달이론 : 근면성 대 열등감(6~12세)

㉠ 근면성 : 사회적 기술과 규칙을 배우면서 과업을 완수하고 과제를 성실하게 수행하는 경우 형성된다.

㉡ 열등감 : 다른 사람의 기대에 부응하지 못하거나 노력이 인정받지 못한다고 생각하는 경우 형성된다.

㉢ 부모는 자녀가 스스로 문제를 풀고 책임감 있는 선택을 하도록 하며, 잘한 일은 칭찬하고, 부족할 때는 격려를 함으로써 자존감을 높여 준다.

㉣ 가족보다는 친구와 함께 있기를 원하며, 동성친구와 우정을 쌓으며, 조직활동(보이스카우트, 걸스카우트 등)에 참여한다.

③ 프로이트 심리성적발달이론 : 잠복기(6~12세)

성적인 욕구와 관심이 줄어들고, 사회화과업을 위해 에너지를 사용하며, 동성친구와 강한 유대관계를 형성한다.

④ **콜버그 도덕성발달이론** : 전인습적 수준(7세 이전), 인습적 수준(7~12세) : 3단계, 4단계

㉠ 전인습적 수준 : 처벌과 보상에 의해 행동이 결정된다(처벌에 대한 두려움 때문에 말을 듣게 된다).

㉡ 3단계(대인과의 조화중심) : 칭찬을 받고 비난을 받지 않기 위해 사회규율(또는 관습)을 따르는 행동을 한다.

㉢ 4단계(사회체계 지향) : 준법행동을 도덕적 행동으로 여기고 규칙에 복종하며 사회질서를 유지하는 것이 옳은 행동으로 생각한다.

(3) 파울러 영적발달 단계 : 2단계(신화적 · 문자적 단계)

대부분의 아동이 종교에 흥미를 갖게 되고, 천국과 지옥에 대한 개념에 관심을 가지며, 부모보다 신이 위대하다는 것을 이해한다.

(4) 놀 이

① 조직화되어 있고 공동의 목표가 있는 것으로, 각자의 역할이 있고, 규칙을 지킴으로써 공동의 목표를 달성하기 위해 함께한다(협동놀이).

② 축구, 야구와 같은 팀 스포츠를 통해 스포츠맨십과 팀워크가 발달한다.

③ 두발자전거, 스케이트, 줄넘기, 보드게임, 음악듣기, 악기연주, 기구놀이, 복잡한 퍼즐, 독서, 수집, 수수께끼 등의 놀이를 한다.

④ 컴퓨터 게임, TV 시청과 같이 움직이지 않는 놀이를 하게 되어 비만을 초래할 수 있으므로 신체활동을 하도록 격려한다.

출제유형문제 최다빈출문제

2-1. 학령기 아동의 특성에 대한 설명으로 옳지 않은 것은?

① 성적인 욕구와 관심이 줄어든다.
② 가족보다 친구를 좋아한다.
③ 다른 사람의 기대에 부응하지 못한 경우 열등감이 형성된다.
❹ 동년배 이성친구가 많다.
⑤ 과제를 성실히 수행하는 경우 근면성이 형성된다.

해설
학령기 아동은 가족보다는 친구와 함께 있기를 원하며, 동성친구와 우정을 쌓으며, 조직활동(보이스카우트, 걸스카우트 등)에 참여한다.

2-2. 학령기 아동에게 규칙이나 단합을 위한 사회규범을 배우기에 적합한 놀이는?

① 노래자랑 ② 병원놀이
③ 소꿉놀이 ❹ 축구시합
⑤ 학교놀이

해설
학령기 놀이는 조직화되어 있고 공동의 목표가 있는 것으로 각자의 역할이 있고 규칙을 지킴으로써 공동의 목표를 달성하기 위해 함께하는 협동놀이를 한다. 축구, 야구와 같은 팀 스포츠를 통해 스포츠맨십과 팀워크가 발달한다.

3 학령기 건강증진

(1) 영 양

① 식욕이 증가되므로 영양소가 골고루 포함된 균형 잡힌 식사를 하도록 한다.
② 사춘기 전 급속히 성장이 진행되는 11세경에 칼로리, 단백질 요구량이 급증한다.
③ 과일과 야채 등 영양이 있는 음식을 섭취하도록 하고, 하루에 무지방 우유 3컵이나 유제품을 먹도록 한다.
④ 밖에서 놀기 위해 또는 TV시청을 위해 식사를 빨리 끝내는 바람직하지 못한 식사모습을 보일 수 있다.
⑤ 예측 불가능한 일정(집 밖에서 보내는 시간이 많음), 칼로리가 높고 영양가가 낮은 간식, 정크푸드(Junk Food) 섭취 등은 비만을 유발할 수 있으므로 올바른 식습관 교육을 시행하여 좋은 식습관을 갖도록 한다.
⑥ 비만 예방 : 음식을 보상으로 사용하지 않고, 식사 시간과 간식 시간 외에는 먹지 않도록 하며, 신체활동량이 많아지면 칭찬한다.

(2) 치 아

① 유치(20개)가 모두 빠지고, 영구치(32개 중 제3대구치를 제외한 28개)가 나오는 시기이므로 치아 관리가 중요하다.
② 1년에 2회 이상 정기적으로 치과 검진을 시행하고, 불소가 함유된 치약과 치실을 이용하여 매식사 후, 자기 전에 양치질을 한다.
③ 유치가 일찍 빠지면 부정교합이 발생할 수 있고, 이를 교정하기 위해 치아교정기를 하는 경우 충치가 발생할 수 있으므로 양치질을 잘하도록 한다.
④ 인라인 스케이트, 자전거, 접촉이 잦은 운동 등을 하는 경우 치아 손상을 예방하기 위해 구강보호기를 착용한다.

(3) 수 면

① 6~7세는 12시간, 12세는 9~10시간 정도의 수면이 필요하다.

② 부족한 수면은 집중저하, 예민, 불안, 성적저하 등을 유발할 수 있으므로, 수면을 증진시키기 위해 자기 전에 라디오를 듣거나 책을 읽는 등의 조용한 활동이 도움이 된다.

③ 몽유병

㉠ 깊은 잠이 들었을 때 발생하는 것으로 아침에 일어나면 기억을 하지 못한다.

㉡ 환경에 반응하지 않고 다칠 수 있으므로 부모에게 다치지 않도록 보호할 것을 교육하고, 스트레스는 악화요인이다.

㉢ 건강문제와 관련이 없고, 특별한 중재는 필요하지 않으며, 청소년기가 되면 없어진다.

(4) 등교거부(School refusal)

① 잦은 결석, 학습부진, 자퇴의 특징을 보인다(과거에는 학교공포증, 학교회피증과 혼용하여 시행되었다).

② 등교거부 학생은 정신적 또는 신체증상(복통, 두통, 오심, 구토, 빈맥 등)을 호소하고, 이런 증상은 집으로 돌아가면 해결된다.

③ 경미한 증상 : 부모는 아동을 신속히 학교로 돌려보낸다.

④ 심각한 증상 : 일정기간 동안 부분 수업에 참석하거나, 등교 방법에 변화를 주는 것 등을 시행한다.

⑤ 부모 역할 : 아동에게 공감을 표시하고, 학교에 가도록 설득하며, 등교를 하면 데리러 가지 않는다.

(5) 성장통

① 정확한 원인 없이 슬관절, 고관절 등의 하지관절에 통증이 발생하는 것을 말한다.

② 늦은 오후나 밤에 발생하고, 휴식을 취하거나 아침이 되면 사라진다.

③ 임상적 검사상 비정상적인 소견이 없으며, 자연적으로 소실된다.

④ 비만, 스트레스, 평상시보다 많은 운동을 한 경우 등에 발생할 수 있다.

⑤ 마사지, 따뜻한 물에 반신욕이나 목욕, 찜질, 휴식, 진통제 복용 등의 조치를 취하면 증상이 완화된다.

⑥ 오랜 휴식을 취한 후에도 혹은 아침이 되어도 통증이 지속되고 운동기능에 장애가 있는 경우에는 검사가 필요하다.

출제유형문제 최다빈출문제

3-1. 8세 아동이 학교에 가기 전에 복통을 호소하다가 엄마가 "오늘은 학교를 쉬어야겠다."라고 하자 증상이 사라졌다. 이 아동에 대한 맞는 설명을 모두 고른 것은?

㉠ 증상이 심각한 경우에는 아동을 부분 수업에 참석하도록 한다. ㉡ 등교거부는 아동이 집으로 돌아가면 증상이 사라진다. ㉢ 증상이 경미한 경우에는 부모는 아동을 신속히 학교로 돌려보낸다. ㉣ 아동은 오심, 구토, 복통, 두통 등의 증상을 호소한다.

① ㉠, ㉡, ㉢
② ㉠, ㉢
③ ㉡, ㉣
④ ㉣
❺ ㉠, ㉡, ㉢, ㉣

해설
등교거부는 잦은 결석, 학습부진, 자퇴의 특징을 보이는 것으로 정신적 또는 신체증상(복통, 두통, 오심, 구토, 빈맥 등)을 호소하고, 이런 증상은 집으로 돌아가면 해결된다. 증상이 경미하면 부모는 아동을 신속히 학교로 돌려보내고, 증상이 심각하면 일정기간 동안 부분 수업에 참석하거나, 등교 방법에 변화를 준다. 부모는 아동에게 공감을 표시하고, 학교에 가도록 설득하며, 등교하면 데리러 가지 않는다.

3-2. 12세 아동이 다친 곳이 없는데도 무릎과 다리의 통증이 심해 불편하다고 호소한다. 이에 대한 간호사의 설명으로 옳지 않은 것은?

① 밤에 통증이 심하다.
② 아침이 되면 통증이 사라진다.
❸ 자연적으로 소실되지 않기 때문에 반드시 치료를 받아야 한다.
④ 마사지는 통증 완화에 도움이 된다.
⑤ 휴식을 취하면 통증이 사라진다.

해설
성장통은 임상적 검사상 비정상적인 소견이 없으며 자연적으로 소실된다. 오랜 휴식을 취한 후에도 혹은 아침이 되어도 통증이 지속되고 운동기능에 장애가 있는 경우에는 검사가 필요하다.

제 7 장

청소년기 건강증진

1 신체발달 및 운동발달

(1) 신체발달

① 신장과 체중

㉠ 여아 : 키 5~20cm 성장, 체중 7~25kg 증가

㉡ 남아 : 키 10~30cm 성장, 체중 7~30kg 증가

㉢ 신장 최대 성장속도(PHV)는 여아 12세, 남아 13.5세로 여아가 남아보다 빠르다.

㉣ 남아는 18~20세에 성장이 멈추고, 여아는 초경(평균 12.43세)이 시작되고 2~2.5년이 지나면 성장이 멈춘다.

② 신체기관

㉠ 남아는 근육량이 증가하고, 여아는 지방축적이 증가한다.

㉡ 신체 기관마다 성장 속도가 달라 자세가 나빠지거나 걸음걸이가 자연스럽지 않을 수 있다.

③ 성적 성숙

성 별	성적 성숙
남 아	고환 커짐 → 음경 길어짐 → 음모 → 목소리 변함, 땀샘 발달, 여드름, 수염, 몽정, 정액생성
여 아	유방봉오리 → 음모 → 초경, 겨드랑이털, 땀샘 발달, 유두돌출, 규칙적인 배란, 임신가능

④ 여성형 유방

㉠ 사춘기 초기 남학생의 $\frac{2}{3}$에서 볼 수 있다(한쪽 또는 양쪽 유방).

㉡ 시간이 경과하면 없어진다고 설명해 주고 안심시킨다.

⑤ 사춘기 지연

㉠ 여아는 13세까지 음모나 유방발달이 없고, 남아는 14세까지 음모발달이나 고환성장이 없다.

㉡ 영양부족, 과다한 운동, 갑상선기능저하증, 만성질환 등에 의해 발생한다.

(2) 운동발달

① 대근육과 소근육의 협응력이 발달하고, 근육량이 많아진다.

② 미세근육 조정 능력이 향상되어 세심한 동작이 필요한 미술, 바느질 등에 능숙하다.

③ 스포츠, 영화, 휴대폰통화, 컴퓨터게임, 독서, 음악감상 등의 놀이를 한다.

2 언어발달, 인지발달, 심리사회적발달, 도덕성발달, 영적발달

(1) 언어발달

① 복잡한 사고가 가능하고 추상적 개념을 이해한다.

② 자신의 생각을 언어로 표현할 수 있고, 사생활을 중요시하여 자신의 감정과 생각을 드러내지 않으려고 한다.

> **더 알아보기!**
>
> **의사소통 방법**
> - 청소년의 생각에 마음을 열고, 무비판적으로 경청한다(가능하면 비판하지 않는다).
> - 비밀을 보장하며, 인내심과 융통성을 발휘한다.
> - 청소년을 지지하되 부모의 반대편에서 청소년을 편들지는 않는다.
> - 부모는 자녀와 대화 시 질문을 퍼붓거나 또는 소지품을 검사하는 등의 행동을 하지 않는다(자녀가 공격받고 자신을 믿지 못한다는 느낌을 가질 수 있다).

(2) 인지발달, 심리사회적발달, 도덕성발달

① **피아제 인지발달이론** : 형식적 조작기(11세 이후)

㉠ 상징적인 추론과 논리적 사고(연역적 사고) 및 가설을 설정한다.

㉡ 과학적인 추론으로 문제를 해결하고, 추상적 사고를 한다.

㉢ 논리적 추리가 가능한 경우 자신과 다른 사람의 관점을 구분하고, 사회문제를 사회적 관점에서 볼 수 있다.

② **에릭슨 심리사회적 발달이론** : 정체성 대 역할혼란(12~18세)

㉠ 정체성 : 나는 누구이고 어떤 사람이 될 것인지에 대해 고민하는 과정을 통해 형성된다.

㉡ 역할혼란 : 정체성이 성취되지 못한 경우에는 자신이 누구인지 자신의 위치가 어디인지를 모르는 역할혼란이 형성된다.

㉢ 또래집단을 형성하고 집단활동을 한다(동료집단은 정체성을 형성하는데 중요한 역할을 한다).

③ **프로이트 심리성적 발달이론** : 생식기(12세 이상)

생식기 성숙과 함께 성에 대한 관심이 커지며, 이성에 대한 관심이 많아진다.

④ **콜버그 도덕성발달이론** : 후인습적 수준(청소년기 이후)

㉠ 5단계(사회계약 지향) : 다수를 위한 최대 행복을 강조하고, 사회정의와 사회계약을 지향한다.

㉡ 6단계(보편적 도덕원리 지향) : 인간 생명과 존엄성을 존중하는 보편적 도덕원리에 근거하여 도덕적 판단을 한다.

(3) 파울러 영적 발달 단계 – 초기 청소년기, 후기 청소년기

① **3단계** : 종합적 · 인습적 단계(초기 청소년기) – 종교의 가르침을 수용하고, 문제가 생기면 신을 의지하는 모습을 보이며, 기도가 항상 응답을 받지 못한다는 것을 인식하고 실망하기도 한다.

② **4단계** : 개별적 · 반사적 단계(후기 청소년기) – 더욱 회의적으로 변하여 부모나 다른 사람의 종교적 기준을 비교하고 어떤 것을 받아들일 것인지를 결정하고자 시도하며, 다른 종교도 모색해 보고, 친구와 종교 활동을 함께하기도 한다.

출제유형문제 최다빈출문제

2-1. 청소년기의 인지발달 수준을 설명한 것은?

① 자기중심적 사고
② 상징적 사고
③ 직관적 사고
④ 감각운동기
❺ 추상적 사고

해설
청소년기는 형식적 조작기로 추상적 사고를 하며, 과학적인 추론으로 문제를 해결한다.

2-2. 청소년기의 발달 특징으로 적절한 것은?

❶ 나는 누구이고, 어떤 사람이 될 것인지에 대해 고민하는 과정을 통해 정체성이 형성된다.
② 사회적 기술과 규칙을 배우면서 과업을 완수하는 것을 통해 근면성이 형성된다.
③ 오이디푸스콤플렉스와 엘렉트라콤플렉스가 나타나 이성 부모에게 애착을 갖는다.
④ 성적인 욕구와 관심이 줄어들고, 사회화과업을 위해 에너지를 사용하는 잠복기 단계이다.
⑤ 상상력과 호기심을 통해 탐구하고 경험함으로써 솔선감이 형성된다.

해설
에릭슨의 심리사회성발달이론에 의하면 청소년기는 나는 누구이고, 어떤 사람이 될 것인지에 대해 고민하는 과정을 통해 정체성이 형성되고, 이를 성취하지 못하는 경우에는 자신이 누구인지 자신의 위치가 어디인지를 모르는 역할혼란이 형성된다.

3 청소년기 건강증진

(1) 영 양

① 1일 여아는 1,800kcal, 남아는 2,200kcal를 섭취한다.

② 신체성장이 급격히 진행되어 칼로리, 단백질, 아연, 칼슘, 철 등의 요구량이 증가한다.

③ 곡물, 과일, 야채, 우유(3컵 이상), 단백질 등 충분한 영양소와 칼로리를 제공하되, 지방은 25~35%로 제한한다.

④ 칼슘(골다공증 예방), 철과 엽산(여학생)을 섭취한다.

⑤ 월경 중인 여아는 철분이 풍부한 음식(간, 고기, 녹색채소, 해조류, 달걀노른자 등)을 섭취하도록 한다.

⑥ 식이에 영향을 주는 요소 : 바쁜 일정, 신체상의 관심으로 인한 식사량 감소, 아침 굶기, 집 밖에서 식사, 잦은 패스트푸드 섭취, 또래 압력 등이 있다.

(2) 치 아

① 사랑니(제3대구치)가 나올 수 있고, 충치발생이 비교적 감소한다.

② **치과질환** : 치주염, 부정교합(청소년의 50%, 치아 위치 교정 필요), 치아외상(빠진 치아는 생리식염수, 물, 우유, 치아보존액에 담아서 신속히 치료를 받도록 한다)이 주로 발생한다.

(3) 수면 및 휴식

① 평균적으로 매일 8시간의 수면을 권장한다.

② 활동량이 많고 신체성장이 빠르게 진행되어 피로할 수 있으므로 휴식을 갖도록 한다.

(4) 섭식장애

① 신경성 식욕부진

㉠ 체중과 음식에 지나치게 집착함으로써 극심한 체중감량을 유발할 정도로 심각하게 음식을 거부한다.

㉡ 자신의 체중 및 체형에 대해 왜곡된 신체상을 갖게 되어 지나치게 체중 감량을 한다.

㉢ 서맥, 체위성저혈압, 저체온, 심전도이상, 무월경 등의 건강 문제를 유발한다.

㉣ 치료는 영양공급, 행동수정요법, 심리요법 등을 시행한다.

② 신경성 폭식증

㉠ 반복되는 폭식을 한 후 구토유도, 이뇨제사용, 다이어트 등의 부적절한 보상행동을 보인다.

㉡ 체중조절에 과도하게 신경을 쓰다보니, 자신이 다른 사람보다 뚱뚱하다고 생각하여 다이어트에 매우 신경 쓰고, 음식조절이 되지 않는 것에 대한 두려움이 있다.

㉢ 폭식에 의한 위확장 및 위천공, 지나친 구토로 인한 식도염 및 식도출혈, 수분 및 전해질 불균형, 저혈압, 빈맥 등의 건강문제를 유발한다.

㉣ 치료는 증상별 치료, 영양상담, 정신요법, 인지행동수정요법 등을 시행한다.

출제유형문제 최다빈출문제

신경성 식욕부진증 청소년에게서 볼 수 있는 증상에 해당되지 않는 것은?

① 서 맥
② 무월경
❸ 지나친 구토로 인한 식도염 및 식도출혈
④ 극심한 체중감량을 유발할 정도로 심각하게 음식을 거부한다.
⑤ 자신의 체중 및 체형에 대해 왜곡된 신체상을 갖고 있다.

해설
지나친 구토로 인한 식도염 및 식도출혈은 신경성 폭식증에서 볼 수 있는 증상이다.

MEMO

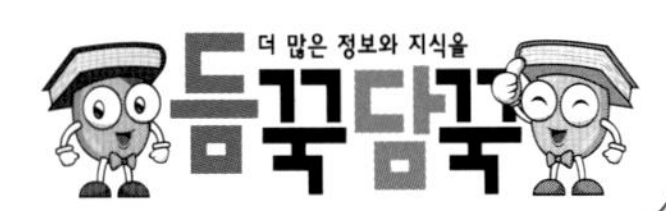

PART

4

아동의 기본간호

간호사 국가고시

아동간호학

제 1 장

입원 아동 간호

1 발달단계별 입원 스트레스

(1) 영아와 유아

분리불안은 영아와 유아(6~30개월) 입원 시 발생하는 가장 큰 스트레스이다.

① 분리불안

㉠ 유아는 부모와 분리될 때 분노발작, 일상행동 거부(식사, 수면 등), 퇴행, 저항 등으로 나타난다.

㉡ 분리불안 단계 및 증상

단 계	증 상
저항기	울고 부모와 떨어지지 않으려 한다. 떼를 쓰며 부모에게 매달린다.
절망기	우울하고, 주위에 관심이 없으며, 위축되고, 퇴행을 보인다.
분리기	간호 제공자에게 친근하게 상호작용한다(만족함이 아니라 피상적인 적응을 의미함).

② 통제력상실 : 유아는 자기중심적인 쾌락을 추구하는데 입원으로 인해 양육행동의 변화, 의학적인 처치 등 장애가 발생하면 부정적인 반응(거부증, 분노발작, 퇴행 등)이 나타난다.

③ 신체손상과 통증(손상과 통증에 대한 두려움) : 유아는 통증과 상관없이 침습적인 절차에도 불안해한다.

(2) 학령전기

자아중심적인 사고와 상상력이 결합되면서 신체손상에 대한 두려움이 가장 크다.

① 분리불안 : 질병으로 인한 스트레스인 치료와 관련된 신체적 제한과 강요 등으로 인해 통제력이 상실되어 분리불안이 나타나고, 식사거부, 수면장애, 절망, 공격적 행동, 일상생활 거부 등의 행동을 보인다(영유아기와는 달리 부모와 짧은 분리는 가능하다).

② 통제력상실 및 죄의식과 수치심

㉠ 신체활동의 제약, 변화된 일상생활, 강요된 의존성 등으로 인해 통제력을 상실한다.

㉡ 자기중심적이고 마술적인 사고로 인해 자신의 질병이 생각이나 행동과 관련이 있다고 믿고, 이는 죄책감, 수치심 등을 느끼게 할 수 있다(질병, 입원의 원인을 실제 또는 상상 속에서 지은 죄에 대한 징벌로 생각하고 수치심, 죄의식, 두려움을 가질 수 있다).

㉢ 인형이나 그림 등을 이용하여 아동이 자신의 느낌을 표현하고 다루도록 돕고, 아동의 행동이 질병을 야기하지 않았다는 것을 확인시키면 아동의 불안은 감소된다.

③ **신체손상과 통증(손상과 통증에 대한 두려움)**

㉠ 절단을 두려워하고, 통증을 유발하는 처치(주사, 혈액검사 등)에 대한 두려움이 있으므로, 통증을 유발하는 처치는 처치실에서 수행하고, 병실은 안전한 장소로 인식하도록 한다.

㉡ 주사 후에 피가 나는 것을 두려워하고, 설명과 반창고를 붙여주면 안심하게 된다(전환요법 같은 사전중재가 효과적이다).

(3) 학령기

신체손상, 불구, 죽음 등에 대한 두려움이 많다.

① **분리불안** : 일상생활과의 단절이 가장 큰 두려움으로 외로움, 우울, 수동적 행동, 공격적 행동 등을 보인다.

② **통제력상실**

㉠ 죽음에 대한 공포, 영구적 손상, 또래 친구의 인정을 상실당하는 것 등으로 인해 통제력을 상실하고, 우울, 좌절감 등이 나타난다.

㉡ 나이에 어울리는 정적인 게임이나 수집하기 등의 활동을 권장하고, 시간표 짜기, 음식과 취침선택 등을 통해 통제력 상실을 감소시킨다.

③ **신체손상과 통증(손상과 통증에 대한 두려움)**

㉠ 질병의 경중도, 신체 일부의 기능상실, 신체손상이 평생 불구를 가져올 수 있다는 것, 죽음의 의미 등을 알게 되고, 신체장애와 죽음에 관심이 있다.

㉡ 처치의 잠재적 위험이나 이익에 관심이 있고, 죽음이 불가역적이라는 것을 알게 됨으로써 마취과정에 대해 두려움을 가진다.

㉢ 시술이나 검사를 하는 이유를 알고 싶어 하고, 자신의 질병에 대해 질문한다.

(4) 청소년기

프라이버시에 매우 민감하며 신체상 변화에 대한 불안이 가장 크다.

① **분리불안** : 또래집단과의 분리에서 두려움을 느낀다.

② **통제력상실** : 질병은 신체적 능력을 제한하고, 입원은 일상적인 지지체계로부터 단절되어 상황적 위기를 초래하고, 거부, 분노, 좌절, 자기주장 등으로 표출한다.

③ **신체손상과 통증(손상과 통증에 대한 두려움)** : 외모는 매우 중요하고, 질병으로 인한 신체상 변화에 대한 불안감이 가장 높으며, 동료로부터 고립당할 만한 변화를 가장 두려워한다.

출제유형문제 최다빈출문제

1-1. 24개월 유아가 입원하는 경우 발생하는 가장 큰 스트레스는?

① 자아개념 손상
② 애착 결여
③ 마취에 대한 두려움
❹ 분리불안
⑤ 신체상 변화에 대한 두려움

해설
분리불안은 영아와 유아(6~30개월) 입원 시 발생하는 가장 큰 스트레스이다.

1-2. 마취과정에 대해 두려움을 갖고 있어 수술이 끝나면 다시 깨어날 것이라고 확인시켜 주어야 하는 발달 단계는?

① 영아기
② 유아기
③ 학령전기
❹ 학령기
⑤ 청소년기

해설
학령기는 죽음이 불가역적이라는 것을 알게 됨으로써 마취과정에 대해 두려움을 갖고 있어 수술이 끝나면 다시 깨어날 것이라고 확인시켜 주어야 한다.

2 발달단계별 접근법

(1) 신생아

노리개젖꼭지를 제공(비영양흡철과 구강자극 기회 제공)하고, 간호에 부모가 참여하도록 한다.

(2) 영 아

비영양흡철을 허용(안위 위함)하고, 담요나 천으로 만든 동물인형 등 안정감을 느낄 수 있는 물건을 가져오도록 하며, 처치 중에는 부모가 옆에 있도록 한다.

(3) 유 아

① 고통스러운 처치를 받을 때는 가능한 모든 통증 조절방법을 적용한다.
② 유아의 좌절 정도가 높으면 분노발작이 있을 수 있음을 예측하고, 분노발작 시에는 안전한 환경을 유지한다.
③ 간호에 부모를 포함하고, 스스로 먹거나 유아용 의자 사용 등의 방법으로 독립적이 되도록 격려한다.

(4) 학령전기

① 자신의 잘못으로 인해 아픈 것이 아님을 설명하고, 간호에 부모를 포함하며, 집에서의 일상을 따른다.
② 절차를 정직하게 설명하고, 일관성을 유지하며, 선택의 기회를 제공한다.
③ 아동에게 독립적 행동(식사, 옷 입기 등)을 격려한다.

(5) 학령기

① 행동의 한계(예 몸싸움 금지, 병동 이탈 금지 등)를 알려주고 따르도록 한다.
② 신체모형, 인형, 도표 등을 이용하여 절차를 설명하고 질문할 시간을 주며, 간호계획과 수행에 참여시킨다.

(6) 청소년기

① 평상시 외모관리를 격려하고, 사생활을 존중한다.
② 간호행위를 하기 전에 설명하고, 외모와 질병이 장래에 미치는 영향에 대한 질문을 하도록 한다.

3 안전관리

(1) 낙상 예방

① 낙상은 변화된 의식상태, 3세 미만(연령), 이동보조가 필요한 경우, 부모의 부주의 등으로 인해 발생한다.

② 아동 곁에 있기, 침상난간을 올려주기, 적당한 조명, 콜벨 이용, 미끄럼방지 신발 사용, 바닥에 물기가 없도록 하기 등의 방법을 시행한다.

③ 활동적인 아동은 행동수정기법(타임아웃)이나, 전환활동(독서) 등의 방법을 시행한다.

(2) 억제대 사용

① 아동을 보호하고 손상의 위험을 줄이기 위해 시행하는 최후의 수단이다.

② 종 류

종 류	적응증
미이라억제대 (전신억제대)	정맥주사, 위관영양, 인후검사 등 머리나 목 부위 치료나 검사 시 잠시 동안 사용한다.
재킷억제대	움직임을 제한하고, 일정한 자세를 유지하기 위해 사용한다.
팔과 다리 억제대	한 곳 이상의 사지 운동을 제한하기 위해 사용하고, 억제된 부분의 피부를 사정하여 순환장애 여부를 확인한다.
팔꿈치 억제대	얼굴, 머리에 손이 닿지 않도록 하기 위해 사용하는 것으로 토순수술, 두피 정맥주사 시에 피부를 긁지 못하게 한다.

③ 덜 조이는 억제대를 사용하여 쉽게 풀 수 있는 방법으로 안전장치에 묶고(침대난간이나 침요에 묶지 않음), 치료가 끝나면 즉시 억제대를 제거한다.

④ 피부색, 운동성, 모세혈관 충전시간, 체온 등을 자주 사정하고, 2시간마다 억제대를 제거하여 신경계와 순환계 합병증 증상을 관찰하며, 가동범위 내에서 운동을 해 준다.

출제유형문제 최다빈출문제

3-1. 3세 아동에게 미이라억제대를 시행해야 하는 경우에 해당하는 것은?

① 손이 얼굴에 닿지 않도록 하기 위함
② 토순수술
③ 일정 자세를 유지해야 하는 경우
④ 요추천자
❺ 경정맥 천자

해설
미이라억제대는 정맥주사, 위관영양, 인후검사 등 머리나 목 부위 치료나 검사 시 잠시 동안 사용한다.

3-2. 억제대를 시행하는 방법으로 옳은 것은?

> ㉠ 억제대는 아동을 보호하고 손상의 위험을 줄이기 위해 시행하는 최후의 수단이다.
> ㉡ 치료가 끝나면 즉시 억제대를 제거한다.
> ㉢ 덜 조이는 억제대를 사용하여 쉽게 풀 수 있는 방법으로 안전장치에 묶는다.
> ㉣ 피부색, 운동성, 모세혈관 충전시간을 자주 사정한다.

① ㉠, ㉡, ㉢　② ㉠, ㉢
③ ㉡, ㉣　④ ㉣
❺ ㉠, ㉡, ㉢, ㉣

해설
억제대는 아동을 보호하고 손상의 위험을 줄이기 위해 시행하는 최후의 수단이다. 덜 조이는 억제대를 사용하여 쉽게 풀 수 있는 방법으로 안전장치에 묶고(침대난간이나 침요에 묶지 않음), 치료가 끝나면 즉시 억제대를 제거한다. 피부색, 운동성, 모세혈관충전시간을 자주 사정하고, 2시간마다 억제대를 제거하여 신경계와 순환계 합병증 증상을 관찰하며 가동범위 내에서 운동을 해 준다.

4 이동 및 감염관리

(1) 이 동

① 이동방법은 아동의 나이, 신체상태, 발달단계, 목적, 특수장비의 필요성 등에 따라 달라진다.
② 신생아는 Bassinet으로 이동한다.
③ 4개월 미만은 머리를 조절하지 못하므로 머리를 지지해 준다.
④ 어린 영아는 요람형 안기, 축구공을 잡듯이 안기, 똑바로 등을 세워 지지해서 안기 등의 방법을 시행한다.
⑤ 아기띠를 사용하는 경우 영아의 머리가 띠 안에서 지지되도록 한다.
⑥ 유아용 침대 혹은 요람으로 이동하는 경우에는 항상 침상난간을 올려 준다.
⑦ 유모차로 이동하는 경우에는 안전벨트를 채우고 유모차 난간을 올려 준다.
⑧ 정맥주입펌프와 같은 장비는 이동수단 내에 아동과 함께 두지 않는다.
⑨ 큰 아동은 휠체어처럼 성인과 같은 방법으로 이동한다.
⑩ 견인 아동은 침대에 눕힌 채 이동한다.

(2) 감염관리

① 손 씻기
㉠ 병원감염을 예방하는 가장 중요한 방법은 올바른 손 씻기이다.
㉡ 혈액이나 체액에 오염된 손은 흐르는 물에 비누나 소독수로 30초 이상 씻는다.
㉢ 환자접촉 전・후, 오염물질 접촉, 같은 환자라도 신체의 다른 부위를 만지기 전에는 손을 씻어야 한다.
㉣ 손이 청결한 경우에는 장갑을 착용하는데 처치 시행 전과 시행 후에 장갑을 벗고 알코올 손 소독제로 30초 이상 손씻기 및 완전히 건조를 시킨다.
② **표준지침 적용** : 혈액, 모든 체액, 분비물, 배설물(땀 제외), 손상된 피부, 점막

출제유형문제 최다빈출문제

손 씻기에 대한 설명으로 옳지 않은 것은?

① 손이 혈액에 오염되면 흐르는 물에 비누로 30초 이상 씻는다.
② 환자를 접촉하기 전과 후에는 손을 씻는다.
③ 오염물질에 접촉한 경우에는 손을 씻는다.
❹ 같은 환자인 경우에는 신체의 다른 부위를 만지더라도 손을 씻을 필요가 없다.
⑤ 손 씻기는 병원감염을 예방하는 가장 중요한 방법이다.

해설
올바른 손 씻기는 병원감염을 예방하는 가장 중요한 방법으로, 혈액이나 체액에 오염된 손은 흐르는 물에 비누나 소독수로 30초 이상 씻는다. 환자접촉 전・후, 오염물질 접촉, 같은 환자라도 신체의 다른 부위를 만지기 전에는 손을 씻는다. 손이 청결한 경우에는 장갑을 착용하는데 처치 시행 전과 시행 후에 장갑을 벗고 알코올 손소독제로 30초 이상 손 씻기를 하고 완전히 건조시킨다.

5 검사물 수집

(1) 혈액 검사물

① 혈액검체 채취 30~60분 전에 불편감 감소를 위해 국소마취제 크림(EMLA 등)을 도포한다.
② 손과 전중부위 정맥천자 시 나비바늘을 가장 많이 사용한다.
③ 포트나 중심정맥도관을 삽입한 경우 삽입관에서 채혈할 수 있다.
④ 경정맥과 대퇴정맥 천자 후 지혈될 때까지 3~5분간 압박한다.
⑤ 채혈부위에서 국소부종, 감염, 지혈장애 등이 발생하는지를 사정한다.
⑥ 소량의 혈액검사물이 필요한 경우 일회용 아동용 란셋으로 손가락(잘 사용하지 않는 손의 중지 양옆)이나 발꿈치(측면)에서 천자한다.

(2) 소변 검사물

① 일반 소변 검사물
㉠ 소변 내 세균의 유무를 확인하기 위해 시행하며, 아침 첫 소변 중간뇨를 수집한다.
㉡ 손을 씻은 후 회음부와 음경을 깨끗하게 한 후 검사물을 수집한다.
㉢ 월경이 있는 여아는 월경이 있음을 검사지에 기록하거나 검사를 연기한다.
㉣ 30분 이내 검사, 즉시 검사할 수 없는 경우에는 냉장고에 보관한다.

② 배양검사를 위한 소변 검사물
㉠ 멸균된 소변검체 용기를 사용한다.
㉡ 채취한 즉시 검사실로 보내어 검사한다(시간이 지나면 세균이 증식되어 정확한 결과가 나오지 않음).

③ 도뇨관에 의한 소변 검사물
㉠ 신부전이나 요로폐색에 의한 무뇨, 비뇨기계 감염이 의심될 때, 특수분석검사를 위해 많은 소변량이 필요한 경우에 시행한다.
㉡ 영아는 5~8Fr을 사용하고, 연령이 증가할수록 Fr 수치가 커진다.

④ 24시간 소변 검사물
㉠ 특정한 호르몬, 전해질, 단백질의 일일 분비량을 측정하기 위해 시행한다.
㉡ 첫 소변은 버리고 그 시간을 시작 시간으로 하여 마지막 소변까지 측정한다.
㉢ 24시간 동안 받은 소변은 냉장고에 보관한다.
㉣ 대변에 의해 오염되거나 한 번이라도 버린 경우에는 처음부터 다시 시작한다.

(3) 대변 검사물

① 대변에서 바이러스, 당, 기생충, 세균, 혈액, 지방 등을 검사하기 위해 시행한다.
② 대변을 가리는 아동은 환자용 변기나 검사물 수집기를 이용하고, 대변을 가리지 못하는 아동은 기저귀에서 긁어내거나 적당한 용기를 사용한다.
③ 대변이 소변으로 오염되지 않도록 소변을 본 후 대변을 보도록 한다.
④ 기생충과 알을 검사하는 용기는 냉장보관하지 않는다.

(4) 인후 · 비인두 검사물

① **인후배양** : 입을 크게 벌리고 멸균면봉으로 인후를 닦아 검사물을 수집하는 것으로, 인후통과 편도염의 원인을 확인한다.

② **비인두배양** : 멸균면봉을 콧구멍을 통해 비인두 뒤로 삽입한 후 검사물을 수집하고, 백일해를 확인한다.

(5) 객담 검사물

① 호흡기 감염의 확인 및 진단을 위해 시행하고, 객담이 튈 가능성이 있는 경우에는 마스크, 장갑, 고글(보호안경류)을 착용한다.

② 영아와 어린 아동은 목 뒷부분을 흡인하여 기침을 유발하고, 큰 아동과 청소년은 깊게 기침해서 객담을 뱉도록 한다.

③ 비강세척은 백일해, 독감, RSV(Respiratory Syncytial Virus)를 확인하기 위해 시행한다.

(6) 뇌척수액 검사물(요추천자)

① 뇌척수내압 측정, 뇌척수액에 세균확인, 약물주입을 위해 시행한다.

② 요추 3~4번(또는 4~5번) 사이 지주막 하강에 바늘을 삽입하여 뇌척수액을 수집한다.

③ 자 세

㉠ 측위 : 옆으로 누운 자세로 간호사의 손으로 아동의 허벅지와 목뒤를 감싸 모아 척추 사이를 벌려 굴곡시킨다(새우자세).

㉡ 좌위 : 앉은 자세로 아동의 엉덩이를 침대 가장자리에 두고, 턱을 간호사의 팔이나 가슴에 기대기 위해 목을 굴곡시킨다.

④ 정보제공동의서를 받도록 하고, 처치 시 움직이지 않도록 하기 위해 어린 아동은 진정시킨다.

⑤ 바늘삽입 부위의 감염 혹은 뇌척수액 압력 상승이 의심되면 수행하지 않는다.

(7) 골수흡인(골수천자)

① 진단검사, 치료에 대한 반응, 이식을 위한 골수 검사물을 얻기 위한 경우 등에 시행한다.

② 경골(영아), 전 · 후 장골능(나이 든 아동)에서 많이 시행한다.

③ 아동의 연령, 발달수준, 질병의 중증도에 따라 진정제, 마취제 등을 투여한다.

④ 시술 후 10~15분 정도 누워 있게 해서 출혈을 예방하고, 시술 부위가 축축하거나 따뜻한 느낌이 있으면 알리도록 한다.

출제유형문제 최다빈출문제

5-1. 영아에게 발뒤꿈치 천자를 시행할 때 예상되는 통증 반응으로 옳지 않은 것은?

① 맥박 증가
❷ 혈압저하
③ 고음의 거칠고 날카로운 울음
④ 산소포화도 감소
⑤ 안절부절못함

해설
영아는 고음의 거칠고 날카로운 소리로 울음, 주먹을 꼭 쥐거나 얼굴을 찌푸림, 안절부절못한다. 혈압과 맥박이 증가하고, 산소포화도는 감소한다.

5-2. 소변 검사물 수집에 대한 설명으로 옳은 것은?

① 월경이 있는 여아는 일반 소변 검사물을 채취할 수 없다.
❷ 일반 소변 검사물은 손을 씻은 후 음경과 회음부를 깨끗이 한 후 검사물을 수집한다.
③ 24시간 소변 검사물은 실온에 보관한다.
④ 일반 소변 검사물을 30분 이내 검사할 수 없는 경우에는 실온에 보관한다.
⑤ 24시간 소변 검사물은 시작시간에서부터 방광을 비우는 마지막 시간까지 측정한다.

해설
일반 소변 검사물은 손을 씻은 후 회음부와 음경을 깨끗하게 한 후 검사물을 수집하고, 월경이 있는 여아는 월경이 있음을 검사지에 기록하거나 검사를 연기하며, 30분 이내에 검사한다. 24시간 소변 검사물은 첫 소변은 버리고 그 시간을 시작 시간으로 하고, 마지막 소변까지 측정하며, 24시간 동안 받은 소변은 냉장고에 보관한다.

6 투 약

(1) 약 용량 결정

연령, 체중, 체표면적 등을 이용한 여러 공식을 통해 성인의 표준용량을 근거로 약 용량을 결정한다.

(2) 안전한 투약

① 5 Right : 정확한 약, 정확한 용량, 정확한 경로, 정확한 대상자, 정확한 시간
② 투약 전에 신원 확인을 위해 이름을 말하게 하고, 투약카드와 이름표에 적힌 이름을 확인한다.
③ 아동과 부모에게 약명, 투여목적, 횟수, 부작용, 기대효과 등에 대해 설명한다.

(3) 경구 투약

① 투여 전 아동의 구역반사상태와 삼키는 능력을 확인하고, 경구약의 형태는 아동의 발달단계와 투약능력에 적합해야 한다.
② 영 아
㉠ 상체를 올리고 투약자의 팔로 영아의 팔을 억제한다(흡인방지와 연하촉진).
㉡ 경구투약용주사기, 우유병젖꼭지 등을 사용하여 조금씩 넣어준다(한 번에 삼킬 수 있는 양을 천천히 투여한다).
㉢ 약에 우유를 첨가하는 것은 금기이다.
③ 유아와 학령전기
㉠ 물약을 주사기, 약컵, 숟가락 중에서 어떤 방법으로 먹을 것인지를 선택하게 해서 스스로 먹게 하는 것이 좋다.
㉡ 학령전기 아동은 놀이를 이용한 투약방법을 시도하고, 잘 먹은 경우에는 칭찬한다.
④ 학령기 : 물약, 알약, 씹어 먹는 약 중에서 선택하게 하고, 가능한 스스로 먹도록 하고 칭찬해 준다.
⑤ 청소년기 : 투약의 목적, 약의 기능을 구체적으로 설명하고 먹도록 한다.

(4) 피하주사

① 인슐린, 헤파린, 호르몬주사 등 지속적으로 효과를 유지해야 하는 경우 시행한다.
② 상박 후면 바깥쪽, 대퇴부 전면, 복부 부위를 돌아가며 주사한다.
③ 25~27G 바늘로 0.5mL(최대 1mL)를 피하조직을 들어 올려 45°로 투여한다.
④ 투여 후 주사부위는 마사지하지 않는다.

(5) 피내주사

① 알레르기반응검사, PPD검사 등을 시행한다.
② 전완의 안쪽이나 상부 외측 부위에 25~27G 바늘로 최대 0.1mL를 5~15°로 삽입하여 투여한다.

(6) 근육주사

① 철분제, 파상풍 독소를 주사하는 경우에는 약이 새는 것을 방지하기 위해 Z-tract 방법으로 투여한다.

② 6개월 이하는 한쪽 부위에 0.5mL 이상을, 6개월 이상은 한쪽 부위에 1mL 이상을 투여하지 않는다.

③ 연령별 주사 부위

㉠ 영아, 3세 이하 : 외측광근에 투여

㉡ 유아기 이상 : 둔부의 측둔근에 투여

㉢ 아동은 배측둔근, 삼각근(3세 이상 예방접종 시), 복측둔근에 투여한다(4세 이하는 배측둔근 부위에 주사하지 않는다).

(7) 정맥주사

① 빠른 약물 투여, 구강으로 수분섭취 제한, 응급처치가 필요한 경우, 수액과 전해질 불균형인 경우 등에 시행하고, 손, 손목, 전주정맥, 머리(영아) 등에 주사한다.

② 주입속도가 빠르면 심부전이나 폐부종이, 느리면 탈수가 나타날 수 있으므로 정확한 속도로 주입한다(주입속도를 확인하는 것이 중요하다).

③ 주사바늘이 빠지지 않도록 지지대를 사용하고, 제거할 때에는 손으로 거즈와 반창고를 제거한다.

④ 정맥주사 부위 발적, 종창, 삼출물 등이 나타나는지 관찰하고, 중심정맥관 사용 시 무균적으로 관리한다.

⑤ 시간당 주입량과 분당 방울수

㉠ 시간당 주입량 = $\frac{\text{총주입량}}{\text{총주입시간}}$

㉡ 분당 방울수(20gtt/1mL) = $\frac{\text{총주입량} \times 20(\text{mL당 방울수})}{\text{총주입시간} \times 60(\text{분})}$

(8) 안약 투약

① 점안액은 앙와위(혹은 좌위)를 취한 후 머리를 신전시켜 위를 보게 한 후 한 손으로는 아래 눈꺼풀을 밑으로 당기고 낭을 만든 후 이 부분에 점적한다.

② 안연고는 내안각에서 외안각 쪽으로 하결막낭을 따라 투여한다.

③ 실온의 온도로 준비하고, 안연고와 점안액이 동시에 처방되면 점적액을 점안한 후 연고를 도포한다.

④ 협조가 안 되는 아동의 머리와 팔을 잡거나, 영아에게는 미이라억제대를 시행한 후 시도한다.

(9) 코약 투약

① 약물 온도는 실온으로 준비한다.

② 투여 전에 구상흡인기로 양쪽 비강을 흡인하거나 코를 풀도록 한다.

③ 투여 후에는 1~2분간 머리를 낮춘 자세를 유지하고(약물이 중력에 의해 들어가도록 함), 코풀기를 하지 않도록 한다.

(10) 귀약 투약

① 약물의 온도는 실온으로 준비한다.
② 3세 이하는 귓바퀴를 후하방으로, 3세 이상은 귓바퀴를 후상방으로 당긴다.
③ 투여 후 약의 흡수를 돕기 위해 이개를 잡아주고, 귀 앞의 이주를 두세 번 눌러 준다.
④ 투여 후 앙와위 자세로 3~5분 정도 유지하게 하거나, 약물이 투여된 귀가 위로 가는 자세로 몇 분 정도 누워 있게 한다.

(11) 분무요법

① 상・하기도 호흡기질환, 기관지확장증, 천식 등의 질환에 사용한다.
② 기관지확장제, 거담제, 점액용해제, 스테로이드, 항생제 등의 약물을 투여한다(스테로이드는 마지막에 투여).
③ 식사 직후에는 투여하지 않는다(흡입 가능성).
④ 분무요법 후 기침, 체위배액, 타진법 등을 이용하여 객담 배출을 돕는다.

(12) 직장 투약

① 경구투여가 불가능한 경우, 구강투여 약물이 구토를 유발하는 경우 등에 시행한다.
② 투약 전에 대변을 보도록 한다(대변은 약물의 흡수에 영향을 미침).
③ 아동을 왼쪽으로 눕히고 오른쪽 다리를 굽힌 상태에서 좌약을 삽입하고, 삽입 후 영아와 어린 아동의 둔부를 5분 정도 잡고 있고, 큰 아동은 5~10분 정도 좌약이 배출되지 않도록 교육한다.
④ 주의분산 혹은 심호흡은 항문괄약근 이완에 도움이 된다.

(13) 골내 주사

① 약물투여, 수액주입, 검사를 위한 혈액채취 등에 시행한다.
② 모든 나이의 아동에게 시행할 수 있어서 정맥로 확보가 어려운 경우에 고려할 수 있다.

출제유형문제 최다빈출문제

6-1. 2세 아동에게 귀에 약을 투여하는 방법으로 옳은 것은?

① 약물을 냉장고에서 꺼내자마자 바로 투여한다.
❷ 귓바퀴를 후하방으로 당겨서 약물을 투여한다.
③ 약물을 투여하자마자 걷도록 한다.
④ 약물이 투여된 귀가 아래로 가는 자세로 누워 있게 한다.
⑤ 귓바퀴를 후상방으로 당겨서 약물을 투여한다.

해설
약물 온도는 실온으로 준비한다. 3세 이하는 귓바퀴를 후하방으로, 3세 이상은 귓바퀴를 후상방으로 당긴다. 약물 투여 후 앙와위 자세로 3~5분 정도 유지하게 하거나, 약물이 투여된 귀가 위로 가는 자세로 몇 분 정도 누워 있게 한다.

6-2. 3세 아동에게 수액이 공급되고 있을 때 가장 중요한 간호중재는?

① 배설량 측정
❷ 주입속도
③ 섭취량 측정
④ 체온측정
⑤ 활동량 관찰

해설
수액의 주입속도가 빠르면 심부전이나 폐부종이 느리면 탈수가 나타날 수 있으므로 정확한 속도로 주입한다(주입속도를 확인하는 것이 중요하다).

7 영 양

(1) 영양공급

무의식, 미숙아, 연하곤란이 있는 아동 등은 경구영양섭취가 어렵기 때문에 위관영양(구위관, 비위관), 위루술영양법, 총비경구영양법 등을 시행한다.

(2) 튜브 삽입

① 튜브를 코나 입을 통해 위에 삽입한다(주로 비위관을 시행하나, 4개월보다 어린 영아는 구위관을 삽입한다).

② 비강폐색, 식도협착, 식도기관루 등의 선천성 기형은 튜브를 삽입할 수 없다.

③ 튜브 길이는 코에서 귀까지 그리고 검상돌기와 배꼽 중간지점까지 측정하거나, 코에서 귀까지 그리고 검상돌기 끝까지 측정하는 방법이 있다.

④ 튜브는 영아의 경우에는 5~10Fr를 선택하고, 연령이 증가할수록 크기가 증가한다.

⑤ 체위는 침대의 머리 부분을 30° 정도 올린 뒤 우측위를 취하거나 가능하다면 앉은 자세를 취한다.

⑥ **튜브 위치 확인 방법**

㉠ 청진(주사기로 공기를 주입하여 위의 공기소리를 확인)

㉡ 흡인(흡인하여 내용물이 pH 6 이상인지, 담즙색인지를 확인)

㉢ 방사선사진(튜브의 위치 확인)

(3) 경장영양공급(구위관, 비위관, 비장관 경로)

① 튜브 위치를 확인하고, 이전 영양공급에 대한 잔류물의 양과 양상을 확인한다.

② 영양공급 중 호흡곤란, 청색증, 구토, 복부팽만 등의 증상이 나타나면 영양공급을 멈추고 의사에게 보고한다.

③ 영아에게는 노리개젖꼭지(빠는 욕구 충족)를, 큰 아동은 영양공급 시 앉아 있도록 격려한다(정상적인 발달과 사회화 촉진).

(4) 위루영양

① 위내시경을 통해 위 내로 위루술 튜브를 직접 삽입한다.

② 장기간 위루영양을 하는 경우에는 노리개젖꼭지(빠는 욕구 충족)를 제공하고, 영양공급 시 상체를 30° 정도 올린 자세를 유지한다(흡인 예방).

③ 하루 1~2회 혹은 누출 시마다 튜브 삽입 주위를 비누나 물로 깨끗이 닦는다.

④ 삽입 주위의 누출, 출혈, 배액, 발적 등의 비정상적인 징후를 관찰한다.

⑤ 관폐색, 역류방지밸브 부전, 누출 등 튜브와 버튼을 교체해야 하는 징후를 관찰한다.

(5) 총비경구영양법

① 영양요구량에 맞추어 전해질, 포도당, 단백질, 비타민 등으로 구성된 농축 고장액을 정맥으로 투여하는 것이다.

② 제공하기 1시간 전에 냉장고에서 꺼내어 실온의 온도로 준비한다.

③ 제공되는 동안 1시간마다 잘 들어가는지, 감염증상, 체액불균형 등을 확인하고, 6시간마다 혈당을 측정한다.

④ 주입을 받는 동안 탈수 정도, 영양상태, 수분과 전해질 양상, 감염징후, 체중 등을 관찰한다.

출제유형문제 최다빈출문제

신생아에게 위관 삽입 길이를 재는 방법으로 적절한 것은?

① 코에서 검상돌기까지

② 코에서 배꼽까지

❸ 코에서 귓불을 거쳐 검상돌기와 배꼽의 중간부위까지

④ 입에서 검상돌기까지

⑤ 입에서 배꼽까지

해설

튜브 길이는 코에서 귀까지 그리고 검상돌기와 배꼽중간지점까지 측정하며, 튜브 위치는 청진, 흡인, 방사선사진 등의 방법으로 확인한다.

8 관장 및 장루

(1) 관 장

① 심한 변비, 수술이나 진단검사를 위한 준비로 시행한다.

② 연령을 고려하여 튜브 삽입의 깊이(2.5~10cm)와 용액의 양(120~720cc)을 확인한다.

③ 등장성 용액을 사용한다(수돗물은 저장성이어서 사용하지 않음).

④ 관장 후 관장액이 배출되지 않도록 잠시 동안 엉덩이를 모아서 잡아 준다.

(2) 장 루

① 직장루는 밀폐성 직장, 괴사성 장염, 선천성 거대결장, 장폐색, 크론병 등의 경우에 시행한다.

② 요로전환술은 선천성 기형, 폐쇄성 요로질환, 신경성 방광 등의 경우에 시행한다.

③ 아동에게 맞는 사이즈를 선택하고, 장치를 착용하기 전에 피부보호제를 도포하고, 개구부 주변에는 연고를 바른다(개구부 주변의 피부보호가 중요하다).

④ 장루 장치의 착용법, 피부간호, 피부문제 등에 대해 교육한다.

9 산소요법

(1) 산소투여 시 고려할 점

① 아동에게 산소투여의 목적과 투여방법을 설명하고, 두려움을 경감시키기 위해 캐뉼러와 마스크를 만져보게 하고 느낌을 표현하도록 한다.

② 투여방법, 산소농도, 호흡기자극증상, 목통증, 호흡상태, 피부상태 등을 관찰한다.

③ 산소는 기도점막의 건조와 자극을 주므로 습화시켜 투여한다.

④ 산소는 불에 취약하므로 담배, 불꽃을 일으키는 장난감, 양초 등을 금지하고, 합성섬유 옷은 입히지 않는다.

(2) 산소투여 방법의 종류

방 법	산소농도	특 성
비강캐뉼러	• 40% 농도(중등도) • 1~6L/분 속도	• 사용이 편리하고, 음식을 먹거나 말할 때 방해가 되지 않으며, 활동이 자유로워 가장 흔히 사용한다. • 점막을 건조시키므로 습도유지가 필요하고, 비강폐색 시에는 금기이다. • 귀에 걸어놓은 고리가 빠지지 않게 타이트하게 매야 한다.
단순안면 마스크 벤투리 마스크	• 35~60% 농도(중등도) • 6~10L/분 속도	• 마스크의 크기가 중요하다. • 벤투리 마스크는 특정 산소 농도를 공급한다. • 숨을 내쉴 때 이산화탄소의 재호흡을 예방하기 위해서는 적어도 4~6L/min를 유지해야 한다.
부분 · 완전 비재호흡마스크	• 50~60% 농도 • 10~12L/분 속도	• 호기가스가 백에 잔류해서 저장소(산소와 혼합되는 부분)가 부착된 단순안면마스크이다. • 비재호흡 시스템은 10~15L/min의 속도에서 거의 100% 산소를 공급한다.
산소후드	100% FiO_2까지 가능	• 고농도의 산소를 공급하고, 사용하기 쉬운 것이 장점이다. • 산소가 직접 얼굴에 닿지 않게 해야 하고, 피부 손상의 가능성이 있다. • 수유와 간호 시에는 제거한다.

(3) 산소화 사정

① 맥박산소측정법

㉠ 혈액산소포화도(SaO_2)를 측정하는 것으로, 혈압커프, A-line, 정맥주사로가 있는 사지에는 탐침을 부착하지 않으며, 저체온은 정확한 측정이 되지 않을 수 있다.

㉡ PaO_2와 SaO_2로 측정한 수치는 일치하지 않는다.

② 동맥혈가스분석

㉠ 동맥혈내의 PaO_2를 측정하는 것으로, 요골동맥과 상완동맥에서 채취하고, 5분 이상 천자부위를 압박하여 지혈한다.

㉡ 아이스박스에 검사물을 넣은 후 검사실로 보낸다.

출제유형문제 최다빈출문제

9-1. 아동에게 관장을 시행하는 방법으로 옳지 않은 것은?

① 수술이나 진단검사를 위한 준비로 시행한다.
② 등장성 용액을 사용한다.
③ 관장 후 관장액이 배출되지 않도록 잠시 동안 엉덩이를 모아서 잡아준다.
④ 튜브 삽입 깊이와 용액의 양은 아동의 연령을 고려한다.
❺ 수돗물을 사용한다.

해설
관장은 심한 변비, 수술이나 진단검사를 위한 준비를 위해 시행한다. 아동의 연령을 고려하여 튜브 삽입 깊이(2.5~10cm)와 용액의 양(120~720cc)을 확인한다. 등장성 용액을 사용(수돗물은 저장성이어서 사용하지 않음)한다. 관장 후 관장액이 배출되지 않도록 잠시 동안 엉덩이를 모아서 잡아준다.

9-2. 호흡곤란이 있는 아동에게 비강캐뉼러로 산소를 공급하고자 한다. 이에 대한 설명으로 옳지 않은 것은?

① 말을 할 때 방해가 되지 않는다.
② 습도를 유지하는 것이 필요하다.
❸ 비강폐색이 있어도 사용할 수 있다.
④ 음식을 먹을 때 방해가 되지 않는다.
⑤ 귀에 걸어놓은 고리가 빠지지 않도록 타이트하게 매야 한다.

해설
비강캐뉼러는 40% 농도(중등도)를 1~6 L/min 속도로 공급하는 것으로 사용이 편리하고, 음식을 먹거나 말할 때 방해가 되지 않으며, 활동이 자유로워 가장 흔히 사용한다. 점막을 건조시키므로 습도유지가 필요하고, 귀에 걸어놓은 고리가 빠지지 않게 타이트하게 매야 한다. 비강폐색 시에는 금기이다.

10 흉부물리요법 및 기관절개관 간호

(1) 흉부물리요법(Chest physiotherapy, CPT)

① 체위배액, 타진, 진동, 기침 등을 통해 작은 폐기관지에서 큰 기관지로 호흡기 분비물을 이동시켜 분비물의 배출을 쉽게 한다.

② 기관지염, 폐렴, 천식, 폐농양, 폐쇄성폐질환 등에서 시행한다.

③ 두부손상, 급성천식, 흉곽외상, 두개내압상승, 폐출혈, 폐종양, 폐색전증 등에는 시행하지 않는다.

④ 체위배액 시행 1시간 전에 분무요법(기관지확장제, 점액용해제 투여)시행은 도움이 된다.

⑤ 식전이나 식후 1시간 30분 정도에 시행한다(흡인 위험 경감).

(2) 기관절개관 간호

① 흡 인

㉠ 기관절개관이 있는 경우 기도 개방성 유지를 위해 카테터를 삽입하여 분비물을 제거한다.

㉡ 작은 카테터(5~14Fr)와 낮은 흡인 압력(최대 흡인압력은 영아 80~100mmHg, 소아 80~120 mmHg)으로 흡인한다.

㉢ 흡인은 수유 전, 수유 후 30분~1시간 후에 기관절개관 아래 0.5cm 이상을 삽입하지 않은 깊이로 5초 미만으로 시행한다(저산소증 예방).

㉣ 분비물을 묽게 하는 가습화된 환경은 흡인에 도움이 된다.

② 기관절개 부위 간호

㉠ 피부통합성, 기관절개관 부위와 내부 캐뉼러 세척, 감염증상, 기관절개관 튜브 교환, 기관 절개관 고정끈 교환, 흡인 등의 간호를 제공한다.

㉡ 기관절개관 튜브는 매주 교환하고, 침대 옆에 응급 시 사용할 여분의 기관절개관 튜브를 준비해 둔다.

㉢ 작은 장난감이나 인형은 주지 않고, 아동 곁에서 분무용품이나 파우더를 사용하지 않는다(흡인 가능성).

㉣ 옷이 튜브의 개구부를 덮지 않도록 주의한다.

출제유형문제 최다빈출문제

흉부물리요법을 시행할 수 있는 경우는?

① 흉곽외상
② 두개내압상승
③ 폐종양
❹ 기관지염
⑤ 두부손상

해설
흉부물리요법은 기관지염, 폐렴, 천식, 폐농양, 폐쇄성폐질환 등에서 시행하고, 두부손상, 급성천식, 흉곽외상, 두개내압상승, 폐출혈, 폐종양, 폐색전증 등에는 시행하지 않는다.

11 발열 간호 및 수술 및 처치 간호, 퇴원 간호, 심폐소생술 간호

(1) 발열 간호

① 체온이 1°C 오를수록 신체대사율이 10~12%가 증가하여 산소 소모, 불감성 체액 손실, 심혈관계 스트레스 증가 등을 유발한다.

② 고열은 구강체온이 37.7°C 이상이거나, 직장체온이 38.8°C 이상인 경우를 말한다.

③ 오한이 없는 경우에 탈의, 이불 걷음, 창문 열기(환기), 수분 공급, 실내온도 낮추기 등의 환경적 중재를 시행한다.

④ Acetaminophen, Ibuprofen 등의 해열제를 투여하되, 아스피린은 라이증후군(Reye 증후군)과 관련되어 많이 사용하지 않는다.

(2) 수술 및 처치 간호

① 수술 및 처치 전 간호, 사전 동의

㉠ 수술 및 처치 전 간호

- 아동의 발달수준을 고려하여 사실을 바탕으로 적절한 용어를 사용하여 설명한다.
- 아동이 신뢰하는 사람과 함께 있을 수 있도록 함으로써 정서적 지지를 제공한다.
- 발달단계에 따른 간호

발달단계	간 호	수술 전 준비 – 금식
영아와 유아	아동이 부모와 분리되는 시간을 줄임으로써 불안감소	• 자정부터 모든 액체, 단단한 음식을 금지한다. • 모유수유는 최소 병원 도착 2시간 전에는 중단한다. • 물, 아이스캔디, 묽은 수프, 젤라틴 등의 Clear Liquid(또는 Clear Juice)는 병원 도착 2시간 전까지 마실 수 있다.
학령전기	분리에 대한 불안을 감소시키기 위해 좋아하는 장난감이나 좋아하는 이불 등을 제공	
학령기	• 수술이 끝나면 마취에서 깨어난다는 점을 설명 • 정확한 용어로 설명, 해부학 그림 이용, 질문 시간 제공	
청소년	치료절차의 필요성, 장점 등을 설명하고, 치료절차가 외모에 미치는 영향 등에 대해 정보를 제공한다.	

㉡ 수술 및 처치에 대한 사전 동의

모든 외과적 처치, 골수천자, 요추천자 등의 침습적인 처치를 시행하기 전 처치를 시행하는 사람이 수술 및 처치의 필요성, 방법, 합병증 등에 대해 설명하고 정보제공 동의서를 받는다.

② 수술 및 처치 시 간호

㉠ 아동의 협조를 얻기 위해 지속적으로 격려하고 지지한다.

㉡ 아동이 감정을 표현하게 하고, 가능하면 과정에 참여시킨다.

㉢ 아동이 흥미를 유발하는 활동에 집중하게 하여 처치에 대한 관심을 분산시킨다(전환요법).

③ 수술 및 처치 후 간호

㉠ 병실로 돌아온 아동을 혼자 두지 않는다.

㉡ 활력징후 측정, 섭취량과 배설량 측정, 수분과 전해질 불균형 증상 관찰, 통증조절 등의 간호를 시행한다.

㉢ 심호흡, 기침, 조기이상을 격려한다(호흡기감염 및 수술 후 합병증 예방).

(3) 퇴원 간호(퇴원 교육)

간호사는 투약의 목적과 방법, 효과, 발생 가능한 부작용, 병원에 와야 하는 이상증상, 활동량, 운동, 식이 등 일상생활에서 고려할 점, 추후 방문 일자 등을 교육한다.

(4) 심폐소생술 간호

① 심폐소생술은 심정지나 호흡정지 시 사용하는 응급처치로 가슴압박과 인공호흡으로 심장기능 및 혈액순환을 회복시키는 방법을 말한다.

② 심정지 발생 후 4~5분이 경과하면 뇌의 영구적인 손상이 시작되므로 신속한 심폐소생술이 필요하다.

③ 심폐소생술 방법

구성요소	영아(1세 미만)	아동(1세~사춘기 초기)
순 환	100회/분	100회/분
위 치	유두선 바로 아래	흉골 하단 부위 압박
방 법	두 손가락(1인 구조자) 또는 손을 감싼 두 엄지(두 명의 구조자) 사용	한 손 뒤꿈치 또는 두 손 사용
깊 이	4cm	5cm
가슴압박과 인공호흡의 비율	1인 30:2, 2인 15:2	1인 30:2, 2인 15:2
기 도	머리 기울이기 / 턱들기(손상 시 턱 밀어내기)	머리 기울이기 / 턱들기(손상 시 턱 밀어내기)
호 흡	8~10회/분 1회 호흡	8~10회/분 1회 호흡
제세동	신속한 제세동(소아용 수동 제세동기 또는 AED)	신속한 제세동(AED)

출제유형문제 최다빈출문제

발열 아동의 간호중재로 옳은 것은?

> ㉠ 수분을 공급한다.
> ㉡ 옷을 벗기고 이불을 걷는다.
> ㉢ Acetaminophen을 투여한다.
> ㉣ 실내온도를 낮춘다.

① ㉠, ㉡, ㉢
② ㉠, ㉢
③ ㉡, ㉣
④ ㉣
❺ ㉠, ㉡, ㉢, ㉣

해설
발열 시 오한이 없으면 탈의, 이불 걷음, 창문 열기(환기), 수분공급, 실내온도 낮추기 등의 환경적 중재를 시행한다. Acetaminophen, Ibuprofen 등의 해열제를 투여한다.

12 임종간호

(1) 연령에 따른 죽음에 대한 인식 차이

① 영아와 유아는 돌보는 사람의 상실과 그들의 생활에서 후속적으로 발생하는 공허함과 관련해서 죽음을 인식한다. 죽음이 임박해짐에 따라 부모의 비언어적 의사소통을 통해 자신의 상태가 심각하다는 것을 느낀다(부모에 의해 전달되는 슬픔과 걱정 등의 감정에 근거하여 이해한다).

② 학령전기는 죽음을 분리나 이탈로 보고, 일시적이고 가역적인 것으로 생각한다. 죽음이 임박한 경우 자신의 행동이나 생각에 대한 처벌로 인한 죽음으로 받아들이기도 한다.

③ 학령기는 죽음이 슬프고 비가역적인 것으로 생각하지만, 어른에게만 발생하는 필연적인 것으로 본다. 10세 정도가 되면 자신도 죽을 수 있다는 것을 이해하기 시작한다.

④ 청소년기는 죽음을 필연적이고 비가역적인 것으로 생각하나, 먼 훗날의 일로 보기 때문에 자신과는 관계가 멀다고 생각한다.

(2) 임종간호

① 아동에게 다가오는 죽음이 행동의 결과가 아니라고 안심시켜야 한다.

② 가족이나 의료진이 아동 옆에 있도록 한다(혼자 두지 않는다).

③ 아동의 요구를 가장 우선적으로 고려하고, 아동이 죽음에 관하여 대화를 할 수 있는 신뢰하는 사람과의 개방적인 대화를 계속하도록 허용한다.

④ 임종을 앞둔 아동의 형제들에게도 슬픔의 감정을 치유하기 위해서는 관심과 시간이 필요하다.

⑤ 사망 후에는 가족이 아동과 함께 있기를 원하는 만큼 같이 있도록 한다.

출제유형문제 최다빈출문제

5세 아동이 죽음을 이해하는 태도로 옳은 것은?

① 죽음은 피할 수 있다고 생각한다.
② 죽음은 필연적인 것으로 받아들인다.
❸ 죽음을 잠자는 것으로 생각한다.
④ 죽음이 슬프고 비가역적인 것으로 생각한다.
⑤ 자신도 죽을 수 있다는 것을 이해한다.

해설
학령전기는 죽음을 분리나 이탈로 보고, 일시적이고 가역적인 것으로 생각한다. 죽음이 임박한 경우 자신의 행동이나 생각에 대한 처벌로 인한 죽음으로 받아들이기도 한다.

제 2 장

고위험 신생아 간호

1 신생아 분류

신생아 분류	구분 내용
재태연령에 따른 분류	• 미숙아 : 재태연령 37주 미만 • 만삭아 : 재태연령 37~42주 • 과숙아 : 재태연령 42주 이상
체중에 따른 분류	• 초극소저출생체중아(EVLBW infant) : 출생체중 1,000g 미만 • 극소저출생체중아(VLBW infant) : 출생체중 1,500g 미만 • 저출생체중아(LBW infant) : 출생체중 2,500g 미만
제태연령-체중에 따른 분류	• 부당경량아(SGA) : 출생체중이 자궁 내 성장곡선상 10백분위수(%) 미만, 재태연령(재태기간)에 비해 체중 작음 • 적정체중아(AGA) : 체중이 자궁 내 성장곡선상 10~90백분위수(%) 사이, 재태연령에 체중 적절 • 부당중량아(LGA) : 출생체중이 자궁 내 성장곡선상 90백분위수(%) 이상, 재태연령(재태기간)에 비해 체중 큼

출제유형문제 최다빈출문제

재태기간 35주, 체중 2,100g으로 태어난 신생아의 분류로 옳은 것은?

① 만삭아 - 극소저출생체중아
② 미숙아 - 초극소저출생체중아
③ 만삭아 - 저출생체중아
❹ 미숙아 - 저출생체중아
⑤ 미숙아 - 극소저출생체중아

해설
재태연령에 따른 분류
• 미숙아 : 재태연령 37주 미만
• 만삭아 : 재태연령 37~42주
• 과숙아 : 재태연령 42주 이상
체중에 따른 분류
• 초극소저출생체중아 : 출생체중 1,000g 미만
• 극소저출생체중아 : 출생체중 1,500g 미만
• 저출생체중아 : 출생체중 2,500g 미만

2-1 신생아 분류에 따른 특성

1 미숙아(Premature Infant)

(1) 정의 및 원인

① 최종 월경일에서 259일 전에 태어나거나 재태기간 37주 이전에 출생한 신생아
② **태아 원인** : 태아곤란증, 태아적아구증, 자궁 내 발육부전, 다태임신 등
③ **태반과 자궁 원인** : 태반기능부전, 전치태반, 태반조기박리, 자궁기형 등
④ **모성 원인** : 16세 미만 또는 35세 이상, 임신중독증, 약물남용 등

(2) 생리적 특성

① 몸통이 작고, 머리는 몸통에 비해 크다.
② 신전된 자세를 보인다(만삭아는 굴곡된 자세).
③ 귀 연골이 잘 발달되어 있지 않고 쉽게 접힌다.
④ 눈이 돌출되어 있고 눈 사이가 가깝다.
⑤ 재태기간 34주 정도의 미숙아는 상대적으로 피하지방이 적어 쭈글쭈글하게 보인다.
⑥ 대음순이 소음순을 덮지 못하고, 재태기간 8개월 경까지는 고환이 하강하지 않는다.
⑦ 전신에 솜털이 많으나, 극소저출생체중아는 솜털이 없다.
⑧ 표피와 진피 간 결합력이 감소되고, 각질층의 미성숙으로 피부 손상의 가능성이 높다.

(3) 체온유지

① 미숙아는 만삭아보다 체온조절 기능이 제한되어 있다.
② **원인** : 상대적으로 체표면적이 크고, 갈색지방이 부족하여 열생산이 부족하며, 피하지방이 부족하여 열복사가 증가하고 불충분한 영양공급으로 인한 영양부족 등이 있다.
③ 발한 기전이 미숙하여 환경 온도가 높으면 고체온이 가능하다.

(4) 호흡기계

① 임신 26주나 28주 전에는 폐포와 폐포의 모세혈관의 발달이 제한된다.
② 계면활성제가 부족한 경우 호흡곤란증후군이나 초자양막증 등을 유발한다.
③ 주기호흡과 무호흡이 있고, 만삭아보다 불규칙한 호흡양상을 보인다.
④ 호흡근의 상대적 취약성과 흉곽의 강직성 저하는 과소환기를 만듦 → 이산화탄소축적과 산증을 초래
⑤ 약한 기침반사와 구역질반사 → 호흡기계합병증 유발

(5) 심혈관계, 간, 위장관계

① 미숙아는 동맥관개존증이나 간헐적 동맥관개존증이 지속된다.

② 재태기간 34주 이전의 미숙아는 미숙한 연하와 빨기 반사로 인해 대체 영양공급(위관영양, 정맥영양)이 필요하다.

③ 위식도역류가 많이 나타난다(하부식도괄약근의 발달은 교정연령과 비례).

④ 담즙산과 리파제가 부족하여 지방질 흡수가 적다.

⑤ 췌장의 아밀라제 분비 제한으로 복잡한 구조의 탄수화물을 잘 소화하지 못하고, 유당의 소화도 제한된다.

⑥ 철분 저장이 매우 적다(임신 3기에 철분이 저장됨).

⑦ 간의 미성숙은 고빌리루빈혈증과 약물독성을 증가시킨다.

(6) 비뇨기계

① 사구체여과율이 저하되어 수분 정체 및 약물 배출이 잘되지 않는다.

② 체액이 감소되더라도 신장이 소변을 농축시키는 능력이 없어서 쉽게 탈수에 빠진다.

③ 중탄산이온의 보유능력이 떨어져서 대사성산증이 발생할 수 있다.

④ 세뇨관의 배출 저하는 약물의 청소율을 제한하여 소량의 약도 체내에 축적되어 독성을 유발할 수 있다.

(7) 면역계

① 미숙아의 백혈구 작용은 만삭아보다 비효과적이다.

② 미숙아는 임신 3기에 태반을 통해 공급되는 IgG를 제대로 공급받지 못한다.

③ 모유를 먹지 않는 아기는 초유에 있는 IgA를 공급받지 못한다.

④ 28주 이전에 출생한 경우 항체가 넘어 오지 않은 상태이고, 백혈구 작용이 미숙하여 감염의 위험성이 높다.

(8) 간 호

① 적절한 말초혈액공급을 유지하고, 체액과 전해질 공급을 조정하며, 탈수와 과수화를 확인한다.

② 감염 예방을 위해 아기를 만지기 전후에 손 씻기를 하고 접촉 시에는 가운을 착용한다.

③ 피부보호를 위해 알칼리성 비누를 사용하지 않고, 테이프나 마찰을 최소화하는 등의 조치를 취한다.

④ 에너지를 보전하고 생리적 안정을 증진시킬 수 있는 방어적이고 안락한 환경을 제공하고, 불필요한 소음은 줄이며, 미숙아를 부드럽고 천천히 다룬다.

⑤ **체온유지** : 중성온도 환경 제공, 필요 시 보육기나 방사보온기를 제공, 최소한의 목욕, 보육기나 보온기 주변의 통풍을 최소화하며, 아기와 접하는 표면을 사전에 따뜻하게 유지시키는 조치 등을 시행한다.

출제유형문제 최다빈출문제

1-1. 미숙아의 생리적 특성으로 옳지 않은 것은?

① 신전된 자세를 보인다.
② 표피와 진피 간 결합력이 감소되고 각질층의 미성숙으로 피부 손상의 가능성이 높다.
❸ 대음순이 소음순을 덮고 있다.
④ 귀 연골이 잘 발달되어 있지 않고, 쉽게 접힌다.
⑤ 눈이 돌출되어 있고 눈 사이가 가깝다.

해설
미숙아는 신전된 자세를 보이고, 귀 연골이 잘 발달되어 있지 않고, 쉽게 접힌다. 눈이 돌출되어 있고 눈 사이가 가깝다. 재태기간 34주 정도의 미숙아는 상대적으로 피하지방이 적어 쭈글쭈글하게 보인다. 대음순이 소음순을 덮지 못하고, 재태기간 8개월경까지는 고환이 하강하지 않는다. 전신에 솜털이 많으나, 극소저출생체중아는 솜털이 없다. 표피와 진피 간 결합력의 감소와 각질층의 미성숙으로 피부 손상의 가능성이 높다.

1-2. 미숙아 간호로 옳은 것은?

㉠ 탈수 여부를 확인한다. ㉡ 중성온도 환경을 제공한다. ㉢ 미숙아를 부드럽고 천천히 다룬다. ㉣ 테이프 사용을 최소화한다.

① ㉠, ㉡, ㉢
② ㉠, ㉢
③ ㉡, ㉣
④ ㉣
❺ ㉠, ㉡, ㉢, ㉣

해설
미숙아 간호는 적절한 말초혈액공급을 유지하고, 체액과 전해질 공급을 조정하며, 탈수와 과수화를 확인한다. 피부보호를 위해 알칼리성 비누를 사용하지 않고, 테이프나 마찰을 최소화하는 등의 조치를 취한다. 미숙아를 부드럽고 천천히 다루며 중성온도 환경을 제공한다.

2 과숙아(Postmaturity)

(1) 정의 및 원인

① 출생 시 체중과 관계없이 재태기간 42주 이후의 출생아를 말한다.

② 원인은 확실하지 않으나, 당뇨병산모, 다산모, 한쪽 부모가 큰 경우 등에 발생한다.

(2) 증 상

① 태지가 감소하며, 건조하고 갈라진 피부, 머리카락 숱이 많고, 피하지방은 적다.

② 태변 착색으로 짙은 노랑이나 초록색의 피부와 손톱, 발톱을 보인다.

③ 키가 크고 마르며 또렷또렷하고, 눈을 크게 뜨고 각성 상태 등을 보인다.

(3) 치료적 관리

① 저산소허혈성발작, 부적절한 영양, 태변흡인, 체온불안정, 저혈당 등의 합병증 여부를 확인하고 치료한다.

② 분만예정일보다 3주 이상 지연되면, 만삭아에 비해 사망률이 3배 정도 높다.

출제유형문제 최다빈출문제

과숙아의 증상으로 옳지 않은 것은?

① 피부가 건조하다.

❷ 모발이 적다.

③ 눈을 크게 뜨고 각성 상태를 보인다.

④ 태변 착색으로 짙은 노랑의 피부를 보인다.

⑤ 피하지방이 적다.

해설

과숙아는 태지가 감소하며, 건조하고 갈라진 피부, 머리카락 숱이 많고, 피하지방은 적다. 태변 착색으로 짙은 노랑이나 초록색의 피부와 손톱, 발톱을 보인다. 키가 크고 마르며, 또렷또렷하며, 눈을 크게 뜨고 각성 상태 등을 보인다.

3 부당경량아 및 부당중량아

(1) 부당경량아(Small for Gestational Age, SGA)

① 정의 및 원인 : 출생 시 체중이 자궁 내 성장곡선상 10백분위수(%) 미만으로 제태연령에 비해 체중이 작고 임신중독증, 고혈압, 당뇨병, 심장질환, 신장질환 등에 의해 발생한다.

② 치료적 관리

㉠ 저혈당 : 경구수유가 가능할 때까지 혈당유지를 위해 정맥 내 포도당을 주입한다(출생 시부터 포도당을 공급하지 않으면 중추신경계 손상 가능).

㉡ 적혈구과다 : 만성적인 태아 저산소증에 대한 자궁 내 반응으로, 헤마토크리트(Hct) 65% 이상은 고빌리루빈혈증의 가능성이 있어 광선요법이 필요하다.

(2) 부당중량아(Large for Gestational Age, LGA)

① 정의 및 원인 : 출생 시 체중이 자궁 내 성장 곡선상 90백분위수(%) 이상으로 재태연령에 비해 체중이 크고 당뇨병이 있는 산모, 비만, 유전 등에 의해 발생한다.

② 증상 : 분만 손상을 많이 받아 경부나 상박신경총손상, 쇄골골절, 횡격막신경손상, 두혈종, 경막하혈종 등이 보일 수 있다.

③ 치료적 관리

㉠ 저산소성허혈성발작, 자발성공기누출, 대혈관전위 등의 사망률을 증가시키는 합병증이 발생할 수 있으므로, 내재된 원인과 나타난 임상문제를 토대로 치료적 관리를 시행한다.

㉡ 당뇨병 어머니의 아기는 혈당과 칼슘치를 측정한다(당뇨병 어머니의 아기는 저혈당이 문제가 된다).

출제유형문제 최다빈출문제

부당경량아에 대한 설명으로 옳은 것은?

㉠ 출생 시 체중이 자궁 내 성장곡선상 10백분위수(%) 미만에 해당된다.
㉡ 경구수유가 가능할 때까지 정맥 내 포도당을 주입한다.
㉢ 적혈구과다가 나타난다.
㉣ 고혈당이 나타난다.

❶ ㉠, ㉡, ㉢
② ㉠, ㉢
③ ㉡, ㉣
④ ㉣
⑤ ㉠, ㉡, ㉢, ㉣

해설

부당경량아는 출생 시 체중이 자궁 내 성장곡선상 10백분위수(%) 미만으로 재태연령에 비해 체중이 작은 경우를 말한다. 저혈당은 경구수유가 가능할 때까지 혈당유지를 위해 정맥 내 포도당을 주입한다. 만성적인 태아 저산소증에 대한 자궁 내 반응으로 적혈구과다가 나타난다.

2-2 고위험 신생아 건강문제

1 Rh부적합으로 인한 신생아 용혈성빈혈, ABO부적합으로 인한 신생아 용혈성빈혈 및 고빌리루빈혈증

(1) Rh부적합으로 인한 신생아 용혈성빈혈(태아적아구증)과 ABO부적합으로 인한 신생아 용혈성빈혈

① Rh부적합으로 인한 신생아 용혈성빈혈(태아적아구증)

㉠ 정의 및 원인

- 산모가 Rh음성, 태아가 Rh양성일 때, 둘째 아기에서 발생한다.
- 첫 번째 임신에서 태아의 Rh양성 적혈구가 모체에 들어가면서 모체 내에 항Rh항체가 만들어진 이후에, 두 번째 임신 시 모체 내에 이미 만들어진 항Rh항체가 태아에게 들어가면서 적혈구를 공격하여 빈혈을 유발한다.

㉡ 증상 : 빈혈, 황달(고빌리루빈혈증), 태아수종, 간비대 등이 있다.

② ABO부적합으로 인한 신생아 용혈성빈혈

㉠ 정의 및 원인

- 산모가 O형, 태아가 A형 또는 B형일 때 첫째 아기에서 주로 발생한다.
- 산모의 A형 또는 B형 적혈구에 대한 항체가 태반을 통과하여 태아 적혈구를 파괴한다.

㉡ 증상 : 경한 용혈성 빈혈

③ 진단검사 : 태아혈액형검사, 직접 Coombs test

④ 치료적 관리

㉠ 광선요법

㉡ 교환수혈

- 심한 고빌리루빈혈증일 때 시행하고, 제대정맥을 이용하여 신생아의 혈액 85%를 교환한다.
- 이식편대숙주반응, 고칼륨혈증, 저칼슘혈증, 고혈당, 저혈당, 감염 등의 부작용이 발생할 수 있다.

⑤ 예방 : 분만이나 유산 후 72시간 이내에 RhoGAM(Rho-immune globulin) 300ug을 투여한다(RhoGAM은 Rh음성인자가 Rh양성인 적혈구에 대한 항체를 만드는 것을 제지한다).

(2) 고빌리루빈혈증

① 정의 및 원인

빌리루빈 수치가 상승하여 빌리루빈이 체내조직에 축적되어 피부와 공막에 황색의 착색을 유발하는 것으로, 적혈구 수명 감소, 간의 흡수 감소, 모유수유, 선천성 감염 등에 의해 발생한다.

② 증 상

㉠ 간접 빌리루빈 수치가 5~7mg/dL인 경우 황달(피부의 황색 착색)이 나타난다.

㉡ 만삭아는 생후 3~4일 후에 최고치에 도달한 후 10일 경에 정상 빌리루빈 수치로 감소하고, 조산아는 생후 5일 경에 최고치에 도달한 후 한 달 후에 정상 빌리루빈 수치로 감소한다.

③ 치료적 관리
   ㉠ 광선요법, 교환수혈
   ㉡ 모유수유로 인한 고빌리루빈혈증인 경우에는 24~48시간 동안 수유를 중단하고 우유를 대신 먹인다.

④ 간호(광선요법)
   ㉠ 광선요법의 효과를 최대화하기 위해 피부 표면을 가능한 한 많이 노출하고 기저귀만 착용한다(생식기 부위는 가린다).
   ㉡ 피부를 최대한 노출하기 위해 2~4시간마다 체위변경을 한다.
   ㉢ 안대로 가려서 눈을 보호하고, 수유 시에는 제거한다.
   ㉣ 불감성 수분소실로 인한 탈수 여부 및 섭취량과 배설량을 확인하고, 적절한 수분을 제공한다.
   ㉤ 체온을 측정하고, 빌리루빈 수치를 검사한다.

출제유형문제 최다빈출문제

1-1. 태아적아구증 아동에게 교환수혈을 할 때에 이용하는 혈관은?

① 족배동맥
② 상완동맥
③ 요골동맥
④ 요골정맥
❺ 제대정맥

해설
교환수혈은 심한 고빌리루빈혈증일 때 시행하고, 제대정맥을 이용한다.

1-2. 황달을 보이는 신생아에게 광선요법을 시행할 때 간호로 적절하지 않은 것은?

① 안구손상을 예방하기 위해 안대를 착용한다.
② 피부 표면을 가능한 한 많이 노출하고 기저귀만 착용한다.
③ 수분을 공급한다.
❹ 안정을 취하도록 하기 위해 체위변경은 하지 않는다.
⑤ 체온을 측정한다.

해설
광선요법 시 효과를 최대화하기 위해 피부 표면을 가능한 한 많이 노출하고 기저귀만 착용한다(생식기 부위는 가린다). 피부를 최대한 노출하기 위해 2~4시간마다 체위변경을 한다. 안대로 가려서 눈을 보호한다. 불감성 수분소실로 인한 탈수 여부 및 섭취량과 배설량을 확인하고, 적절한 수분을 제공한다. 체온을 측정하고, 빌리루빈 수치를 검사한다.

2 호흡곤란증후군 및 무호흡

(1) 호흡곤란증후군(Respiratory distress syndrome, RDS)

① 정의 및 원인

㉠ 폐의 발달 미숙으로 인한 폐표면 활성제의 부족에 의한 것으로 미숙아의 호흡부전을 초래하는 가장 큰 원인이다.

㉡ 미숙아, 당뇨병 산모의 아기, 주산기가사, 선천성횡격막탈장, 제왕절개술로 분만한 아기 등에서 발생할 수 있다.

② 증상 : 빈호흡, 비익확장, 흉부견축, 호기성 그렁거림, 시소(Seesaw)호흡, 무호흡, 서맥, 청색증 등이 나타난다.

③ 병태생리

㉠ 계면활성제는 재태기간 24주경에 II형의 폐포세포에서 분비된다.

㉡ 계면활성제의 합성 부전은 호기 시 폐수축과 무기폐를 유발하고, 무기폐는 가스교환 부족으로 저산소증과 산증을 유발하며, 산증은 폐혈관과 말초혈관의 수축을 일으켜 폐혈류가 감소되면 계면활성제 합성이 저해되는 병태생리로 인해 호흡 시 허탈된 폐포를 재확장시키기 위해 많은 에너지를 소모하게 되어 호흡이 점점 어려워진다.

④ 진단검사

㉠ 동맥혈가스분석검사, 흉부 X-ray

㉡ L/S ratio(폐성숙도를 보여 주는 지표로 재태기간 36주 이상은 L/S ratio가 2.0 이상을 보임)

⑤ 치료 및 간호

㉠ 환기 유지 : 산소공급, 인공호흡기나 지속적 기도 양압장치 등을 적용한다.

㉡ 계면활성제를 투여한다(무기폐예방, 감염예방, 폐손상예방, 폐부종예방 등의 효과가 있다).

㉢ 산소소모를 최소화하고 적절한 영양과 수화를 유지하는 지지간호(중성온도 환경 유지, 영아를 적게 만지는 것 등)를 제공한다.

㉣ 산염기 불균형 교정 등을 시행한다.

(2) 미숙아 무호흡(Apnea of prematurity)

① 정의 및 원인 : 20초 이상 호흡이 정지하거나 또는 20초 미만의 호흡 정지가 있으면서 청색증이나 서맥을 동반하는 경우를 말하는 것으로, 미숙아에서 많이 볼 수 있다.

② 증상 : 무호흡이 지속되면서 피부색의 변화(청색증, 창백증), 서맥 등이 있다.

③ 치료 및 간호

㉠ 무호흡이 발견되면 영아에게 부드러운 촉각자극(가슴과 등을 문지르거나 체위변경 등)으로 호흡 자극 → 호흡이 돌아오지 않으면 흡인(구강, 비강, 인두) 및 산소 공급 → 무호흡 상태 지속 시 턱을 올려 기도를 확보한 후 마스크와 산소백으로 산소 공급

㉡ 무호흡이 지속되거나 반복되는 경우 인공호흡기나 지속적 기도양압(CPAP)을 제공한다.

㉢ 적혈구 수혈이나 Erythropoietin 투여(무호흡 빈도 감소), Methylxanthine계 약물(Theophylline, Aminophylline)을 투여(중추신경계의 호흡 자극)하며, 중성 온도의 환경을 유지한다.

출제유형문제 최다빈출문제

신생아가 호흡이 없는 경우 호흡 촉진을 위해 가장 먼저 시행해야 할 조치로 적절한 것은?

① 기관 내 삽관
② 기관절개술
③ 산소 공급
④ 가습기 제공
❺ 등 쓰다듬기

해설
신생아가 호흡이 없는 경우 호흡을 자극하기 위해 가장 먼저 가슴과 등을 문지르는 것과 같은 부드러운 촉각자극을 시행한다.

3 태변흡인증후군(Meconium aspiration syndrome, MAS)

(1) 정의 및 원인

① 자궁 안에서 태아가 저산소증 상태 시 태아의 장이 허혈되어 장운동이 항진되고, 항문이 이완되어 양수 속으로 태변을 배설하며 자궁 안에서나 분만 시 태변을 흡인함으로써 발생하는 것으로 과숙아에서 많이 발생한다.

② 태반조기박리, 제대이상, 임신성고혈압 등에 의한 태아저산소증으로 인해 발생할 수 있다.

(2) 증 상

호흡곤란으로 인해 청색증, 창백, 무호흡, 서맥, 낮은 아프가 점수, 빈호흡, 비익호흡 등이 나타난다.

(3) 진단검사

태변 배설 유무는 양막 파열 후에 확인할 수 있고, 태변흡인증후군은 흉부 X-ray검사를 통해 분만 직후 진단할 수 있다.

(4) 치료 및 간호

① 출생 직후 흡인(구강, 인두, 비강)을 시행하고, 태변흡인이 의심되는 경우에는 첫 호흡을 하기 전에 아기의 기도에서 태변을 제거하여 태변이 들어가지 않도록 한다.

② 산소를 공급하며 필요시 기계적 환기요법을 시행한다.

출제유형문제 최다빈출문제

태변흡인증후군에 대한 설명으로 옳은 것은?

㉠ 청색증, 창백, 무호흡, 서맥, 낮은 아프가점수, 빈호흡 등이 나타난다.
㉡ 과숙아에서 많이 발생한다.
㉢ 출생 직후 흡인을 시행한다.
㉣ 양막이 파열된 후에 태변 배설 유무를 확인할 수 있다.

① ㉠, ㉡, ㉢
② ㉠, ㉢
③ ㉡, ㉣
④ ㉣
⑤ ㉠, ㉡, ㉢, ㉣

해설
태변흡인증후군은 과숙아에서 많이 발생하고, 호흡곤란으로 인해 청색증, 창백, 무호흡, 서맥, 낮은 아프가점수, 빈호흡, 비익호흡 등이 나타난다. 태변 배설 유무는 양막 파열 후에 확인할 수 있고, 태변흡인증후군은 흉부 X-ray검사를 통해 분만 직후 진단할 수 있다. 출생 직후 흡인(구강, 인두, 비강)을 시행하고, 태변흡인이 의심되는 경우에는 첫 호흡을 하기 전에 아기의 기도에서 태변을 제거하여 태변이 들어가지 않도록 한다. 산소를 공급하며 필요시 기계적 환기요법을 시행한다.

4 신생아 일과성 빈호흡 및 기관지폐이형성증

(1) 신생아 일과성 빈호흡(Transient tachypnea of the newbone, TTN)

① 정의 및 원인

㉠ 태아 폐액의 흡수가 늦어 발생하는 것으로, Wet Lung(젖은 폐)라고도 한다.

㉡ 제왕절개술로 분만한 아기, 둔위분만, 분만 시 마취로 인한 과다진정 시, 경산부 아기, 당뇨병산모 아기 등에서 발생하고, 신생아호흡기질환 중 흔하면서 증상이 경하다.

② 증상 : 출생 시 아프가점수는 양호하나, 출생 후 4~5시간 안에 빈호흡, 비익호흡, 흉골견축, 경도의 청색증 증상 등이 나타난다.

③ 진단검사 : 흉부 X-ray

④ 치료 및 간호

㉠ 산소공급, 산소포화도 측정, 지지적인 간호를 제공한다.

㉡ 예후가 양호하여 3~5일이면 완치된다.

(2) 기관지폐이형성증(Bronchopulmonary dysplasia, BPD)

① 정의 및 원인

㉠ 호흡곤란증후군 치료를 위해 산소치료와 기계적 환기를 받은 극소저출생체중아, 초극소저출생체중아에서 흔히 발생하는 것으로, 만성 폐질환이다.

㉡ 태변흡인증후군, 선천성심장질환(동맥관개존증), 산전감염, 출생 후의 기계적 환기요법에 의한 기도 및 폐포손상 등에 의해 발생한다.

② 증상 : 빈호흡, 비익확장, 저산소증, 과탄산증, 흉부함몰, 부적절한 체중증가 등이 나타난다.

③ 진단검사 : 흉부방사선검사

④ 치료 및 간호

㉠ 산소투여

- 산소, 보조적 환기, 고빈도 인공 환기법 등을 적용한다(처방된 산소 농도가 잘 유지되는지 관찰한다).
- 인공호흡기 사용 시 산소압력에 의한 손상을 예방하기 위해 산소농도와 압력을 최소화한다.
- 가능한 빨리 호흡기 이탈을 유도한다.

㉡ 약물요법 : 이뇨제, 기관지확장제 등을 투여하고, 수액공급은 최소한으로 한다.

㉢ 영양공급 : 충분한 영양공급(120~150kcal/kg/day)

출제유형문제 최다빈출문제

호흡곤란증후군을 치료하기 위해 시행된 산소치료와 기계적 환기요법 후 영아에게 기관지폐이형성증이 진단되었다. 기관지폐이형성증을 촉발시킨 요인으로 적절한 것은?

❶ 기계적인 환기요법과 고농도 산소공급
② 흡 인
③ 체 중
④ 저혈당
⑤ 고혈당

해설
기관지폐이형성증은 호흡곤란증후군 치료를 위해 시행된 산소치료와 기계적 환기로 인해 발생하는 것으로 이를 예방하기 위해 가능한 빨리 호흡기 이탈을 유도하고, 인공호흡기 사용 시 산소압력에 의한 손상을 예방하기 위해 산소농도와 압력을 최소화한다.

5 신생아 저혈당증 및 신생아 패혈증

(1) 신생아 저혈당증

① 정의 및 원인

혈액 내 포도당 수치가 비정상적으로 낮아진 상태를 의미하는 것으로 혈장 농도가 40mg/dL 미만을 말하는 것으로, 저체중아, 미숙아, 자궁 내 발육부진, 부당중량아 등에서 발생한다.

② 증상 : 수유량 저하, 기면상태, 신경과민, 날카로운 울음소리, 경련, 무호흡 등이 나타난다.

③ 진단검사 : 혈당모니터링, 소변검사(케톤확인), 혈액화학검사(혈당농도)

④ 치료 및 간호

㉠ 무증상 : 5% 포도당액, 처방된 우유, 모유수유 가능

㉡ 모유수유가 어려운 경우 : 위관으로 영양을 공급한다.

㉢ 혈당 20~25mg/dL 미만 : 정맥으로 공급한다.

㉣ 부적절한 조절 : 스테로이드 투여

㉤ 2시간마다 혈당측정, 중성온도의 환경을 제공(저체온증은 포도당 요구량을 증가시킴)

(2) 신생아 패혈증(Neonatal sepsis)

① 정의 및 원인

㉠ 세균이 혈류를 따라 이동하여 전신적 징후와 증상을 유발하는 것으로 신생아실에서 많이 발생한다.

㉡ 조산이나 난산으로 인한 다양한 미생물(연쇄상구균, 대장균, 포도상구균이 흔하고, 임균, 칸디다균 등)에 의해 발생한다.

② 증상 : 초기 증상은 모호하고 비특이적(무언가 이상이 있다고만 느낄 뿐 특이한 신체증상은 발견하지 못함), 불안정한 체온, 기면, 근긴장도나 활동의 변화, 신경학적 자극증상, 수분과 전해질 불균형 등이 있다.

③ 진단검사 : 배양검사, 혈액검사, 요추천자 등을 검사한다.

④ 치료 및 간호

㉠ 배양검사결과와 치료 반응에 따라 항생제를 7~10일 정도 투여한다.

㉡ 지지적 요법 : 지속적인 환경온도조절, 필요시 산소공급 및 인공호흡기 적용, 활력징후 및 수화상태를 사정, 적절한 수분과 칼로리 제공, 감염관리 등을 시행한다.

6 미숙아 망막증, 페닐케톤뇨증 및 뇌실주위-뇌실내출혈

(1) 미숙아망막증(Retinopathy of prematurity, ROP)

① 정의 및 원인

㉠ 모세혈관 수축에 이은 망막표면의 비정상적 혈관증식증으로 수정체후부섬유증식증이라고도 한다.

㉡ 출생 시 체중이 적을수록 발생 가능성이 높다(초극소저출생체중아는 위험이 높다).

㉢ 망막의 미숙함, 고농도 산소 요법 등으로 인해 발생한다.

② **증상** : 시각장애가 없는 최소한의 혈관변화로부터 시력상실을 유발하는 심한 섬유혈관증식증과 망막박리까지 다양하다.

③ **진단검사** : 체중 1,800g 미만이거나 재태기간 33주 미만의 미숙아, 출생 후 6시간 이상 산소치료를 받은 신생아는 4~6주에 망막검사를 시행한다.

④ 치료 및 간호

㉠ 신중하게 산소를 공급하고, 빛에 대한 노출을 방지한다.

㉡ 호흡기계 및 심장상태를 지속적으로 사정하고, 미숙아 산소포화도 모니터의 상위 한계치의 알람을 설정하고 주의를 기울인다.

㉢ 미숙아에게 정기적인 안과검진을 받게 하여 조기 발견 및 치료를 하도록 한다.

(2) 페닐케톤뇨증(Phenylketonuria, PKU)

① 정의 및 원인

혈액에 축적된 페닐알라닌 독성이 중추신경계에 손상을 초래하는 것으로 상염색체 열성 유전성 질환이다.

② 증 상

㉠ 첫째 징후 : 구토, 소변에서 곰팡이나 쥐오줌 냄새, 영아습진, 과다활동 등이 있다.

㉡ 큰 아동 : 색소결핍(모발, 피부, 홍채 등)이 있고, 치료하지 않으면 지적 장애가 나타난다.

③ **진단검사** : 신생아 선별검사(수유를 시작한 지 48시간이 경과한 후 시행)상 혈청 페닐알라닌 수치가 20mg/dL 이상인 경우 진단한다.

④ 치료 및 간호

㉠ 페닐알라닌 섭취를 제한하는 식이를 하며, 채소, 과일, 전분 등을 섭취하게 한다(육류, 생선, 달걀, 콩, 우유 등의 고단백 음식을 제한한다).

㉡ 페닐케톤뇨증이 있는 여성은 임신에 대한 유전상담이 필요하고(임신 시 정신지체, 소두증, 성장지연 등이 발생할 수 있다), 임신 전부터 페닐알라닌 수치를 조절할 뿐만 아니라 임신 중에도 통제해야 한다.

(3) 뇌실주위-뇌실내출혈(Periventricular-intraventricular hemorrhage)

① 정의 및 원인

㉠ 뇌실 내 또는 뇌실 주변에 혈액이 고이는 것으로, 미숙아는 두개 내 출혈에 민감하다.

㉡ 아기가 작고 어릴수록 출혈 가능성이 높다.

② 증상 : 호흡곤란, 무호흡, 의식수준 변화, 경련 등이 나타난다.

③ 진단검사

㉠ 뇌초음파검사 : 출혈을 확인할 수 있어서 체중이 1,500~1,800g 이하, 외상이나 저산소증에 빠진 아기에게 시행한다

㉡ 컴퓨터단층촬영 : 수두증을 확인한다.

④ 치료 및 간호

㉠ 보존적 치료(환기요법, 순환기능 · 대사상태 · 온도 유지 등)를 시행한다.

㉡ 신경학적 또는 심혈관 상태의 변화를 관찰한다.

㉢ 매일 두위를 측정하고, 뇌혈류의 급격한 변화를 유발하지 않도록 하며, 뇌압상승을 유발하는 자극을 주지 않는다.

㉣ 미숙아는 주기적으로 뇌초음파검사를 시행하여 경과를 관찰한다.

출제유형문제 최다빈출문제

6-1. 신생아 패혈증의 치료 및 간호로 옳은 것은?

㉠ 배양검사결과와 치료 반응에 따라 항생제를 7~10일 정도 투여한다.
㉡ 환경온도조절을 시행한다.
㉢ 산소를 공급한다.
㉣ 감염관리를 시행한다.

① ㉠, ㉡, ㉢
② ㉠, ㉢
③ ㉡, ㉣
④ ㉣
❺ ㉠, ㉡, ㉢, ㉣

해설

신생아 패혈증은 배양검사결과와 치료 반응에 따라 항생제를 7~10일 정도 투여한다. 지지적 요법(지속적인 환경온도조절, 필요시 산소공급 및 인공호흡기 적용, 활력징후 및 수화상태를 사정, 적절한 수분과 칼로리 제공, 감염관리 등)을 시행한다.

6-2. 미숙아에게 장기간 고농도 산소를 공급하는 경우 나타날 수 있는 합병증은?

❶ 미숙아망막증
② 뇌수막염
③ 요로감염
④ 갑상선기능항진증
⑤ 급성 사구체신염

해설

미숙아가 장기간 고농도 산소요법을 받는 경우 미숙아망막증(수정체후부섬유증식증)이 발생할 수 있으므로 신중하게 산소를 공급하고, 호흡기계 및 심장상태를 지속적으로 사정하고, 미숙아 산소포화도 모니터의 상위 한계치의 알람을 설정하고 주의를 기울인다.

7 구순과 구개열 및 기관식도루 / 식도폐쇄

(1) 구순과 구개열(Cleft lip, Cleft palate)

① 정의 및 원인 : 입술과 구개 또는 비강에 비정상적인 열구를 만드는 것으로, 유전, 가계력, 산모의 흡연 등에 의해 발생한다.

② 진단 : 임신 중 자궁초음파검사, 입술검사(구순), 구강 내 결함을 촉진하거나 라이트를 통한 시진검사 등을 통해 진단한다.

③ 치료적 관리

㉠ 구순 교정수술은 생후 3~6개월경 시행한다(조기 수술이 수유를 쉽게 할 수 있고 결속을 증진시킨다).

㉡ 구개열 수술은 개인차가 있고 기형의 정도와 크기에 따라 다르나 대부분 1세까지는 교정수술을 하는 것을 권장한다(구개열 폐쇄는 6~24개월 사이에 완전히 이루어지고, 조기 수술이 언어발달을 촉진한다).

④ 간 호

㉠ 수술 전 간호

- 부드러운 플라스틱, 압축용기, 긴 젖꼭지 등을 사용한다.
- 똑바른 자세로 수유하고(질식 예방) 자주 트림을 시키며(과도한 공기가 흡입됨), 천천히 수유하고, 삼키는 동안 쉬는 시간을 준다.

㉡ 수술 후 간호 : 수술 부위 봉합선이 유지되도록 수술 부위에 압력이나 긴장을 주지 않는다.

- 구순 수술 후 봉합 부위 손상을 막기 위해(수술 부위 보호) 엎드린 자세는 지양한다.
- 흡인(구강, 비인두)을 시행한다.
- 수술 부위를 만지지 못하게 팔꿈치 억제대를 사용하고, 2시간마다 10~15분 정도 제거한 후 피부 상태를 사정한다(부모나 간호사가 있는 상태에서 한 번에 한쪽 팔꿈치 억제대를 제거한다).
- 아동을 울리지 말고, 안아주거나 가볍게 흔들어줌으로써 편안함을 느끼게 한다(울면 봉합선이 당겨진다).
- 빨대, 젖꼭지, 스푼 등을 아동의 입에 대지 않도록 하고, 구강체온은 측정하지 않는다.
- 의사 지시에 따라 입술 수술 부위를 깨끗이 한다(영양공급 후 면봉을 사용하여 멸균액이나 식염수로 세척한다).
- 1~2주 동안은 치아를 닦지 않고(구개봉합이 찢어지는 것을 예방), 구개수술 부위를 청결히 하기 위해 식후 물로 입을 헹군다.
- 처방된 진통제를 투여하여 통증을 조절한다.
- 안면부 기형은 부모와의 조기애착 형성에 지장을 줄 수 있으므로 부모가 솔직하게 감정 을 표현하도록 돕는다.

(2) 기관식도루/식도폐쇄(Tracheoesophageal fistula, TEF / Esophageal atresia)

① 정의 및 원인

식도가 위까지 도달하기 전에 맹낭으로 끝나버리고, 식도와 기관 사이가 비정상적으로 연결되어 누공이 형성된 선천성 기형으로 정확한 원인은 알려져 있지 않다.

② 증 상

㉠ 3Cs[기침(Coughing), 수유 시 질식(Chocking), 청색증(Cyanosis)]

㉡ 출생 시 흡인카테터나 비위관 삽입이 어렵고, 입에 거품과 침, 구토, 복부팽만 등이 발생한다.

③ 진단 검사

㉠ 비위관이 10~11cm까지 삽입되지 않으면 식도폐쇄를 의심한다.

㉡ 복부방사선사진(확진)

④ 치료적 관리 : 외과적 교정수술을 시행한다.

⑤ 간 호

㉠ 수술 전 간호 : 흡인을 방지하는 것이 중요하다.

- 앙와위 자세에서 침상머리를 높여 준다(위분비물의 폐유입을 줄인다).
- 비위관 튜브를 삽입하고, 5~10분마다 흡인한다.
- 금식, 정맥수액요법으로 수화유지, 체온유지(복사온열기 사용), 산소공급 등을 시행한다.
- 활력징후, 섭취량과 배설량을 측정한다.

㉡ 수술 후 간호

- 호흡상태(호흡수, 호흡능력, 비정상 호흡음 등)를 관찰하고, 체온조절을 유지(복사온열기 이용)한다.
- 수액균형과 영양지지(정맥 내 수액공급, 체중과 두위 측정, 섭취량과 배설량 측정 등), 통증조절, 감염예방 등을 시행한다.
- 수술 후 위루관 사용 시 노리개젖꼭지를 제공한다(빨기 욕구 충족).

출제유형문제 최다빈출문제

7-1. 구순 아동의 수술 후 간호로 옳지 않은 것은?

① 아동을 울리지 않는다.
② 상처보호를 위해 팔꿈치억제대를 해 준다.
❸ 분비물의 배액을 돕기 위해 복위를 취해 준다.
④ 통증을 조절한다.
⑤ 수술 부위를 만지지 못하게 한다.

해설
구순 수술 후 봉합 부위 손상을 막기 위해(수술 부위 보호) 엎드린 자세는 지양한다. 수술 부위를 만지지 못하게 팔꿈치 억제대를 적용한다. 아동을 울리지 말고 안아주거나 가볍게 흔들어줌으로써 편안함을 느끼게 한다. 의사 지시에 따라 입술 수술 부위를 깨끗이 한다(영양공급 후 면봉을 사용하여 멸균액이나 식염수로 세척한다). 처방된 진통제를 투여하여 통증을 조절한다.

7-2. 구개열 아동의 교정 시기로 가장 적절한 것은?

① 아동이 원할 때 시행한다.
② 언제 시행해도 상관없다.
③ 학교에 들어갈 즈음에 시행한다.
❹ 언어 발달을 위해 2세 이전에 교정해 준다.
⑤ 청소년기에 교정해 준다.

해설
구개열 수술은 개인차가 있고 기형의 정도와 크기에 따라 다르나 조기수술이 언어발달을 촉진하기 때문에 2세 이전에 교정해 준다.

7-3. 기관식도루/식도폐쇄 아동의 수술 전 간호로 옳은 것은?

㉠ 흡인을 방지하는 것이 중요하다. ㉡ 비위관 튜브를 삽입하고 5~10분마다 흡인한다. ㉢ 금식한다. ㉣ 앙와위 자세에서 침상머리를 높여 준다.

① ㉠, ㉡, ㉢ ② ㉠, ㉢
③ ㉡, ㉣ ④ ㉣
❺ ㉠, ㉡, ㉢, ㉣

해설
기관식도루/식도폐쇄 아동의 수술 전 간호는 흡인을 방지하는 것이 가장 중요하고, 앙와위 자세에서 침상머리를 높여 준다. 비위관 튜브를 삽입하고 5~10분마다 흡인한다. 금식, 정맥수액요법으로 수화유지, 체온유지, 산소공급, 활력징후 및 섭취량과 배설량 측정 등의 간호를 시행한다.

8 선천성 거대결장 및 담도폐쇄

(1) 선천성 거대결장(Hirschsprung's disease)

① 정의 및 원인

㉠ 불충분한 장의 연동으로 인해 기계적 장폐쇄를 초래하는 선천성 장애로 신생아의 하부 장폐색의 주요 원인이다.

㉡ 유전적 소인이 있으며, 다운증후군 아동에게서 발생 빈도가 높다.

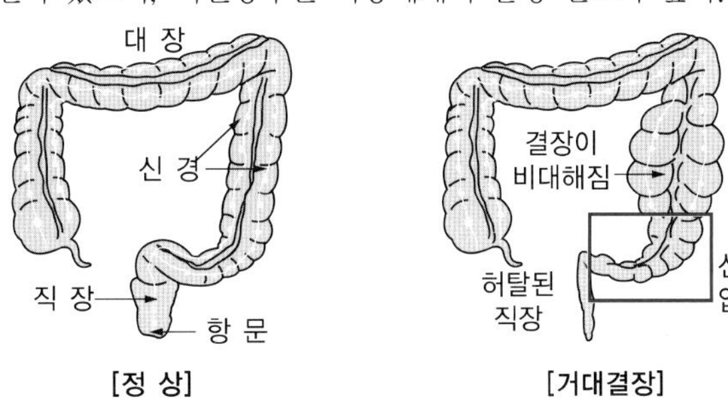

[정 상] [거대결장]

출처 : 서울아산병원(http://m.amc.seoul.kr/asan)

② 증 상

㉠ 신생아 : 출생 후 24-48시간 내에 태변 배출이 어렵고, 수유거부, 복부팽만, 구토 등이 있다.

㉡ 영아 : 복부팽만, 변비, 불충분한 체중증가, 식욕부진 등이 발생한다.

㉢ 아동 : 만성적 변비, 리본모양의 변, 나쁜 냄새가 나는 변, 복부팽만, 성장지연 등이 있다.

③ 진단검사 : 직장검사, 바륨관장, 직장생검 등의 검사를 시행한다.

④ 치료적 관리 : 외과적 수술(무신경절 부위 제거)

⑤ 간 호

㉠ 수술 준비

- 등장성 식염수 관장을 시행하고, 금식시킨다.
- 수액공급, 섭취량과 배설량 측정 등을 시행한다.

㉡ 감염예방과 피부통합성 유지

- 수술 부위 감염을 예방하기 위해 항생제를 투여한다.
- 수술 부위 발적, 부종, 농 배출 유무 등을 관찰하고, 결장루 형성술이 시행된 경우에는 장루에 출혈, 피부손상 여부 등을 관찰한다.

㉢ 영 양

- 수술 후 장음이 돌아오거나 가스가 배출될 때까지 금식하고, 장연동 운동이 돌아올 때까지 비위관으로 흡인을 시행한다.
- 구강으로 수분을 섭취할 때까지 정맥으로 수액을 공급하고, 처방에 따라 식이를 제공한다.

㉣ 처방에 의해 진통제를 투여하여 통증을 완화시킨다.

(2) 담도폐쇄증(Biliary atresia)

① 정의 및 원인

㉠ 간 바깥에 위치하는 담도의 전체 혹은 일부분이 폐쇄되어 담즙 배설이 이루어지지 않는 상태를 말한다.

㉡ 정확한 원인은 알려져 있지 않으나, 출생 전후 바이러스감염 또는 담즙 흐름의 기능적 장애에 의해 발생할 수 있다.

② **증상** : 황달, 담즙이 섞이지 않은 회백색 변, 간비대, 복부팽만 등이 나타난다.

③ **진단검사** : 간기능검사, 혈액응고검사, 초음파검사, 십이지장 내의 담즙성분 검사, 수술적 담도조영술, 경피적 간생검 등을 시행한다.

④ 치 료

㉠ 간문장문합술(Kasai op)은 간이식을 받을 때까지 성장과 발달을 지속하게 한다.

㉡ 영양공급 : MCT oil을 조제분유에 타서 주거나(칼로리 증가), TPN으로 필수영양을 공급한다.

㉢ 비타민 흡수 장애를 치료하고, 문맥고혈압을 관리(염분제한, 이뇨제투여, 출혈조절)한다.

⑤ 간 호

㉠ 영양공급 : 적절한 칼로리(MCT보충제, TPN 등)와 비타민을 공급하되, 간성뇌손상을 예방하기 위해 단백질을 제한한다.

㉡ 피부간호 : 오트밀 목욕(소양증 완화)을 시행하고, 장갑을 착용하며, 건조한 피부에 부드러운 로션과 크림을 발라준다.

출제유형문제 최다빈출문제

선천성 거대결장 아동에게 관장을 시행하려고 할 때 사용할 수 있는 관장약은 무엇인가?

❶ 생리식염수
② 수돗물
③ 글리세린
④ 비눗물
⑤ 락툴로스

해설
선천성 거대결장은 등장성 식염수 관장을 시행한다.

9 괴사성소장결장염(괴사성장염, Necrotizing enterocolitis, NEC)

(1) 정의 및 원인

① 장의 급성 염증성 질환으로 미숙아에게 흔하다.

② 정확한 원인은 알려지지 않았으나, 원인불명의 장허혈, 미숙한 위장계 방어능력, 세균증식 등에 의해 발생한다.

(2) 증 상

복부팽만, 위 내 잔류량, 혈변, 담즙이 포함된 구토물, 소변량 감소, 수유불량, 기면 등이 발생한다.

(3) 진단검사

방사선검사, 혈액검사(빈혈, 백혈구 증가 혹은 감소, 대사성산증, 전해질불균형, 심한 경우 응고병증이나 저혈소판증) 등을 시행한다.

(4) 치료적 관리

① 출산 질식이 있었던 경우 적어도 24~48시간은 구강수유를 하지 않는다(예방이 중요하다).

② 진단 혹은 의심되는 경우 금식, 비위관 감압, 정맥영양을 제공한다.

③ 장천공이 의심되는 경우 괴사된 장의 절제를 시행한다.

(5) 간 호

① 복부팽창 여부를 확인한다(복부둘레 측정, 장음 유무 청진 등).

② 활력징후를 측정하여 조기에 발견한다.

③ 직장 체온은 측정하지 않는다(천공 가능성이 있음).

④ 기저귀를 착용하지 않은 상태로 앙와위나 측위를 취해 준다(복부 압력 감소).

⑤ 구강수유를 다시 시작하는 경우 멸균수나 전해질 용액을 먼저 주고 가능하면 희석한 모유나 기본식 우유(Pregestimil 등)를 제공한다(구강수유를 다시 시작하는 시기는 진단 및 치료 후 적어도 7~10일이다).

⑥ 감염을 예방하기 위해 철저한 손씻기, 활력징후 측정기구는 별도 사용, 격리 등을 시행한다.

출제유형문제 최다빈출문제

괴사성소장결장염 아동에게 시행하는 간호로 옳은 것은?

㉠ 기저귀를 착용하지 않은 상태로 앙와위를 취해 준다.
㉡ 구강수유를 다시 시작하는 경우에는 멸균수나 전해질 용액을 먼저 준다.
㉢ 직장 체온은 측정하지 않는다.
㉣ 활력징후를 측정하는 기구는 별도로 사용한다.

① ㉠, ㉡, ㉢
② ㉠, ㉢
③ ㉡, ㉣
④ ㉣
⑤ ㉠, ㉡, ㉢, ㉣

해설
괴사성소장결장염 간호는 천공의 가능성이 있어 직장 체온은 측정하지 않는다. 복부 압력을 감소시키기 위해 기저귀를 착용하지 않은 상태로 앙와위나 측위를 취해 준다. 구강수유를 다시 시작하는 경우 멸균수나 전해질 용액을 먼저 주고 가능하면 희석한 모유나 기본식 우유(Pregestimil 등)를 제공한다. 감염을 예방하기 위해 철저한 손씻기, 활력징후 측정기구는 별도 사용, 격리 등을 시행한다.

제 3 장

호흡기계 문제 아동의 간호

3-1 아동의 호흡기계

1 아동의 호흡기계 특성

(1) 호흡기계

상기도(코, 인두, 후두)와 하기도(기관, 기관지, 폐)로 구성된다.

(2) 특 성

① 재태기간 34주 이전의 미숙아는 RDS 위험이 높다(미숙아는 표면활성제가 부족하다).
② 신생아는 호흡이 불규칙할 수 있고, 무호흡(10~15초)이 잘 발생한다.
③ 영아는 비강호흡을 하고, 구강호흡이 어렵다(비충혈 시 호흡곤란이 발생할 수 있다).
④ 영아는 늑간근이 잘 발달하지 못해 흉부견축이 많이 발생한다.
⑤ 유스타키오관이 비교적 수평적이다(중이에 박테리아가 침입될 가능성이 높다).
⑥ 학령기 초기의 편도조직 비대는 정상으로 볼 수 있다.
⑦ 3개월 미만은 모체로부터 받은 항체로 인해 낮은 호흡기계 감염률을 보인다.
⑧ 3~6개월이 되면 모체로부터 받은 항체가 없어지기 시작하고, 스스로 항체를 만들지 못해 감염률이 증가한다.

출제유형문제 최다빈출문제

아동의 호흡기계 특성으로 옳지 않은 것은?

① 영아는 늑간근이 잘 발달하지 못해 흉부견축이 많이 발생한다.
② 신생아는 무호흡이 잘 발생한다.
③ 학령기 초기의 편도조직 비대는 정상 소견이다.
❹ 영아는 구강호흡을 한다.
⑤ 3개월 미만은 모체로부터 받은 항체로 인해 호흡기계 감염률이 낮다.

해설
영아는 비강호흡을 하고, 구강호흡이 어려워 비충혈 시 호흡곤란이 발생할 수 있다.

2 인두염(Pharyngitis)

(1) 정의 및 원인

인두와 주위 림프조직의 감염을 의미하는 것으로 바이러스(Adenovirus, Coronavirus, Enterovirus 등), A군 베타-용혈성 연쇄상구균 등에 의해 발생한다.

(2) 증 상

① **바이러스성 인두염** : 결막염, 코감기, 기침, 쉰소리 등이 나타난다.
② **연쇄상구균 인두염** : 두통, 발열, 복통 등이 나타난다(바이러스성 인두염은 서서히 진행되고, 연쇄상구균 인두염은 갑자기 발병한다).

(3) 진단검사

인두배양검사

(4) 치료 및 간호

① **바이러스성 인두염** : 대증요법
② **연쇄상구균 인두염** : 항생제(10일간 페니실린 투여, 페니실린에 알레르기가 있는 경우 Erythromycin 투여)
③ 급성기에는 안정과 휴식을 취하고, Acetaminophen이나 Ibuprofen(인후통 경감)을 투여하며, 냉습포나 온습포(경부 통증 경감)를 적용하며, 따뜻한 생리식염수로 목을 헹구도록 한다.
④ **부모교육** : 균의 완전한 제거를 위해 지정된 10일간 투약을 해야 한다는 점을 교육한다(페니실린 투여 후 24시간 이내에 호전되어 약물치료를 중간에 멈출 수 있다).

출제유형문제 최다빈출문제

인두염 아동의 치료 및 간호로 옳은 것은?

㉠ 인후통을 경감시키기 위해 아세트아미노펜을 투여한다.
㉡ 페니실린을 10일 정도 투여한다.
㉢ 급성기에는 안정과 휴식을 취하도록 한다.
㉣ 경부통증을 경감시키기 위해 냉습포를 적용한다.

① ㉠, ㉡, ㉢
② ㉠, ㉢
③ ㉡, ㉣
④ ㉣
❺ ㉠, ㉡, ㉢, ㉣

해설

인두염은 항생제(10일간 페니실린)를 투여하고, 급성기에는 안정과 휴식을 취하며, Acetaminophen이나 Ibuprofen(인후통 경감)을 투여하고, 냉습포나 온습포(경부 통증 경감)를 적용하며, 따뜻한 생리식염수로 목을 헹구도록 한다.

3 편도염(Tonsillitis)

(1) 정의 및 원인

편도염은 구개편도의 염증과 감염을, 아데노이드염은 인두편도(아데노이드)의 감염과 염증을 말하는 것으로, 편도염은 인두염과 함께 발생하고 주원인은 바이러스나 세균성이다.

(2) 증 상

① **구개편도 비대** : 공기나 음식물 통과가 어려워 호흡곤란이나 연하곤란이 발생한다.
② **아데노이드 비대** : 비강호흡이 어려워 구강호흡을 한다.

(3) 진단검사

병력청취, 신체사정, 인후배양검사

(4) 치료 및 간호

① **바이러스성 편도염** : 대증요법
② **연쇄상구균 편도염** : 항생제 투여
③ **편도선절제술** : 악성 및 폐성심(Cor pulmonale)을 초래하는 기도폐쇄가 재발하는 경우 시행한다.
④ **아데노이드절제술** : 아데노이드비후로 비강호흡이 어려운 경우 시행한다.
⑤ 구개파열, 활동성 감염 등은 편도절제술의 금기이다.
⑥ **편도염 간호**
㉠ 편안하게 해 주고 활동은 최소화한다.
㉡ 부드러운 유동식 제공, 냉가습 적용(점막의 습기 유지), 따뜻한 식염수를 함수, 해열진통제(아세트아미노펜 등)를 투여한다.
⑦ **수술 전 간호**
㉠ 연하곤란, 알레르기증상, 기도폐쇄 등의 병력을 조사한다.
㉡ 검사결과(혈소판수, 프로트롬빈시간, 출혈시간 등 출혈경향과 관련된 자료)를 확인하고, 흔들리는 치아가 있는지를 검사한다(흡인예방을 위해 수술 전 빼준다).
⑧ **수술 후 간호**
㉠ 측위나 복위를 취해 준다(배액분비 촉진).
㉡ 통증완화를 위해 얼음목도리를 적용한다.
㉢ 진통제를 투여한다(아세트아미노펜을 투여하고, 출혈 위험이 있는 아스피린은 투여하지 않는다).
㉣ 수술 부위를 자극할 수 있는 기침, 코풀기, 빨대 사용을 하지 않는다.
㉤ 감귤류 음료수, 탄산음료수, 너무 뜨겁거나 찬음료는 피한다(인후를 자극함).
㉥ 찬물, 잘게 갈은 얼음은 제공하나, 붉은색이나 갈색을 띤 음료는 주지 않는다(구토 시 출혈 여부를 확인하기 위함).

㉦ 출혈 여부를 사정하기 위해 활력징후를 확인하고(맥박 상승, 혈압 저하), 과도한 삼키기, 창백, 밝고 붉은 토혈 등의 증상이 있는지를 관찰한다.

⑨ 퇴원 시 간호(부모교육)

㉠ 수분 섭취를 권장하고, 토했을 때 혈액과 구별이 어려운 붉은색 액체와 인후를 자극하는 감귤주스는 피한다.

㉡ 빨대, 포크, 입안에 넣을 수 있는 날카로운 장난감은 주지 않는다.

㉢ 이통, 미열, 입냄새는 있을 수 있다.

㉣ 수술 후 7~10일경 수술 부위 딱지로 인해 출혈이 있을 수 있다(의학적인 조치 필요).

㉤ 2주 동안은 사람이 모인 곳을 피하게 함으로써 감기 감염원으로부터 보호한다.

출제유형문제 최다빈출문제

편도선절제술 후 제공해야 할 간호중재로 옳지 않은 것은?

① 빨대를 사용하지 않는다.
❷ 기침과 코풀기를 권장한다.
③ 삼키는 증상이 있는지를 관찰한다.
④ 통증완화를 위해 얼음목도리를 적용한다.
⑤ 붉은색이나 갈색을 띤 음료수는 주지 않는다.

해설
편도선절제술 후 통증완화를 위해 얼음목도리를 적용한다. 수술 부위를 자극할 수 있는 기침, 코풀기, 빨대 사용은 하지 않는다. 인후를 자극하기 때문에 감귤류 음료수, 탄산음료수, 너무 뜨겁거나 찬 음료는 피한다. 붉은색이나 갈색을 띤 음료는 주지 않는다. 출혈 여부를 사정하기 위해 활력징후를 확인하고(맥박 상승, 혈압 저하), 과도한 삼키기, 창백, 밝고 붉은 토혈 등의 증상이 있는지를 관찰한다.

4 중이염(Otitis media)

(1) 정의, 원인, 병태생리

① 중이의 삼출, 감염, 폐쇄와 관련이 있는 것으로, 소아의 호흡기 감염 후 가장 많이 발생하는 합병증이다.

② Streptococcus pneumoniae, Hemophilus influenza 등이 원인균이고, 6~24개월에 많으며, 7세 이후는 드물다.

③ 어린 소아는 유스타키오관이 나이 든 아동이나 성인에 비해 곧고 짧고 넓어서 비인두의 감염원이 중이강으로 쉽게 전파된다.

④ 겨울과 봄에 잘 발생하고, 간접흡연에 노출 시 증가한다.

⑤ 인공수유아는 똑바로 눕힌 자세에서 수유를 하게 되면 우유가 중이로 역류되어 중이염이 발생할 수 있다.

(2) 증 상

① 영아 : 아픈 귀를 잡아당기거나 머리를 좌우로 돌림, 울음, 불안정, 발열, 구토, 식욕저하 등이 나타난다.

② 나이 든 아동 : 울거나 불편함을 말로 표현, 식욕저하, 기면상태, 안절부절못함 등이 나타난다.

(3) 진단검사

이경검사, 배양검사(화농성 분비물), 고실계측기 등의 검사를 시행한다.

(4) 치료 및 간호

① 항생제(Amoxicillin 등)를 투여한다.

② 항생제 투여에도 호전되지 않거나 3개월 이상 청력소실이 동반된 삼출성 중이염은 고막절개술을 시행한다.

③ 통증 또는 부종 조절

㉠ 아세트아미노펜을 투여한다(불편감 감소).

㉡ 국소적 열요법을 적용한다(통증경감 및 배액촉진).

㉢ 얼음주머니를 적용한다(부종경감 및 압력저하).

④ 수술 후 귀심지나 멸균 거즈를 가늘게 말아서 귀에 대고 심지가 샴푸(또는 목욕) 시 젖지 않도록 하며, 젖으면 즉시 교환한다.

⑤ 삼출물이 많으면 생리식염수와 과산화수소에 적신 면봉으로 이강 내를 닦고 건조시킨다.

⑥ 외이 주위에 크림이나 바셀린 등을 발라준다(분비물에 의한 피부 자극 방지).

⑦ 부모교육

㉠ 처방된 기간 동안 정확히 항생제를 복용하도록 한다.

㉡ 간접흡연을 하지 않도록 하고, 앉은 자세에서 수유하도록 한다.

㉢ 코를 세게 풀지 않도록 한다.

출제유형문제 최다빈출문제

생후 8개월된 영아가 감기에 열이 나면서 귀를 베개에 대고 자꾸 비벼대며 머리를 좌우로 돌리고 울고 있다. 그 이유는?

① 탈 수

② 배고파서 보채는 것

③ 열이 나서 보채는 것

❹ 중이염

⑤ 이하선염

해설

아동은 유스타키오관이 성인에 비해 곧고 짧고 넓어서 비인두의 감염원이 중이강으로 쉽게 전파되고, 중이염은 6~24개월에 많으며, 7세 이후는 드물다. 영아는 아픈 귀를 잡아당기거나 머리를 좌우로 돌림, 울음, 불안정, 발열, 구토, 식욕저하 등의 증상을 보인다.

5 크룹(Croup)

(1) 정 의

쉰 목소리, 개 짖는 듯 한 기침 또는 쇳소리 같은 기침, 흡기 시 천명, 호흡곤란 등의 증상을 보이는 후두개, 성문, 후두의 감염을 말한다.

(2) 급성 후두개염(Acute epiglottitis)

① 정의 및 원인

세균감염에 의해 후두개에 염증이 발생하는 질환으로 주된 원인균은 용혈성 인플루엔자(H. influenza)이며, 2~6세에서 많이 발생한다.

② 증 상

㉠ 4D[삼키기 어려움(Dysphagia), 침흘림(Drooing), 흡기 시 어려움(Distressed inspiratory efforts), 말하기 어려움(Dysphoria)]

㉡ 삼각자세(Tripod position, 앞으로 몸을 기울이고 팔을 지지하는 자세)를 취한다.

㉢ 많이 아파보이고, 극도로 불안해하며, 창백증, 청색증 등이 나타난다.

③ 치료 및 간호

㉠ 기도유지(기도폐쇄가 빠르게 진행되고, 후두개 부종으로 인해 완전 기도폐쇄가 발생할 수 있으므로 기도개방을 해야 한다)

- 습화된 산소를 공급하고, 심한 호흡곤란 시 기관내삽관이나 기관절개술을 시행한다.
- 목에서의 배양검사는 설압자나 면봉의 자극이 완전기도폐쇄를 유발할 수 있으므로 시행하지 않는다(설압자를 이용한 인후 검사는 기관내삽관이나 기관절개술을 시행할 수 있는 준비가 된 상태에서 숙련된 경험자가 시행한다).
- 완전 기도폐쇄 시 즉시 사용할 수 있도록 응급 기도삽관 장비를 준비한다.

㉡ 약물투여

- 세균성 후두개염은 적절한 항생제를 7~10일 정도 투여한다.
- 스테로이드는 부종을 감소시켜 치료 초기에 효과가 있고, 기관내삽관을 제거하기 전 24시간 동안 코르티코스테로이드를 투여한다.

㉢ 아동과 가족을 지지해 준다.

㉣ H.influenza 예방접종을 하도록 한다.

(3) 급성 후두기관기관지염(Acute laryngotracheobronchitis)

① 정의 및 원인

㉠ 상기도감염이 발생된 후 미열과 함께 후두와 기관내부 점막에 염증으로 기도가 좁아지는 것으로, 크룹으로 입원하는 아동 중 가장 흔하게 볼 수 있는 유형이다.

㉡ 바이러스(Parainfluenza virus)에 의해 발생하고, 3개월~5세에서 흔하다.

② 증 상

㉠ 미열이 시작되면서 서서히 진행된다.

㉡ 흡기성 천명음, 개 짖는 듯한 기침, 흉부상부 견축 등이 나타난다.

③ 치료 및 간호

㉠ 기도유지 및 적절한 환기

- 가정에서는 밀폐된 욕실에서 증기를 흡입하거나, 열린 냉장고 앞이나 차가운 밤공기를 들이마시게 한다(찬 습기는 기관지 분비물을 묽게 하여 객담배출을 돕고 부어 있는 혈관을 수축시킨다).
- 병원에서는 영아용 후드를 사용한다(습도를 높이고 산소공급).

㉡ 수분섭취 : 경증인 경우 좋아하는 음료수를 마시게 한다.

㉢ 기도부종감소 : 중증인 경우 분무요법(Racemic epinephrine 투여)을 시행하여 기도부종을 감소시킬 수 있다(스테로이드는 부종 감소의 효과가 있어서 함께 사용 가능).

㉣ 호흡상태 관찰, 기도폐쇄 조기증상(호흡과 맥박수 상승, 흉부함몰, 비익확장 등) 사정, 호흡곤란 증상이 완전히 없어질 때까지 기관절개술이나 기관내 삽관기구를 준비한다.

㉤ 급성기에는 정맥으로 수액을 공급하여 휴식을 증진시킨다.

㉥ 어린 아동은 울리지 않는다(울면 호흡부전이 심해진다).

㉦ 크룹 텐트 사용 시 불안해하지 않도록 부모가 옆에 있게 한다.

(4) 급성 경련성후두염(Acute spasmodic laryngitis)

① 정의 및 원인

㉠ 흡기 시 후두 경련에 의해 성대 주변 기도가 폐쇄되는 것으로 증상이 밤에 갑자기 나타난다.

㉡ 정확한 원인은 알 수 없으나, 알레르기, 정신심리적 요인 등과 관련이 있고, 3개월~5세에 흔하다.

② 증 상

㉠ 밤에 개 짖는 듯 한 쇳소리 기침, 쉰 소리, 불안정 등이 나타난다.

㉡ 낮에는 쉰소리와 기침 외에는 건강하게 보이나, 밤에 갑자기 증상이 나타난다.

③ 치료 및 간호

㉠ 방에 찬 습기를 틀어주고, 욕실에서 증기요법을 시행한다.

㉡ 밖의 찬공기를 흡입한다.

(5) 세균성기관염(급성 기관염, Bacterial tracheitis)

① 정의 및 원인

㉠ 기관에 세균성 염증이 생긴 경우로 후두개염이나 기도폐쇄증에 동반되어 발생한다.

㉡ 포도상구균이 가장 흔한 원인균이고, 1개월~6세에 흔하다.

② 증상 : 크룹성 기침, 천명음, 고열, 농성분비물 등이 있다.

③ 치료 및 간호

㉠ 적절한 산소와 습도를 제공하고, 약물을 투여한다(항생제, 해열제).

㉡ 기관흡인(분비물 제거)을 시행하고, 기관내삽관(기도유지)이 시행될 수도 있다.

출제유형문제 최다빈출문제

5-1. 크룹의 증상으로 옳은 것은?

① 재채기
❷ 개 짖는 듯한 기침
③ 귀를 잡아당김
④ 술통형 흉곽
⑤ 콧 물

해설
크룹은 쉰 목소리, 개 짖는 듯한 기침 또는 쇳소리 같은 기침, 흡기 시 천명, 호흡곤란 등의 증상을 보이는 후두개, 성문, 후두의 감염을 말한다.

5-2. 5세 아동이 갑작스러운 호흡곤란, 침흘림, 연하곤란, 말하기 어려움, 고열을 호소하며 응급실에 내원하였고, 이에 급성 후두개염이 의심되었다. 우선적으로 시행해야 하는 간호로 적절한 것은?

① 아동의 상태를 확인하기 위해 즉시 설압자를 이용하여 인후검사를 시행한다.
② 아동에게 올바른 호흡법을 교육한다.
❸ 기도 확보를 위한 응급 장비를 준비한다.
④ 아동을 안정시키기 위해 진정제를 투여한다.
⑤ 언제부터 호흡곤란이 발생했는지를 확인한다.

해설
급성 후두개염은 기도폐쇄가 빠르게 진행되고, 후두개 부종으로 인해 완전 기도폐쇄가 발생할 수 있으므로 기도개방을 해야 하고, 완전 기도폐쇄 시 즉시 사용할 수 있도록 응급 기도 삽관 장비를 준비한다. 설압자를 이용한 인후검사는 기관내삽관이나 기관절개술을 시행할 수 있는 준비가 된 상태에서 시행한다.

6 기관지염(Bronchitis)

(1) 정의 및 원인

기도의 바이러스 감염으로 상기도와 하기도 질환과 함께 발생하는 것으로, 바이러스(Rhinovirus), 대기오염, 추운 날씨 등에 의해 발생한다.

(2) 증 상

마른기침(삼출액이 없음)이 밤에 심해지고, 2~3일 후 분비물이 있는 기침으로 진행한다.

(3) 진단검사

임상소견을 토대로 진단한다.

(4) 치료 및 간호

① 대증요법(휴식, 영양공급), 습도유지, 수분섭취량 증가, 거담제 투여(끈끈한 점액인 경우) 등을 시행한다.

② 체온, 분비물 양상, 호흡상태, 탈수증상(체중측정)을 관찰한다.

③ 아동이 좋아하는 음료수를 소량씩 자주 주어 수분섭취를 증가시키고, 방의 습도를 유지한다.

④ 담배 연기에 노출되는 것을 피한다.

7 세기관지염(Bronchiolitis)

(1) 정의 및 원인

소기도에 부종, 괴사, 점액분비과다 등의 병리적 소견으로 천명음과 숨찬 증세가 나타나는 것으로, Respiratory syncytial virus(RSV)가 주된 원인으로, 영아(생후 6개월)에게 많이 발생한다.

(2) 증 상

① 콧물, 재채기가 있는 약한 상기도 감염에서 시작된다.
② 빈호흡, 빈맥, 천명음, 비익확장, 늑간함몰, 청색증 등이 나타난다.

(3) 진단검사

임상소견, 흉부방사선검사, 면역형광법, 효소결합면역흡착검사 등을 시행한다.

(4) 치료 및 간호

① **보존요법** : 고농도의 습도 제공, 적절한 수분 섭취, 휴식, 약물을 투여한다.
② 호흡부전 시 습도와 산소요법을 병행하고, 급성기에는 정맥으로 수액을 공급한다.
③ **체위** : 반좌위를 취해 준다(호흡을 용이하게 함).
④ 2차성 세균감염이 없으면 항생제는 투여하지 않는다.
⑤ 초기에 Ribavirin을 투여하면 경과를 호전시킨다.
⑥ 감염예방
　㉠ 1인실에서 격리하거나, 다른 RSV 감염 아동과 같은 병실을 사용한다.
　㉡ 접촉주의를 유지하고(가운, 장갑 착용), 손 씻기를 한다.

출제유형문제 최다빈출문제

6개월 영아가 세기관지염을 진단받았다. 간호중재로 옳지 않은 것은?

① 가습화된 산소를 제공한다.
② 감염을 예방하기 위해 격리를 한다.
❸ 호흡을 돕기 위해 앙와위를 취해 준다.
④ 수분을 공급한다.
⑤ 호흡을 돕기 위해 반좌위를 취해 준다.

해설

세기관지염 처치 및 간호는 고농도의 습도 제공, 적절한 수분 섭취, 휴식, 반좌위(호흡을 용이하게 함), 감염예방 등을 시행한다.

8 폐렴(Pneumonia)

(1) 바이러스성 폐렴

① 원인 : RSV, Adenovirus, Rhinovirus 등에 의해 발생한다.
② 증상 : 미열, 권태감, 기침, 고열 등이 나타난다.
③ 진단검사 : 흉부방사선검사
④ 치료 및 간호
　㉠ 찬습기와 산소공급, 안정, 흉부물리요법 및 체위배액, 수액공급, 대증요법 등을 시행한다.
　㉡ 2차 세균감염 시 항생제를 투여한다.

(2) 원발성비정형성폐렴(마이코플라스마성폐렴)

① 원인 : Mycoplasma에 의해 발생한다.
② 증상 : 두통, 발열, 콧물, 권태감, 마른기침, 화농성객담 등이 나타난다.
③ 치료 및 간호 : 대증요법(7~10일 정도)

(3) 세균성 폐렴

① 원인 : 5세 미만(폐렴구균, 포도상구균), 5세 이상(폐렴구균, 헤모필루스인플루엔자, A군연쇄상구균)
② 증 상
　㉠ 갑자기 시작되고, 영아나 어린 아동은 증상이 심하다.
　㉡ 마른기침, 감소된 호흡음, 건성수포음, 영아는 잘 먹지 못하고 늘어져 있으면서 안절부절못하며, 고열 시 경련이 나타날 수도 있다.
③ 치료 및 간호
　㉠ 약물투여(항생제, 해열제), 침상안정, 충분한 수분 섭취, 반좌위, 산소공급, 흡인이나 체위배액, 정서적 지지 등을 시행한다.
　㉡ 일측성 폐렴은 침범된 쪽으로 눕힌다(불편감 완화).

출제유형문제 최다빈출문제

세균성 폐렴을 진단받은 아동에게 시행해야 하는 간호로 적절한 것은?

① 수분섭취를 제한한다.
② 앙와위를 취해 준다.
③ 침범되지 않은 쪽으로 눕히도록 한다.
❹ 흡인이나 체위배액을 시행한다.
⑤ 산소공급은 필요하지 않다.

해설
세균성 폐렴의 치료 및 간호는 약물투여(항생제, 해열제), 침상안정, 충분한 수분 섭취, 반좌위, 산소공급, 흡인이나 체위배액, 정서적 지지, 불편감을 경감시키기 위해 일측성 폐렴은 침범된 쪽으로 눕히는 것 등을 시행한다.

9 폐결핵(Pulmonary tuberculosis)

(1) 정의 및 원인

결핵균이 폐포까지 흡입되어 감염된 상태로, Mycobacterium tuberculosis가 원인균이며, 비말감염에 의해 전파된다.

(2) 증 상

① 3~15세 아동은 증상이 없고, 흉부방사선촬영도 정상이며, 피부양성반응으로 확인한다.
② 열, 야간발한, 권태감, 체중감소, 약한 기침 등의 증상을 보이기도 한다.

(3) 진단검사

① 피부반응검사(Mantoux test)
㉠ PPD 0.1mL를 전박내측에 피내주사하고, 48~72시간 후에 경결의 크기로 판독한다(4세 이상은 경결의 크기가 15mm이면 양성이다).
㉡ 양성은 결핵균의 감염을 받아 결핵균 단백에 감작되어 있음을 의미하고, 반드시 활동성 결핵을 의미하는 것은 아니다.
② 객담배양검사, 흉부방사선촬영

(4) 치료 및 간호

① **결핵감염** : 피부검사가 양성이고, 결핵 기왕력이 없는 경우 흉부방사선촬영 후 9개월 동안 Isoniazid(INH)를 처방한다.
② **결핵질환** : 항결핵제를 6개월 동안 복용(첫 2개월은 INH, Ethambutol, Pyrazinamide, Rifampin을, 다음 4개월은 INH, Rifampin을 복용)한다.
③ 간 호
㉠ 영양공급, 꾸준한 약물치료, 지지요법, 재감염예방 등을 시행한다.
㉡ 증상이 없는 아동 : 자유로운 생활이 가능하다(학교나 유치원 출석).
㉢ 나이 든 아동 : 활동성일 때 경쟁적인 놀이나 몸을 부딪히는 과격한 운동은 제한한다.
④ **예방** : BCG 예방접종을 시행한다.

출제유형문제 최다빈출문제

8세 아동이 폐결핵을 진단받았다. 간호중재로 적절한 것은?

㉠ 증상이 없어도 집에만 있도록 하고, 자유롭게 다니지 못하게 한다.
㉡ 항결핵제를 꾸준히 복용하도록 교육한다.
㉢ 나이 든 아동이 활동성인 경우 몸을 부딪히는 과격한 운동을 하도록 권유한다.
㉣ 증상이 없으면 자유로운 생활이 가능하고, 학교도 다닐 수 있다.

① ㉠, ㉡, ㉢
② ㉠, ㉢
❸ ㉡, ㉣
④ ㉣
⑤ ㉠, ㉡, ㉢, ㉣

해설
증상이 없는 아동은 학교나 유치원에 출석할 수 있고, 자유로운 생활이 가능하다. 나이 든 아동은 활동성일 때 경쟁적인 놀이나 몸을 부딪히는 과격한 운동을 제한한다.

10 낭포성 섬유증(Cystic fibrosis, CF)

(1) 정의 및 원인

외분비선(세기관지, 소장, 췌장, 담관)에 영향을 미치는 만성 다발적 장애로, 상염색체 열성 유전 질환이다.

(2) 증 상

① **호흡** : 천명음, 건조하고 마른기침, 호흡곤란, 청색증, 곤봉형손가락, 원통형흉곽 등
② **소화** : 지방변(거품 및 악취), 방귀, 영양 부족, 성장발육부진, 태변성 장폐색증 등
③ **외분비선** : 땀에 나트륨과 염소가 과도하게 보임 등
④ **생식기** : 2차 성징이 지연, 임신이 어려움, 남성불임 등이 나타난다.

(3) 진단검사

① 면역반응성 트립시노겐분석평가방법, 땀검사, 72시간 대변지방검사
② 흉부방사선검사, 객담배양검사 등을 시행한다.

(4) 치료 및 간호

① 호흡기계
㉠ 약물을 투여한다(객담용해제, 기관지확장흡입제, 항염증제, 항생제 등).
㉡ 체위배액, 흉부물리요법, 산소 공급, 운동(달리기, 수영 등)을 하도록 한다.

② 소화기계
㉠ 고칼로리, 고단백, 췌장효소(효소는 열에 약하므로 뜨거운 음식과 섞지 않음) 및 지용성비타민을 보충한다.
㉡ 아주 더운 날씨나 격렬한 운동 후에는 소금을 추가로 섭취한다.

③ 아동과 가족의 정서적 욕구를 충족시킨다.

출제유형문제 최다빈출문제

낭포성섬유증을 진단받은 아동에게 시행되는 간호로 옳지 않은 것은?

① 고칼로리, 고단백 식이를 제공한다.
② 격렬한 운동 후에는 소금을 추가로 섭취한다.
③ 날씨가 더우면 소금을 추가로 보충한다.
④ 흉부물리요법을 시행한다.
❺ 췌장효소는 뜨거운 음식에 섞어서 제공한다.

해설
낭포성 섬유증의 치료 및 간호는 약물투여(객담용해제, 기관지확장흡입제, 항염증제, 항생제 등), 체위배액, 흉부물리요법, 산소 공급, 운동(달리기, 수영 등)을 하도록 한다. 고칼로리, 고단백, 췌장효소(효소는 열에 약하므로 뜨거운 음식과 섞지 않음), 지용성비타민을 보충한다. 아주 더운 날씨나 격렬한 운동 후에는 소금을 추가로 제공하는 등을 시행한다.

11 이물질 흡인

(1) 원 인

① 영유아는 손에 잡히는 대로 입 안에 물건을 넣고 삼키는 경향이 있고, 호기심, 구강욕구, 일시적인 감시 소홀 등으로 인해 6개월~5세 아동에게서 이물질 흡인이 잘 발생한다.

② 핀, 나사, 동전, 땅콩, 너트, 딱딱한 사탕, 라텍스 풍선 등에 의한 흡인이 많다.

(2) 증 상

기침, 구역, 구토, 일시적 무호흡, 천명음, 청색증 등이 나타난다.

(3) 치료 및 간호

① 이물질 흡인으로 기도 폐쇄가 발생한 1세 미만은 5회 등 두드리기와 5회 흉부밀치기(흉부압박), 1세 이상은 하임리히법을 시행한다.

② 후두경검사나 기관지경검사로 이물질을 제거한다(영아와 아동은 기침을 통해 이물질을 제거하는 것이 어렵다).

③ 이물질을 제거한 후 24~48시간 동안 차가운 증기(높은 습도), 기관지확장제, Corticosteroid를 투여한다.

④ 구역반사가 돌아온 후 음료수를 제공하고, 점차 섭취량을 늘린다.

출제유형문제 최다빈출문제

9개월된 영아가 땅콩을 삼키다 목에 걸려 기침을 하면서 숨을 잘 못 쉬고 얼굴이 파래졌다. 응급처치로 적절한 것은?

① 물을 먹인다.
② 손가락을 넣어 땅콩을 꺼낸다.
❸ 등 두드리기와 흉부밀치기 방법을 시행한다.
④ 하임리히법을 시행한다.
⑤ 아기를 세워서 안고 등을 쓰다듬어준다.

해설
이물질 흡인으로 기도 폐쇄가 발생한 1세 미만은 5회 등 두드리기와 5회 흉부밀치기(흉부압박), 1세 이상은 하임리히법을 시행한다.

제 4 장

소화기계 문제 아동의 간호

1 아동의 소화기계 특성

(1) 아동의 소화기계 특성

① 6주까지는 연하작용의 수의적 조절이 어렵다.
② 영아는 연동운동이 역행하여 역류와 구토가 발생할 수 있다.
③ 신생아의 미성숙한 간은 해독능력이 미숙하여 큰 아동보다 비타민과 미네랄 분해가 잘되지 않는다.

(2) 수분과 전해질

① 영아와 아동은 성인에 비해 체질량에 따른 체표면적이 넓어서 소화기와 피부를 통한 수분 손실 위험이 높다.
② 영아는 미성숙한 신장기능으로 인해 소변 농축 능력이 떨어진다.
③ 영아는 대사율이 높아서 수분교체율도 높다.
④ 영아와 유아는 큰 아동과 성인보다 세포외액의 비율이 높다(체액이 빠르게 고갈될 수 있고, 탈수에 더 취약하다).
⑤ 영아와 아동은 체중단위당 수분소실량이 높아서 호흡수가 빠를수록 증발되는 수분소실량은 더 많다(구강 수분 섭취가 어렵거나 수분소실이 있으면 위험하다).

출제유형문제 최다빈출문제

아동과 성인의 수분전해질 차이로 옳지 않은 것은?

① 아동은 체질량에 따른 체표면적이 커서 피부를 통한 수분손실 위험이 높다.
② 영아는 체중단위당 수분소실량이 높다.
❸ 영아는 세포외액의 비율이 낮아 체액이 손실될 가능성이 적다.
④ 영아는 대사율이 높아서 수분교체율이 높다.
⑤ 영아는 미성숙한 신장기능으로 인해 소변 농축 능력이 저하된다.

해설
영아와 유아는 큰 아동과 성인보다 세포외액의 비율이 높아서 체액이 빠르게 고갈될 수 있다.

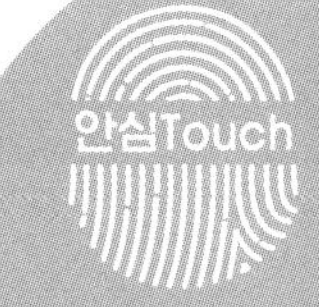

2 탈수(Dehydration)

(1) 탈수의 유형 : 혈청 나트륨 농도에 따른 분류

구 분	저장성 탈수	등장성 탈수	고장성 탈수
혈장 Na^+ (mEq/L)	< 130mEq/L	130~150mEq/L	> 150mEq/L
원 인	만성설사, 심한 발한 등	설사, 구토, 흡인, 장루 등	염분 많은 용액 섭취, 소금중독, 요붕증 등
증 상	• 피부탄력성 악화 • 차고 끈끈한 피부 • 매우 무기력(경련 가능) • 갈증 증가	• 피부탄력성 감소 • 차고 건조한 피부 • 무기력 • 약간의 갈증	• 피부탄력성 소실 • 차갑거나 뜨거운 피부 • 무기력(자극에 과도한 불안정) • 심한 갈증

(2) 탈수 정도(등장성 탈수) : 수분 소실에 의한 체중감소 비율에 따른 분류

구 분	경증 탈수	중등도 탈수	중증 탈수
체중감소	< 5%(영아), <3%(소아, 성인)	5~10%, 3~6%	> 10%, >6%
외 모	정상(의식명료)	피로, 불안	의식이 흐려짐
혈 압	정 상	정 상	감 소
맥 박	정 상	정상 또는 증가	빈맥, 심한 경우 서맥
호 흡	정 상	정상 또는 빠름	빠르고 깊음
대천문	정 상	함 몰	현저히 함몰
점 막	정 상	건 조	건조해서 갈라짐
눈	정 상	함 몰	현저히 함몰, 눈물 감소
피부긴장도(Turgor)	정 상	감 소	심하게 감소
말초혈관 재충혈시간	< 2초, 사지가 따뜻함	지연, 사지가 차가움	지연, 사지가 차가움, 청색증
소변량	약간 감소	감소(농축뇨)	최소량

(3) 증 상

등장성 탈수 시 대개 체중감소, 건조한 피부와 점막, 피부긴장도 감소, 쇠약감, 대천문함몰(영아), 빈맥, 소변량 감소, 요비중 증가 등의 증상을 보인다.

(4) 진단검사

임상증상(의식 변화, 피부긴장도 감소, 빈맥, 움푹 꺼진 눈, 대천문 함몰 등), 혈액검사와 소변검사(헤모글로빈, 헤마토크리트, 혈액요소질소, 크레아티닌은 상승, 요비중 상승) 등을 토대로 진단한다.

(5) 치료 및 간호

① **치료의 목표** : 수분과 전해질의 불균형 교정, 근본적인 원인을 제거하는 것이 목표이다.

② **초기 탈수** : 모유수유를 지속하거나, 연령별로 수분 부족의 증상이 있을 때마다 식사와 함께 수분을 공급한다(경구재수화용액 사용).

③ **경증 및 중등도 탈수**

㉠ 수화상태를 확인하면서 경구재수화용액(Oral rehydration solution, ORS)을 제공한다.

㉡ 경구재수화를 하는 동안 모유수유는 지속한다.

④ **중증 탈수**

㉠ 심각한 탈수, 구강으로의 수분 공급이 어려운 경우 등에는 비경구적으로 수분과 전해질을 공급한다.

㉡ Ringer's lactate이나 0.9% NaCl 수액을 공급한다.

㉢ 소변 배설이 적당하고, 수분 소실이 잘 보충된 경우에는 칼륨을 투여할 수 있다.

⑤ 이온음료, 과일주스, 부드러운 음료수 등은 재수화를 위한 용도로는 적합하지 않다(전해질 농도가 낮고 탄수화물과 당분의 비율이 높음).

⑥ 섭취량과 배설량을 기록하고 피부 상태를 사정한다.

출제유형문제 최다빈출문제

8개월된 영아가 3~4일간 지속되는 설사로 인한 탈수로 내원하였다. 영아에게 나타날 수 있는 증상으로 옳은 것은?

① 대천문 팽창
❷ 체중 감소
③ 돌출된 눈
④ 부 종
⑤ 소변량 증가

해설
등장성 탈수 시 대개 체중감소, 건조한 피부와 점막, 피부긴장도 감소, 쇠약감, 대천문함몰(영아), 빈맥, 소변량 감소, 요비중 증가 등의 증상을 보인다.

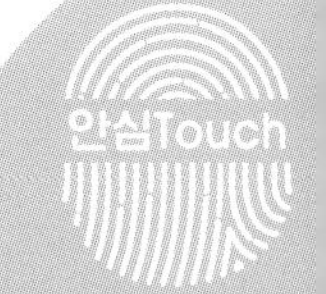

3 설사(Diarrhea)

(1) 정의 및 원인

① 변의 횟수, 양, 수분함유량이 늘어난 상태이며, 흔한 아동 질환이다.
② 장의 감염(Rotavirus, 세균, 기생충), 소화불량, 약물, 스트레스 등에 의해 발생한다.

(2) 증 상

피부가 건조하거나 뜨거움, 건조한 점막, 맥박과 호흡수 증가, 눈물 감소, 발열, 탈수, 전해질불균형, 대변을 참을 수 없음 등의 증상이 나타난다.

(3) 진단검사

대변검사, 혈액검사 등을 시행한다.

(4) 치료 및 간호

① 탈수를 예방하기 위해 설사 시 경구재수화용액을 공급한다.
② 탈수가 심하고 수분소실이 지속되는 경우에는 정맥요법을 시행한다.
③ 활력징후, 섭취량과 배설량, 체중측정 등을 시행한다.
④ 달콤한 음료수, 사과주스, 스포츠용 음료, 콜라 등은 피한다.
⑤ 구강수분보충용액은 소량씩 제공(복부팽만 예방)하고, 실온(연동운동 촉발 예방)으로 제공한다.
⑥ **피부간호** : 설사 후 따뜻한 물과 순한 비누로 부드럽게 씻어주고 두드려서 말려 준다.
⑦ 감염성 설사는 철저한 손씻기로 감염의 전파를 예방한다.

출제유형문제 최다빈출문제

설사로 입원한 아동에게 시행되는 간호로 옳지 않은 것은?

① 체중을 측정한다.
❷ 달콤한 음료수를 제공한다.
③ 설사 시 경구재수화용액을 제공한다.
④ 설사 후에는 따뜻한 물과 순한 비누로 씻고 말려 준다.
⑤ 탈수가 심하고 수분소실이 지속되는 경우에는 정맥요법을 시행한다.

해설

설사 아동에 대한 치료 및 간호는 설사 시 경구재수화용액을 공급하며, 탈수가 심하고 수분소실이 지속되는 경우에는 정맥요법을 시행한다. 활력징후, 섭취량과 배설량, 체중측정 등을 시행한다. 달콤한 음료수, 사과주스, 스포츠용 음료, 콜라 등은 피한다. 구강수분보충용액은 복부팽만을 예방하기 위해 소량씩 제공하고, 연동운동의 촉발을 예방하기 위해 실온으로 제공한다. 설사 후 따뜻한 물과 순한 비누로 부드럽게 씻어주고 두드려서 말려 준다.

4 구토(Vomiting)

(1) 정의 및 원인

① 위 속의 내용물이 입을 통해 밖으로 나오는 것으로 감염, 대사문제, 폐색, 멀미, 심리적 요인 등에 의해 발생한다.

② 설사가 동반되는 경우에는 위장염과의 관련성이 높다.

(2) 증 상

① **녹색 구토** : 십이지장 팽대부 이하의 장폐색

② **대변 냄새** : 복막염, 대장폐색

③ **선홍색 혈액** : 혈액이 소화액과 접촉하지 않음

④ **투사성 구토** : 장폐색, 뇌압 증가

(3) 진단검사

혈액검사, 소변검사, 방사선검사(장폐색, 신경성질환 의심 시), 혈액배양검사(감염질환 의심 시)

(4) 치료 및 간호

① 구토로 인한 탈수를 교정한다.

② 원인을 파악하고, 경구재수화용액을 소량씩 섭취하면서 연령에 맞는 식이를 소량씩 제공하여 수분균형을 유지한다.

③ 구토가 오래 지속되고 심각한 경우에는 정맥수액요법을 시행한다.

④ 토물의 기도흡인을 예방하기 위해 좌위나 측위를 취해 준다.

⑤ 섭취량과 배설량, 체중을 측정한다.

⑥ 지방이 많은 음식과 양념이 강한 음식은 피하고, 스트레스와 불안 등의 자극을 최소화한다.

출제유형문제 최다빈출문제

구토를 하는 아동의 치료 및 간호로 옳지 않은 것은?

① 구토로 인한 탈수를 교정한다.
② 지방이 많은 음식과 양념이 강한 음식은 피한다.
③ 체중을 측정한다.
❹ 토물의 기도흡인을 예방하기 위해 앙와위를 취해 준다.
⑤ 경구재수화용액을 소량씩 섭취하면서 연령에 맞는 식이를 소량씩 제공한다.

해설

구토 아동의 치료 및 간호는 구토로 인한 탈수를 교정한다. 원인을 파악하고, 경구재수화용액을 소량씩 섭취하면서 연령에 맞는 식이를 소량씩 제공하여 수분균형을 유지한다. 구토가 오래 지속되고 심각한 경우에는 정맥수액요법을 시행하고, 토물의 기도흡인을 예방하기 위해 좌위나 측위를 취해 준다. 섭취량과 배설량 및 체중을 측정한다. 지방이 많은 음식과 양념이 강한 음식은 피하고, 스트레스와 불안 등의 자극을 최소화한다.

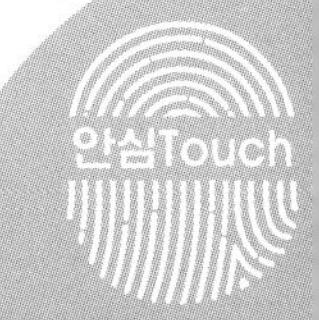

5 변비(Constipation)

(1) 정의 및 원인

① 소아변비는 변 보는 횟수가 줄거나 배변이 쉽게 되지 않는 상태가 2주 이상 지속되는 것을 말한다.
② 식이(저섬유질식이, 부적절한 수분섭취 등), 소화기계의 구조적 장애, 대사성내분비장애, 신경장애, 약물 등에 의해 발생한다.

(2) 증 상

① 평소보다 단단하고 적은 양의 대변을 며칠 또는 몇 주 간격으로 배변한다.
② 배변 시 통증이 있고, 확장된 직장 내에 촉진 가능한 변 덩어리 등이 있다.

(3) 진단검사

병력청취, 신체사정, 복부단순촬영(변과 가스로 커져 있는 직장 확인)

(4) 치료 및 간호

① **단순급성변비** : 식이조절, 적절한 배변훈련 등을 시행한다.
② **만성변비** : 정체 변 제거, 교육, 유지요법(완화제투여, 충분한 수분과 섬유질 섭취), 배변훈련, 식이조절 등을 시행한다.
③ 규칙적인 배변습관, 적절한 식이(수분과 섬유소 섭취), 운동 등을 통해 만성적인 문제가 생기는 것을 예방한다.
④ 영아변비는 직장을 자극하지 않는다(직장체온계와 글리세린 좌약을 사용하지 않는다).

출제유형문제 최다빈출문제

변비가 있는 아동의 간호로 적절한 것은?

㉠ 충분한 수분과 섬유질을 섭취하도록 한다. ㉡ 규칙적인 배변습관을 갖도록 한다. ㉢ 정체 변을 제거한다. ㉣ 변비가 있는 영아에게 직장체온계를 사용하여 체온을 측정한다.

❶ ㉠, ㉡, ㉢
② ㉠, ㉢
③ ㉡, ㉣
④ ㉣
⑤ ㉠, ㉡, ㉢, ㉣

해설
단순급성변비는 식이조절, 적절한 배변훈련 등을 시행한다. 만성변비는 정체 변 제거 교육, 유지요법(완화제투여, 충분한 수분과 섬유질 섭취), 배변훈련, 식이조절 등을 시행한다. 규칙적인 배변습관, 적절한 식이(수분과 섬유소 섭취), 운동 등을 통해 만성적인 문제가 생기는 것을 예방한다. 영아변비는 직장을 자극하지 않기 위해 직장체온계와 글리세린 좌약을 사용하지 않는다.

6 급성 위장염(Acute gastroenteritis)

(1) 정의 및 원인

위장관이 감염된 것으로 바이러스(로타바이러스), 세균, 기생충감염 등에 의해 발생한다.

(2) 증 상

설사(주요 증상), 오심, 구토, 식욕부진, 수분과 전해질 불균형 등이 나타난다.

(3) 치료 및 간호

① **치료의 목적** : 수분과 전해질 불균형 교정, 정상 장 운동성의 회복이다.
② **경증과 중등도 탈수** : 경구용재수화요법을 시행한다.
③ **심각한 탈수** : 정맥내 수액요법을 시행한다.
④ 탄산음료, 당분이 많은 음료는 제한한다.
⑤ 체중 · 활력징후 · 소변량을 측정한다.
⑥ 휴식과 안위를 증진시키고, 정서적 지지를 제공한다.
⑦ **적절한 영양섭취** : 영아는 모유수유, 인공분유를 허용하고, 아동은 경과에 따라 식이를 증가시킨다.
⑧ 아동을 간호한 후에는 반드시 손 씻기를 시행한다(장염의 확산 예방).

출제유형문제 최다빈출문제

급성 위장염 아동의 치료 및 간호로 옳지 않은 것은?

① 경증의 탈수인 경우에는 경구용재수화요법을 시행한다.
② 수분과 전해질 불균형을 교정한다.
❸ 구강섭취를 증진시키기 위해 탄산음료와 당분이 많은 음료수를 제공한다.
④ 탈수가 심각한 경우에는 정맥내 수액요법을 시행한다.
⑤ 아동을 간호한 후에는 손 씻기를 시행한다.

해설
급성 위장염의 치료와 간호는 수분과 전해질 불균형 교정, 정상 장 운동성을 회복시키는 것이 치료의 목적이다. 경증과 중등도 탈수인 경우에는 경구용재수화요법을 시행하고, 심각한 탈수인 경우에는 정맥내 수액요법을 시행한다. 탄산음료, 당분이 많은 음료는 제한한다. 체중 · 활력징후 · 소변량을 측정한다. 정서적 지지를 제공하고, 휴식과 안위를 증진시킨다. 영아는 모유수유, 인공분유를 허용하고, 아동은 경과에 따라 식이를 증가시킨다. 아동을 간호한 후에는 반드시 손 씻기를 시행한다.

7 위식도 역류 및 비후성 유문협착증

(1) 위식도 역류(Gastroesophageal reflux, GER)

① 정의 및 원인

㉠ 위 내용물이 식도로 역류하는 것으로 건강한 아동이나 성인에서도 나타날 수 있는 정상적인 생리적 현상이다.

㉡ 조임근 부위 근육 및 신경 발달 지연, 위식도 조임근 기능 부족, 신경학적 장애(뇌성마비, 다운증후군 등) 등에 의해 발생할 수 있다.

② 증상 : 식사 후 구토나 뱉어내기, 딸국질, 가슴쓰림, 토혈, 혈변, 체중감소, 무호흡증, 폐렴의 재발 등이 나타난다.

③ 진단검사 : 바륨연하검사, 상부위장관검사, 내시경검사 등

④ 치료 및 간호

㉠ 내과적 요법

- 식 이
  - 소량씩 자주 먹이고 트림을 시켜준다.
  - 농축된 고칼로리 처방유와 비위관 영양 공급을 제공하고, 카페인, 탄산, 강한 양념, 지방이 포함된 음식 등은 제공하지 않는다.
- 복위(12개월 미만은 영아돌연사증후군을 예방하기 위해 앙와위), 똑바로 세운 자세는 역류를 감소시킨다.
- 증상을 감소시키기 위해 제산제를 투여한다.

㉡ 수술(위저부 추벽성형술)을 시행한다.

㉢ 간 호

- 활력증상, 호흡기계 증상(무호흡, 호흡기 장애 증상) 등을 관찰한다.
- 매일 몸무게를 측정하고, 영양상태와 성장관찰을 기록한다.

(2) 비후성 유문협착증(Hypertrophic pyloric stenosis, HPS)

① 정의 및 원인

유문을 둘러싼 윤상근육의 과잉성장으로 위 배출의 폐색이 초래된 것으로 초기 영아기의 가장 일반적인 외과질환 중 하나로써 가족적 성향을 보이나, 정확한 원인은 알려져 있지 않다.

② 증 상

㉠ 담즙이 섞이지 않은 분출성 구토를 한다.

㉡ 단단한 올리브 모양의 덩어리가 오른쪽 상복부에서 만져진다.

㉢ 수유를 하더라도 반복적으로 구토를 하여 배고파하고 토한 후에도 먹으려고 보챈다.

㉣ 복부시진 시 위의 연동운동이 관찰되고, 탈수, 대사성 알칼리증 등의 증상이 있다.

③ 진단검사 : 병력, 방사선검사, 초음파검사, 바륨연하검사 등의 검사를 시행한다.

④ 치료 및 간호

㉠ 탈수가 있는 경우에는 비경구적 수액과 전해질을 보충하여 교정하고, 비위관 튜브를 삽입하여 위감압을 시행한다.

㉡ 수분 전해질 불균형과 산-염기균형이 교정되면 수술(유문근절개술)을 시행한다.

㉢ 수술 전 간호
- 금식, 정맥 내로 수액과 전해질을 공급한다.
- 체중, 섭취량과 배설량, 활력징후를 측정한다.
- 구강간호를 제공하고, 흡인을 예방하기 위해 침상머리를 올려 준다.
- 비위관튜브는 개방되어 있도록 하고, 배액의 양, 색깔, 유형 등을 관찰한다.

㉣ 수술 후 간호
- 소량의 경구전해질 용액으로 시작하여 점차 양을 증가시킨다.
- 조제유는 희석하여 제공하고, 수술 후 48시간 내에 정상적인 농도로 제공한다(모유는 희석하지 않는다).
- 활력징후, 호흡기계문제, 수화 등을 관찰한다.

출제유형문제 최다빈출문제

비후성 유문협착증 아동에게서 볼 수 있는 증상으로 옳지 않은 것은?

① 수유를 하더라도 반복적으로 구토를 하여 배고파하고 토한 후에도 먹으려고 보챈다.
❷ 단단한 올리브 모양의 덩어리가 왼쪽 상복부에서 만져진다.
③ 탈수가 있다.
④ 담즙이 섞이지 않은 분출성 구토를 한다.
⑤ 복부시진 시 위의 연동운동이 관찰된다.

해설
비후성 유문협착증의 증상은 담즙이 섞이지 않은 분출성 구토를 한다. 단단한 올리브 모양의 덩어리가 오른쪽 상복부에서 만져진다. 수유를 하더라도 반복적으로 구토를 하여 배고파하고 토한 후에도 먹으려고 보챈다. 복부시진 시 위의 연동운동이 관찰되고, 탈수, 대사성 알칼리증 등의 증상이 있다.

8 장중첩증(Intussusception)

(1) 정의 및 원인

장의 일부분이 장 말단 부위로 함입되어 장폐색을 초래하는 것으로, 3~5세(특히 3~12개월)경에 빈발하고, 남아의 발병률이 높다. 정확한 원인은 알려져 있지 않으나, 소화기계 병력이 없는 영양상태가 좋은 아동에게 발생한다.

(2) 증 상

① 주기적인 급성 복통, 담즙 섞인 구토, 소시지 모양의 덩어리(우상복부), 복부팽만, 혈액이 섞인 점액성 변(젤리 모양의 변) 등이 나타난다.

② 폐색이 12~24시간 이상 지속되면 쇼크, 패혈증 증상이 나타난다.

(3) 진단검사

바륨관장검사, 복부초음파검사, 복부방사선검사 등을 시행한다.

(4) 치료 및 간호

① 비위관을 삽입하고 위를 감압시키면서 수액을 공급한다(수분전해질 불균형 증상 교정).

② 바륨 등의 조영제나 공기를 이용한 관장으로 장을 환원시키고, 장 환원 후 바륨 배출 관찰 및 대변 특성을 기록한다.

③ 장 환원이 실패하거나, 장손상이 의심되면 응급수술을 시행한다.

④ 수술 후 활력징후 측정, 장음 청진, 섭취량과 배설량 확인, 감염여부 관찰, 통증 조절 등의 간호를 시행한다.

출제유형문제 최다빈출문제

건강했던 6개월 남아가 갑자기 심한 울음, 담즙 섞인 구토, 복부팽만, 혈액이 섞인 점액성 대변의 증상이 있으면서 복부에서 소시지 모양의 덩어리가 만져졌을 때 의심되는 질환은?

① 바이러스성 간염
② 궤양성 대장염
③ 급성위장염
❹ 장중첩증
⑤ 급성충수염

해설
장중첩증은 3~5세(특히 3~12개월)경에 빈발하고, 남아의 발병률이 높다. 증상은 주기적인 급성 복통, 담즙 섞인 구토, 소시지 모양의 덩어리(우상복부), 복부팽만, 혈액이 섞인 점액성 변(젤리 모양의 변) 등이 있다.

9 충수염(Appendicitis)

(1) 정의 및 원인

① 맹장의 끝부분인 충수의 염증으로 바이러스성감염, 가득찬 대변물질, 기생충, 이물질 등에 의해 발생한다.

② 12~18세에 많이 발생하고, 아동에서 응급으로 복부수술을 요하는 가장 흔한 급성 외과적 상황이다.

(2) 증 상

① 배꼽 주변의 통증 → 우하복부 맥버니점(McBurney's Point) 통증 및 반동성압통(맥버니점에 국한된 통증이 특징)

② 오심, 구토, 식욕부진 등의 위장관증상, 발열 등이 있다.

(3) 진단검사

우하복부 맥버니점의 반동성압통, 혈액검사(백혈구 증가), 초음파검사 등을 시행한다.

(4) 치료 및 간호

① 즉각적으로 충수절제술을 시행한다.

② 입원 시 관장이나 변완화제는 투여하지 않고 복부에 열요법을 적용하지 않는다(국소부위의 냉요법을 적용한다).

③ 수술 후 장의 기능이 정상화될 때까지 금식하고, 조기이상을 권장한다.

출제유형문제 최다빈출문제

12세 아동이 갑작스런 우하복부 맥버니점에 통증과 반동성압통을 호소하고, 오심과 구토의 증상이 있을 때 의심되는 질환은?

❶ 충수염
② 급성위장염
③ 장중첩증
④ 궤양성 대장염
⑤ 소화성궤양

해설
충수염은 아동에서 응급으로 복부수술을 요하는 가장 흔한 급성 외과적 상황으로, 우하복부 맥버니점의 통증 및 반동성압통, 오심, 구토, 식욕부진 등의 위장관증상, 발열 등을 보인다.

10 바이러스성 간염(Hepatitis)

(1) 원인 및 전파방법

① 간염 바이러스, 풍진, 거대세포 바이러스, 단순포진 바이러스 등에 의해 발생한다.

② A형 간염 : 대변 – 구강으로 오염된 물이나 음식물 섭취로 감염된다.

③ B형 간염 : 혈액, 성적 접촉, 출생 시 감염으로 전염된다.

④ C형 간염 : 혈액으로 전염된다.

(2) 증 상

① A형 간염 : 영아나 학령전기 아동은 무증상이거나 경하고 비특이적인 증상(식욕부진, 불안, 피로감 등)이 나타난다.

② B형 간염

㉠ 무황달기 : 식욕부진, 오심, 구토, 발열, 피로, 권태감 등

㉡ 황달기 : 황달, 두드러기, 밝은 색 대변, 짙은 색 소변 등

(3) 진단검사

간기능검사(AST, ALT, 빌리루빈), 항원항체검사, 간생검 등을 시행한다.

(4) 치료 및 간호

① 지지요법, 안위, 균형 잡힌 영양공급 등을 시행한다.

② A형 간염 노출 즉시 면역글로불린(IG)을 투여하고, B형 간염 노출 후 2주 이내에 HBV 면역글로불린을 투여한다.

③ 예방접종을 한다(A형・B형 간염).

④ 전파예방

㉠ A형 간염 : 손씻기를 철저히 하고, 장갑을 착용한다. 감염된 음식 취급자를 확인한다.

㉡ B형・C형 간염 : 개인보호장비(장갑, 마스크, 눈/얼굴 가리개)를 착용하고, 안전한 주사를 시행한다.

출제유형문제 최다빈출문제

간염에 대한 설명으로 옳지 않은 것은?

① A형 간염은 대변 – 구강으로 오염된 물이나 음식물 섭취로 감염된다.
② 영아나 학령전기 아동의 A형 간염은 증상이 없을 수도 있다.
③ B형 간염은 혈액, 성적 접촉, 출생 시 감염으로 전염된다.
❹ B형 간염의 전파를 예방하기 위해 감염된 음식 취급자를 확인한다.
⑤ 예방접종을 실시한다.

해설

A형 간염은 대변 – 구강으로 오염된 물이나 음식물 섭취로 전염되고, B형 간염은 혈액, 성적 접촉, 출생 시 감염으로 전염된다. A형 간염은 영아나 학령전기 아동의 경우 증상이 없거나, 경하고 비특이적인 증상(식욕부진, 불안, 피로감 등)을 보인다. 전파를 예방하기 위해 A형 간염은 손씻기, 장갑 착용, 감염된 음식 취급자를 확인하는 한편, B형과 C형 간염은 개인보호장비(장갑, 마스크, 눈/얼굴 가리개) 착용 및 안전한 주사를 시행한다. A형과 B형 간염을 예방하기 위해 예방접종을 실시한다.

11 염증성 장질환(Inflammatory bowel disease)

(1) 정의 및 원인

소장과 대장의 만성적인 염증상태로 궤양성대장염(대장)과 크론병(위장관 전체, 특히 회장 말단 부위)으로 분류되며, 정확한 원인은 알려져 있지 않다.

(2) 증 상

① **크론병** : 복부통증, 혈액이 섞이지 않은 설사, 복부덩어리, 식욕저하와 심한 체중감소, 항문주위와 항문의 병변, 누공과 폐색, 장외증상(관절통, 관절염) 등

② **궤양성대장염** : 복부통증이 흔하지 않고, 설사(때때로 출혈과 빈혈), 복부덩어리가 없으며, 중등도체중감소, 항문주위와 항문의 병변이 거의 없음, 누공과 폐색이 거의 없음, 독성거대결장의 위험 등

(3) 진단검사

병력조사, 신체검진, 임상증상, 직장경검사, 결장경검사, 바륨관장 등을 시행한다.

(4) 치료 및 간호

① **약물요법** : 항균제, 항염제, 항생제, 스테로이드, 면역억제제 등을 투여한다.

② **수 술**

㉠ 크론병은 농양, 누공, 만성적 재발성 폐색 치료 시 부분적 장 절제술을 시행한다.

㉡ 위루술 또는 회장절개술을 만들고 부분적 또는 총결장절제술(궤양성대장염에 대한 외과적 중재)

③ **영양관리**

㉠ 궤양성대장염은 저섬유질, 저잔여식, 저자극성, 저지방, 고단백질 식이를 제공하고, 유제품은 피한다.

㉡ 비타민, 철분, 엽산 등을 제공한다.

출제유형문제 최다빈출문제

궤양성대장염 아동의 영양관리로 옳은 것은?

❶ 저섬유질, 저잔여식, 저자극성, 저지방, 고단백질
② 고섬유질, 고잔여식, 고자극성, 고지방, 고단백질
③ 고섬유질, 고잔여식, 저자극성, 저지방, 저단백질
④ 저섬유질, 저잔여식, 고자극성, 고지방, 저단백질
⑤ 저섬유질, 고잔여식, 저자극성, 고지방, 저단백질

해설
궤양성대장염 아동에게 저섬유질, 저잔여식, 저자극성, 저지방, 고단백질 식이를 제공하고 유제품은 피한다.

12 소화성 궤양(Peptic Ulcer)

(1) 정의 및 원인

① 위장관계의 일부 점막 및 점막하층과 근육조직이 손상되면서 위산분비에 노출되어 발생하는 질환으로, 주로 위와 십이지장에서 발생하며, 소아는 드물다.

② 정확한 원인은 알려져 있지 않으나, Helicobacter pylori, 아스피린, 비스테로이드성 항염증제, 흡연, 음주, 스트레스 등에 의해 발생한다.

(2) 증 상

복통, 구토, 출혈, 화끈거림, 위가 비었을 때의 경련성 통증, 복부불편감, 토혈, 혈변 등이 나타난다.

(3) 진단검사

병력조사, 신체검진, 초음파검사, 혈액검사, 소변검사, 대변검사, 상부위장관내시경검사(확진) 등을 시행한다.

(4) 치료 및 간호

① **약물요법** : 항생제, 양성자펌프억제제, H_2 수용체 차단제, 점막보호제 등을 투여한다.

② **수술** : 궤양 합병증(출혈, 천공, 폐색 등) 시 미주신경절단술, 유문형성술, 출혈된 혈관이나 천공의 봉합 등을 시행한다.

③ **식 이**

㉠ 카페인이 적은 규칙적인 식사 및 섬유소와 불포화오일이 많이 함유된 식이를 섭취한다.

㉡ 카페인, 커피, 초콜릿, 탄산음료, 산성식품 등은 피하도록 한다.

④ **출혈 시**

㉠ 비위관을 삽입하여 혈액 제거 및 위를 감압한다.

㉡ 실내온도의 식염수로 위세척을 한다(혈액과 혈전 제거).

㉢ 수액요법, 산소공급, 혈액보충, 혈관작용약(바소프레신)을 공급한다.

⑤ 아스피린, NSAIDS는 투여하지 않는다(출혈의 원인이 될 수 있음).

⑥ 커피찌꺼기 양상의 구토물, 검은 변, 통증 증가, 설사, 구토 등의 증상이 나타나면 의사에게 알리도록 한다.

⑦ 처방된 지시대로 약물을 투약하도록 한다(증상이 개선되더라도 투약을 임의로 중단하지 않는다).

출제유형문제 최다빈출문제

소화성 궤양 아동의 치료 및 간호에 대한 설명으로 옳지 않은 것은?

① 탄산음료와 초콜릿은 먹지 않도록 한다.
② 카페인이 적은 규칙적인 식사를 하도록 한다.
③ 출혈 시 비위관을 삽입하여 혈액을 제거한다.
④ 커피찌꺼기 양상의 구토물, 검은 변, 통증 증가, 설사, 구토 등의 증상이 나타나면 의사에게 알리도록 한다.
❺ 통증 시 아스피린을 투여한다.

해설
소화성 궤양의 치료 및 간호는 약물(항생제, 양성자펌프억제제, H_2 수용체 차단제, 점막보호제 등)을 투여하고, 출혈, 천공, 폐색 등의 궤양합병증 시 수술을 시행한다. 카페인이 적은 규칙적인 식사를 제공하고, 카페인, 커피, 초콜릿, 탄산음료, 산성식품 등은 피하도록 한다. 출혈 시 비위관을 삽입하여 혈액 제거 및 위를 감압하고, 실내온도의 식염수로 위세척을 하여 혈액과 혈전을 제거한다. 아스피린, NSAIDS는 출혈의 원인이 될 수 있어서 투여하지 않는다. 커피찌꺼기 양상의 구토물, 검은 변, 통증 증가, 설사, 구토 등의 증상이 나타나면 의사에게 알리도록 한다.

13 글루텐 민감성 장질환(Celiac disease)

(1) 정의 및 원인

소장 점막의 표면적 감소로 인한 흡수장애증후군으로, 정확한 원인은 알려져 있지 않으나 유전적인 자가면역질환이다.

(2) 증 상

설사와 성장장애(주요 증상), 복부팽만, 악취가 나는 지방변, 구토, 빈혈, 불안정, 식욕부진 등이 나타난다.

(3) 진단검사

대변검사(대변에 함유된 지방의 정도 측정), 글루텐에 대한 항체의 혈청 분석, 장점막생검 등을 시행한다.

(4) 치료 및 간호

① 식이관리 : 글루텐이 포함된 식이(밀, 호밀, 보리, 귀리)를 제외하고, 옥수수와 쌀로 대체한다.
② 초기 처치 시 비타민 결핍증을 교정하기 위해 지용성 비타민과 엽산염이 필요하다.
③ 부모에게 글루텐이 포함되지 않은 식단을 유지하도록 지지한다.

출제유형문제 최다빈출문제

글루텐 민감성 장질환이 있는 아동에게 제공되는 식이로 적절한 것은?

① 밀
❷ 옥수수
③ 귀 리
④ 호 밀
⑤ 보 리

해설
글루텐 민감성 장질환이 있는 아동은 글루텐이 포함된 식이(밀, 호밀, 보리, 귀리)를 제외하고, 옥수수와 쌀로 대체해야 한다.

14 단백질 영양실조(Kashiorkor)

(1) 정의 및 원인

단백질이 극도로 결핍되거나 열량이 부족하여 나타나는 증후군으로, 단백질의 불충분한 섭취나 흡수장애로 인해 발생한다.

(2) 증 상

성장지연, 식욕부진, 감정둔화, 기면상태, 자극에 대한 과민성, 저혈당증 등이 나타난다.

(3) 진단검사

혈청 알부민치와 혈당치 감소, 빈혈, 비타민 결핍, 무기질 감소 등이 확인된다.

(4) 치료 및 간호

① 급성 증상(심한 설사, 신부전, 쇼크 등)에 대해 응급치료를 시행한다.
② 탈수 교정 후 소량의 묽은 우유를 주기 시작하여 우유의 농도와 양을 점점 증가시킨다.
③ 결핍된 비타민 A, 무기질(칼슘, 마그네슘 등)을 제공하고, 철분과 엽산을 섭취시킨다(빈혈 교정).
④ 탈지유, 아미노산 제제 등을 필요시 보충한다.

출제유형문제 최다빈출문제

단백질 영양실조 아동의 치료 및 간호로 옳은 것은?

㉠ 심한 설사, 신부전, 쇼크 등에 대해 응급치료를 시행한다.
㉡ 무기질을 제공한다.
㉢ 빈혈을 교정하기 위해 철분과 엽산을 제공한다.
㉣ 탈수 교정 후 소량의 묽은 우유를 주기 시작하여 우유의 농도와 양을 점점 증가시킨다.

① ㉠, ㉡, ㉢
② ㉠, ㉢
③ ㉡, ㉣
④ ㉣
❺ ㉠, ㉡, ㉢, ㉣

해설

단백질 영양실조의 치료 및 간호는 심한 설사, 신부전, 쇼크 등의 급성증상에 대해 응급치료를 시행한다. 탈수 교정 후 소량의 묽은 우유를 주기 시작하여 우유의 농도와 양을 점점 증가시킨다. 결핍된 비타민 A, 무기질(칼슘, 마그네슘 등)을 제공하고, 빈혈을 교정하기 위해 철분과 엽산을 섭취시킨다. 탈지유, 아미노산 제제 등을 필요시 보충한다.

15 비타민 결핍증

분 류	비타민	결핍 시 증상
수용성	비타민 B_1(티아민)	각기병
	비타민 B_2(리보플라빈)	구내염, 갈라진 입술
	비타민 B_6(피리독신)	신경염, 피부염
	비타민 B_{12}(코발라민)	악성빈혈
	비타민 C(아스코빈산)	괴혈병(상처치유지연, 잇몸출혈, 점상출혈 등)
	나이아신	펠라그라(피부염, 설사, 치매)
	엽 산	거대적아구성빈혈
지용성	비타민 A	야맹증
	비타민 D	구루병, 골다공증, 골연화증
	비타민 E	적혈구용혈, 빈혈
	비타민 K	출혈, 혈액응고지연

출제유형문제 최다빈출문제

비타민 결핍 증상이 옳지 않은 것은?

① 비타민 B_1(티아민) : 각기병
② 비타민 B_{12}(코발라민) : 악성빈혈
❸ 비타민 C(아스코빈산) : 펠라그라
④ 비타민 A : 야맹증
⑤ 비타민 D : 구루병

해설
비타민 C(아스코빈산)가 결핍되면 괴혈병(상처치유지연, 잇몸출혈, 점상출혈 등)이 발생한다.

16 유당불내증(Lactose intolerance)

(1) 정의 및 원인

유당을 소화하는 락타제가 부족 또는 결핍되어 우유 및 유제품에 들어 있는 유당을 소화하지 못하는 것으로, 정확한 원인은 알려져 있지 않다.

(2) 증 상

거품 많고 지방이 없는 설사, 복통, 심한 장내가스, 더부룩함, 복부팽만 등이 있다.

(3) 진단검사

병력청취, 유당을 포함하지 않은 음식을 먹은 후 호전(진단 추정), 수소호흡검사 등을 시행한다.

(4) 치료 및 간호

① 식이에서 유당성분(우유)을 제외한다(우유를 제외하면 증상이 완화된다).
② 영아 : 유당을 포함하지 않은 조제유(Isomil, Nursoy, Nutramigen 등)를 제공한다.
③ 모유를 먹이는 산모는 유당을 제거한 식이를 하도록 한다.

출제유형문제 최다빈출문제

유당불내증에 대한 설명으로 옳지 않은 것은?

① 유당을 소화하는 락타제가 부족하여 우유에 들어 있는 유당을 소화하지 못한다.
② 거품이 많고 지방이 없는 설사, 복통, 더부룩함, 복부팽만 등의 증상을 보인다.
❸ 우유섭취를 권장한다.
④ 유당을 포함하지 않은 음식을 먹은 후 증상이 호전되는 경우 의심할 수 있다.
⑤ 식이에서 유당 성분을 제외한다.

해설

유당불내증은 유당을 소화하는 락타제가 부족하여 우유 및 유제품에 들어 있는 유당을 소화하지 못하는 것이다. 거품이 많고 지방이 없는 설사, 복통, 심한 장내가스, 더부룩함, 복부팽만 등의 증상이 있다. 병력청취, 유당을 포함하지 않은 음식을 먹은 후 호전(진단 추정), 수소호흡검사 등으로 진단한다. 치료 및 간호는 식이에서 유당성분을 제외하고, 영아는 유당을 포함하지 않은 조제유(Isomil, Nursoy, Nutramigen 등)를 제공하며, 모유를 먹이는 산모는 유당을 제거한 식이를 하도록 한다.

제 **5** 장

순환기계 문제 아동의 간호

1 아동의 순환계 특성

(1) 태아 순환과 출생 후 순환

① 태아 순환

㉠ 태아는 태반을 통해 모체로부터 산소와 영양분을 공급받는다.

㉡ 정맥관, 동맥관, 난원공이 있고, 폐순환은 하지 않는다.

㉢ 우심방에 유입된 혈액의 $\frac{1}{3}$ → 난원공을 통해 좌심방 → 좌심실 → 상행대동맥 → 상행대동맥으로 들어온 혈액의 $\frac{2}{3}$는 머리와 상지로, $\frac{1}{3}$은 하행대동맥을 거쳐 전신으로 순환

㉣ 우심방에 유입된 혈액의 $\frac{2}{3}$ → 삼첨판 통해 우심실을 거쳐 폐동맥 → 동맥관을 통해 대동맥으로 유입되어 온몸으로 순환

② 출생 후 순환

㉠ 첫 호흡과 함께 폐에서 가스교환이 시작된다(태반에서의 가스교환은 중지됨).

㉡ 폐혈관 저항이 감소하면서 혈액의 흐름이 바뀌고, 호흡을 통해 산소농도가 증가하면서 동맥관이 폐쇄된다.

㉢ 좌심방과 좌심실의 압력증가 → 좌심방에서 우심방으로 혈액이 흐름 → 난원공 폐쇄

㉣ 제대를 절단하면서 제대정맥이 막히면 정맥관이 막힌다.

(2) 순환기계 기능 사정

① 건강력

㉠ 모체의 질환, 약물복용력, 알코올섭취, 풍진감염력, 가족의 심장질환 등을 확인한다.

㉡ 순환기 관련 증상(수유 시 쉽게 피로해 하고, 호흡수의 증가 및 발한 등의 증상이 나타나는지 여부 등)을 확인한다.

② 신체검진

㉠ 활력징후 측정

- 빈맥, 서맥, 불규칙한 심박동은 심장 이상을 의심할 수 있다.
- 혈압은 상지와 하지에서 모두 측정한다(비정상적으로 증가된 상지와 하지의 혈압 차이는 대동맥 축착 의심).

㉡ 전신관찰
- 전신상태, 체중, 신장 등을 측정하여 정상발달 상태인지를 확인한다.
- 전반적으로 피로해 보이는지, 활동량이 적은지, 피부 창백, 청색증, 모세혈관 재충혈 시간 지연 여부, 곤봉형 손가락 여부 등을 관찰한다.

㉢ 심혈관계 촉진
- 요골동맥과 대퇴동맥을 동시에 촉진하여 맥박 크기의 차이를 평가한다(대동맥축착은 대퇴동맥의 맥박이 요골동맥보다 조금 늦게, 약하게 촉진된다).
- 심장의 크기 짐작(심장질환과 관련된 수축기성 진전이 만져지는 부위를 확인)
- 복부촉진(간, 비장 비대도 촉진)

㉣ 호흡음과 심잡음 청진 : 심잡음(심장 내 혈류가 비정상, 혈류 유출로가 좁아진 경우), 비정상적인 호흡음(울혈성심부전으로 폐부종이 발생하면 수포음, 천명음 등)을 청진한다.

③ 진단 검사

㉠ 흉부단순방사선촬영 : 심장 크기 및 모양 확인

㉡ 심전도 : 심장의 전기 활동을 측정한 것으로, 심장박동수 이상, 심근허혈, 심근비대, 비정상적인 전도 등에 대한 정보를 제공한다.

㉢ 자기공명영상 : 심장의 비후 정도, 구조, 판막의 기능을 확인한다.

㉣ 맥박산소측정법 : 혈액의 산소포화도를 확인한다.

㉤ 심초음파 : 심장의 구조, 크기, 기능 등을 확인한다.

㉥ 심도자술
- 목적 : 카테터를 말초혈관을 통해 심장으로 삽입하여 심장질환을 진단 혹은 치료하기 위해 시행하는 것으로, 심장 내 혈액의 산소포화도와 압력, 혈류양상, 혈액박출량, 심장의 해부학적 기형 여부 등을 확인할 수 있다.
- 합병증 : 출혈, 부정맥, 카테터가 삽입된 혈관의 혈관경련, 혈관손상, 혈전, 조영제에 대한 알레르기 반응, 천공, 감염 등이 발생할 수 있다.
- 시술 전 간호
  - 신장과 체중을 측정하고, 조영제에 대한 알레르기 반응여부를 확인한다.
  - 양측의 족배동맥과 경골동맥에서 맥박을 측정한다.
  - 금식하고(4시간 정도), 정맥으로 수액을 공급한다.
- 시술 후 간호
  - 시술한 다리를 곧게 편 상태로 4~6시간 정도 유지한다.
  - 처음 1시간 동안은 15분마다 활력징후를 측정한다(그 후는 1시간마다).
  - 시술 부위의 사지 온도와 피부색을 사정하고, 카테터 삽입 부위의 출혈과 혈종을 확인한다.
  - 감염 예방을 위해 드레싱부위를 건조하게 유지한다.

(3) 선천성 심장질환 정리

① **폐혈류 증가질환(좌우단락질환)** : 심방중격결손, 심실중격결손, 동맥관개존증, AVSD(심방실중격 결손)

② 폐쇄성 질환 또는 심박출량 감소 질환 : 폐동맥협착, 대동맥협착, 대동맥축착

③ 폐혈류 증가를 동반한 청색증 질환 : 총동맥간증, 대혈관전위, 좌심형성부전증

④ 폐혈류 감소를 동반한 청색증 질환 : 팔로4징후(Tetralogy of Fallot), 삼첨판기형, 심실중격 결손이 없는 폐동맥폐쇄

출제유형문제 최다빈출문제

1-1. 심도자술 후의 간호로 옳지 않은 것은?

① 처음 한 시간 동안은 15분 간격으로 활력징후를 측정한다.
❷ 빠른 회복을 돕기 위해 1시간 이내 움직이도록 한다.
③ 카테터 삽입부의 출혈과 혈종을 확인한다.
④ 감염 예방을 위해 드레싱부위를 건조하게 유지한다.
⑤ 시술 부위의 사지 온도와 피부색을 사정한다.

해설
심도자술 후에는 시술한 다리를 곧게 편 상태로 4~6시간 정도 유지한다.

1-2. 선천성 심장질환 중 폐혈류 감소와 관련된 것은?

① 동맥관개존증 ② 심방중격결손
③ 심실중격결손 ❹ 팔로4징후
⑤ 총동맥간증

해설
선천성 심장질환 중 폐혈류 감소를 동반한 청색증 질환은 팔로4징후, 삼첨판기형, 심실중격 결손이 없는 폐동맥폐쇄가 있다.

2 폐혈류 증가질환(좌-우단락질환)

(1) 심방중격결손(Arterial spectal defect, ASD)

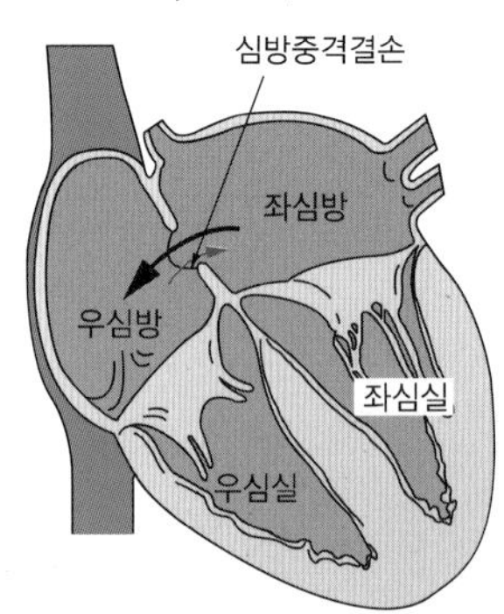

출처 : 서울아산병원(http://www.amc.seoul.kr/asan)

① 정의 및 특성 : 우심방과 좌심방 사이 중격에 결손이 있는 상태로, 좌심방 압력이 우심방 압력보다 높아서 혈류는 좌우단락으로 흐른다.

② 증상 : 대부분 무증상이지만, 피로, 심계항진, 호흡곤란, 심방부정맥 등이 나타난다.

③ 진단검사 : 심전도와 흉부 X-ray(우심방과 우심실비대), 심초음파(결손 확인), 심도자술(우심방의 산소농도 증가) 등을 시행한다.

④ 치료 및 간호

㉠ 내과적 관리

- 증상이 없는 중등도 크기는 자연 폐쇄 여부를 관찰한다(생후 첫 1년).
- 증상이 있으면 이뇨제, 디곡신(Digoxin)을, 심방부정맥은 항부정맥제를 투여한다.

㉡ 중재적 심도자술 : 카테터를 이용한 폐쇄장치를 시행한다.

㉢ 외과적 관리 : 봉합, 심막부착포나 인공부착포 등 외과적 폐쇄를 시행한다(개심술).

(2) 심실중격결손(Ventricular septal defect, VSD)

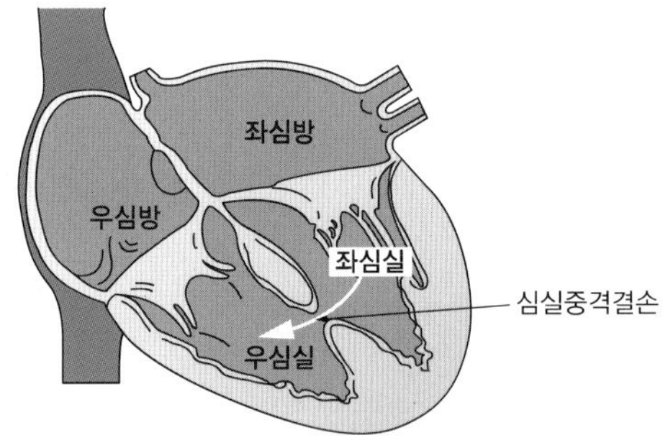

출처 : 서울아산병원(http://www.amc.seoul.kr/asan)

① 정의 및 특성

㉠ 우심실과 좌심실 사이 중격에 결손이 있는 상태로, 좌심실 압력이 우심실 압력보다 높아서 혈류는 좌우단락으로 흐른다.

㉡ 선천성 심장병 중 가장 발생 빈도가 높다.

② **증상** : 무증상, 수유 시 혹은 운동 시 숨이 차고 쉽게 피로함, 수유곤란, 창백, 허약, 울혈성심부전의 동반 등 결손 크기 및 동반되는 심질환에 따라 증상이 다양하다.

③ **진단검사** : 청진(수축기 잡음), 심전도(좌심실비대), 흉부 X-ray(심장비대), 심초음파(결손확인) 등을 시행한다.

④ **치료 및 간호**

㉠ 내과적 관리
- 자연폐쇄(대부분 1세 이전)
- 울혈성심부전이 있으면 Digoxin, 이뇨제, ACE억제제를 투여한다.

㉡ 중재적 심도자술 : 교합 장치를 삽입한다.

㉢ 외과적 관리 : 완전교정수술을 시행한다.

(3) 동맥관개존증(Patent ductus arteriosus, PDA)

① **정의 및 원인**

㉠ 동맥관이 폐쇄되지 않고 열려 있는 것으로, 미숙아나 임신 초기 풍진에 감염된 모체에서 발생 가능성이 높다.

㉡ 선천성 심장병 중 두 번째로 흔한 유형이다.

② **증 상**

㉠ 동맥관의 크기에 따라 무증상에서 심부전까지 다양한 증상이 나타난다.

㉡ 맥압 상승과 뛰는 듯한 맥박, 지속적인 기계성 심잡음이 청진된다(특징적인 증상).

㉢ 운동 시에 증상이 심해진다.

③ **진단검사** : 심전도(좌심실비대, 양쪽 심실비대), 흉부 X-ray(좌심방, 좌심실, 폐동맥 비대), 심도자술(동맥관확인) 등을 시행한다.

④ **치료 및 간호**

㉠ 내과적 관리 : Indomethacin(Prostaglandin 억제제)을 투여한다.

㉡ 중재적 심도자술 : 동맥관의 비외과적 폐쇄는 심도자술로 시행한다.

㉢ 외과적 관리 : 코일을 이용하거나 Indomethacin으로 막히지 않는 경우 외과적인 폐쇄를 시행한다(왼쪽 개흉술을 통해 시행).

출제유형문제 최다빈출문제

가장 흔한 선천성 심장질환으로 옳은 것은?

① 대동맥축착
❷ 심실중격결손
③ 대동맥협착
④ 폐동맥협착
⑤ 삼첨판폐쇄

해설
심실중격결손은 우심실과 좌심실 사이 중격에 결손이 있는 상태로, 좌심실의 압력이 우심실보다 높아서 혈류는 좌우단락으로 흐른다. 선천성 심장병 중 가장 발생 빈도가 높다.

3 폐쇄성 질환 또는 심박출량 감소 질환

(1) 대동맥축착(Coarctation of the aorta)

① 정의 및 특성 : 동맥관 개구부와 연결되는 부위 대동맥이 좁아져 대동맥의 근위부와 원위부 사이에 압력 차이가 발생하는 것으로, 협착된 부위의 근위부는 압력이 높고, 원위부는 압력이 낮다.

② 증 상

㉠ 상완동맥과 대퇴동맥의 혈압 차이가 있고, 요골동맥은 뛰는 듯한 맥박이 촉진되나, 하지맥박은 잘 촉진되지 않는다.

㉡ 달리기 같은 운동을 하면 하지맥박이 감소하고 다리통증이 발생한다.

③ 진단검사 : 흉부 X-ray, 심전도, 심초음파(좌심실비대) 등을 시행한다.

④ 치료 및 간호

㉠ 내과적 관리 : 이뇨제, 디곡신(Digoxin) 등을 투여한다.

㉡ 중재적 심도자술 : 재발된 대동맥축착 아동에게 풍선확장술, 스텐트시술을 시행한다.

㉢ 외과적 관리 : 협착 부위가 짧으면 단단문합술, 협착 부위가 길면 인공부착포를 사용하거나 좌쇄골하판기법을 시행한다(수술 후 영구적인 고혈압으로의 진행을 예방하기 위해 2세 이내에 수술 시행을 권장한다).

(2) 대동맥협착(Aortic stenosis, AS)

① 정의 및 특성 : 대동맥판막이 좁아져서 혈류의 압력변화로 좌심실 비대가 발생한다.

② 증상 : 협착이 심하지 않으면 증상이 없으나, 협착이 심하면 영아는 수유곤란, 빈맥, 약한 맥박 등이 나타나고, 아동은 피로, 활동내구성 감소, 어지러움, 흉통 등이 나타난다.

③ 진단검사 : 청진(수축기 잡음), 심전도와 흉부 X-ray(정상 또는 좌심실 비대), 심도자술(대동맥협착 진단) 등을 시행한다.

④ 치료 및 간호

㉠ 내과적 관리 : 중등도 이상은 심장 추후 관리 및 적절한 항생제 예방법을 시행한다.

㉡ 중재적 심도자술 : 풍선판막성형술을 시행한다.

㉢ 외과적 관리 : 풍선확장술이 실패하거나 협착이 재발되는 경우 외과적 판막절개술을 시행한다.

(3) 폐동맥협착(Pulmonary stenosis, PS)

① 정의 및 특성 : 폐동맥으로 나가는 입구가 좁아져서 우심실 비대가 나타난다.

② 증 상

㉠ 경증이나 중등도는 특이 증상이 없다.

㉡ 협착이 심하면 청색증, 운동 시 흉통과 피로, 울혈성심부전증 증상이 나타난다.

③ 진단 : 임상검진, 심전도와 흉부 X-ray(우심실 비대), 심도자술(우심실과 폐동맥압 차이 확인) 등을 시행한다.

④ 치 료

㉠ 내과적 관리

• 무증상 아동은 심장 추후 관리와 적절한 항생제 예방법을 시행한다.

• 증상이 심한 영아는 수술할 때까지 동맥관 개방을 위해 Prostaglandin E_1을 투여한다.

㉡ 중재적 심도자술 : 풍선판막성형술을 시행한다.

㉢ 외과적 관리 : 외과적 판막절개술(풍선확장술 실패나 협착이 판막상부에 위치한 경우)을 시행한다.

출제유형문제 최다빈출문제

아동의 상지혈압이 하지혈압보다 30mmHg 높게 측정되고, 요골동맥은 뛰는 듯한 맥박이 촉진되나 하지맥박이 잘 촉진되지 않는 경우 의심되는 심장질환은?

❶ 대동맥축착 ② 폐동맥협착
③ 심방중격결손 ④ 심실중격결손
⑤ 동맥관개존증

해설
대동맥축착은 상완동맥과 대퇴동맥의 혈압 차이가 있고, 요골동맥은 뛰는 듯한 맥박이 촉진되나, 하지맥박은 잘 촉진되지 않는다.

4 폐혈류 증가를 동반한 청색증 질환

(1) 총동맥간증(Truncus arteriosus, TA)

① 정의 및 특성
대혈관의 불완전한 분리를 말하는 것으로, 폐혈류량이 많을수록 울혈성심부전증이 많고, 심박출량이 감소하면 관상동맥 허혈의 위험이 있다.

② 증 상
㉠ 신생아도 울혈성심부전과 청색증을 보인다.
㉡ 폐혈류량이 많으면 폐울혈과 심한 울혈성심부전을 유발한다.

③ 진단검사 : 총동맥간 판막 폐쇄부전으로 확장기잡음, 단일 총동맥간 판막이 열릴 때 클릭음이 있을 수 있다.

④ 치료 및 간호
㉠ 내과적 관리 : 울혈성심부전 치료(Digoxin, 이뇨제), 다혈구증 예방, 감염예방
㉡ 외과적 관리 : 수술

(2) 대혈관전위(Transposition of the great arteries, TGA)

① 정의 및 특성 : 대혈관의 위치가 바뀌어 우심실이 대동맥에, 좌심실이 폐동맥과 연결되어 있다.

② 증상 : 청색증(출생 즉시 혹은 수일 이내), 심한 호흡곤란, 과호흡, 대사성산증, 심부전 등이 나타나기 때문에 신속한 진단과 처치가 필요하다.

③ 진단검사 : 임상증상, 흉부 X-ray(우심실비대, 양심실비대), 심도자술(폐동맥의 산소농도가 대동맥보다 상승), 심초음파(확진) 등을 시행한다.

④ 치료 및 간호
㉠ 내과적 관리 : 수술 전까지 동맥관 개방을 위해 Prostaglandin E_1을 투여한다.
㉡ 중재적 심도자술 : 풍선심방중격절개술을 시행한다.
㉢ 외과적 관리 : 대혈관치환술을 시행한다.

출제유형문제 최다빈출문제

우심실이 대동맥에, 좌심실이 폐동맥과 연결되어 출생 즉시 청색증이 나타나서 신속한 진단과 처치가 필요한 심장질환은?

① 폐동맥협착
② 동맥관개존증
❸ 대혈관전위
④ 심실중격결손
⑤ 팔로4징후

해설
대혈관전위는 대혈관의 위치가 바뀌어 우심실이 대동맥에, 좌심실이 폐동맥과 연결되어 청색증(출생 즉시 혹은 수일 이내), 심한 호흡곤란, 과호흡, 대사성산증, 심부전 등이 나타나기 때문에 신속한 진단과 처치가 필요하다.

5 폐혈류 감소를 동반한 청색증 질환(우-좌단락)

(1) 팔로4징후(Tetralogy of fallot, TOF)

① 정의 및 특성

㉠ 폐동맥협착, 심실중격결손, 대동맥우위, 우심실비대의 4가지 결함이 있는 상태

㉡ 폐동맥협착 정도가 예후를 결정한다.

② 증상 : 청색증, 전신피로, 과다청색증발작(TET 발작 : 아침, 울음, 수유, 배변 시 나타남) 등

③ 진단검사 : 청진(거친 수축기 잡음), 흉부 X-ray검사(장화 모양 심장), 심초음파 등을 시행한다.

④ 치료 및 간호

㉠ 내과적 관리 : 동맥관 개존을 유지하기 위해 Prostaglandin E_1을 투여한다.

㉡ 외과적 관리 : 개심술을 시행한다.

㉢ 과다청색증발작(TET 발작) 간호 : 슬흉위 유지, 산소공급, 모르핀 투여(과호흡을 경감시킴), 안정 등을 취해 준다.

(2) 삼첨판폐쇄(Tricuspid atresia, TA)

① 정의 및 특성

㉠ 삼첨판이 발달하지 않아 우심방에서 우심실로 혈액이 흐르지 못하는 것을 말한다.

㉡ 심한 폐동맥 협착은 있으나 심실중격결손이나 다른 해부학적 결손이 없는 경우 폐혈류가 원활한지 여부는 동맥관 개존 여부에 달려 있다.

② 증상 : 청색증, 빈맥, 호흡곤란 등이 나타난다.

③ 진단검사 : 단하나의 심음(삼첨판의 닫힘이 없음), 수축기심잡음이나 지속적인 심잡음(심실중격결손이나 동맥관개존 시) 등을 확인할 수 있다.

④ 치료 및 간호

㉠ 내과적 관리 : 폐혈류를 동맥관에 의존하는 영아에게 Prostaglandin E_1을 투여한다.

㉡ 중재적 심도자술 : 풍선심방중격절개술을 시행한다.

㉢ 외과적 관리 : 수술을 시행한다.

출제유형문제 최다빈출문제

팔로4징후를 진단받은 아동의 심장결함에 해당하지 않는 것은?

① 폐동맥협착
② 대동맥우위
❸ 대혈관전위
④ 우심실비대
⑤ 심실중격결손

해설
팔로4징후는 폐동맥협착, 심실중격결손, 대동맥우위, 우심실비대의 4가지 결함이 있는 상태를 말하는 것으로, 폐동맥협착 정도가 예후를 결정한다.

6 울혈성 심부전증(Congestive heart failure)

(1) 정의 및 원인

신체의 대사요구량에 맞는 충분한 심박출량을 유지할 수 없는 심장의 임상적 증후군으로서, 심실의 기능부전, 판막이상, 선천성 심장병에 의한 순환혈류량 증가 등에 의해 발생한다.

(2) 증 상

① 우심부전(부종, 간비대, 비장비대)
② 좌심부전(호흡곤란, 청색증, 운동불내성)
③ 피로, 수유곤란, 운동내구성 저하, 부적절한 체중증가, 성장장애 등이 나타난다.

(3) 진단검사

임상병력, 신체검진, 흉부 X-ray(심장비대), 심전도(심실비대), 심초음파(심방과 심실 비대), 심도자술(결손부위 확인), 혈액검사

(4) 치료 및 간호

① **치료 목표** : 심장 수축력 향상과 후부하 조절, 체액량 조절, 심장의 부담을 감소시키기 위해 산소소모를 줄이는 것이 목표이다.

② **심장수축력 향상과 후부하 조절**

㉠ 디곡신(Digoxin)
- 심근수축력 증가, 심장박동수 감소, 이뇨작용이 있다.
- 주사기를 이용하여 정확한 용량을 매일 같은 시간에 투여한다(좁은 치료적 혈중 농도 범위를 가지고 있으므로 독성 발생에 유의한다).
- 투여 후 구토하더라도 다시 투여하지 않는다.
- 식욕부진, 오심, 구토, 복통, 현기증, 호흡곤란, 서맥, 부정맥 등의 부작용이 있다.
- 심전도검사를 주기적으로 시행한다(디곡신 중독 시 심장차단, 서맥의 위험 있음).

㉡ ACE억제제(Captopril, Enalapril)
- Angiotensin I을 Angiotensin II로의 전환 과정을 차단함으로써 혈관이완, 혈관저항을 감소시켜 후부하를 감소시킨다.
- 저혈압, 신부전, 전해질불균형 등이 나타나는지를 관찰한다.

③ **체액량 조절**

㉠ 이뇨제
- Furosemide(Lasix) : 저칼륨혈증 여부를 사정하고(칼륨소실 유발), 칼륨이 풍부한 음식(토마토, 바나나, 오렌지 등)의 섭취를 권장한다.
- Spironolactone(Aldactone) : 칼륨을 보전하는 이뇨제이다.

㉡ 수분 및 염분을 제한한다.

④ 심장의 부담 감소
   ㉠ 신체활동을 제한하고, 자주 휴식을 취하게 하며, 스트레스를 줄인다.
   ㉡ 불필요한 자극을 주지 않고 환경의 온도변화를 최소화한다.
   ㉢ 호흡기계 감염을 예방하고, 적절히 치료한다.
   ㉣ 영아는 필요한 처치를 한 번에 모아서 시행하고, 수면을 방해하지 않는다.
   ㉤ 소량씩 자주 먹이고, 울면 바로 먹인다(배고픔의 첫 번째 신호를 보낼 때 수유).
   ㉥ 수유 시 앉은 자세를 유지하고 트림을 자주 시켜 준다.

출제유형문제 최다빈출문제

울혈성심부전 아동에게 디곡신이 처방되어 투여하고자 한다. 투여 전후에 확인해야 하는 것은?

① 체 중
② 체 온
③ 배설량
④ 수분섭취량
❺ 맥 박

해설
디곡신(Digoxin)은 심근수축력 증가, 심장박동수 감소, 이뇨작용의 효과가 있고, 서맥, 부정맥 등의 부작용이 나타날 수 있어서 투여 전후에 맥박을 확인해야 한다.

7 후천성 심장질환

(1) 감염성 심내막염

① 정의 및 원인

㉠ 심장질환(선천성, 후천성)이 있는 아동의 심장 판막이나 심장 내막의 세균감염이 있는 질환으로, 심내막염이 진행되면 대동맥과 승모판 등을 침범하여 조직을 파괴한다.

㉡ 치과치료, 인공도뇨 후 비뇨기계감염, 정체도뇨 후 혈행감염, 심장질환을 치료하는 과정에서의 감염 또는 심장 수술 후 심장부위에서의 감염 등에 의해 발생하는 것으로, Staphylococcus aureus(가장 흔함), Streptococcus viridans 등에 의해 발생한다.

② 증 상

㉠ 급성기(고열), 아급성기(미열, 식욕부진, 권태감, 체중감소)

㉡ Osler node(손가락과 발가락 끝의 완두콩만한 압통결절)

㉢ Jeneway spots(손바닥이나 발바닥에 작은 무통성 출혈점) 등이 나타난다.

㉣ 부정맥, 심잡음, 심부전 등이 동반되기도 한다.

③ 진단검사

㉠ 임상양상, 혈액배양검사(원인균 확인)

㉡ 심초음파(판막의 세균증식, 비정상적인 판막), 흉부 X-ray(심비대 또는 심부전) 등을 시행한다.

④ 치료 및 간호

㉠ 예방이 중요 : 심장질환이 있는 아동이 침습적 처치(치과 발치, 비뇨기계 시술 등) 시 시술 1시간 전에 예방적으로 항생제(Amoxicillin) 등을 투여한다.

㉡ 항생제를 6~8주 정도 투여한다(주기적으로 혈액배양검사를 하여 항생제 효과를 평가한다).

㉢ 심하고 반응이 없는 울혈성심부전과 판막이 침범한 경우에는 수술을 시행한다.

㉣ 활력징후, 말초조직관류, 혈역학적 안전성을 관찰한다.

㉤ 아동은 최상의 구강상태를 유지하도록 한다.

㉥ 부모교육 : 치과치료 같은 처치 전에 예방적으로 항생제 치료를 해야 하는 필요성을 교육한다.

⑤ 합병증 : 판막폐쇄부전(특히 대동맥판과 승모판) 및 그로 인한 심부전이 가장 흔하다.

(2) 고혈압

① 정의 및 분류

㉠ 수축기 및 이완기 혈압이 적어도 3회 이상, 동일 연령과 성별 및 신장 대비 혈압의 95백분위수 이상인 경우를 말한다.

㉡ 일차성 고혈압 : 혈압상승을 유발하는 질환이 없으나, 가족력, 유전, 스트레스, 비만 등에 의한 고혈압을 말한다.

㉢ 이차성 고혈압 : 혈압상승을 유발하는 질환(대동맥축착, 신동맥협착, 신장질환 등)에 의한 고혈압을 말한다.

㉣ 일차성 고혈압은 청소년기에, 이차성 고혈압은 6세 이하의 어린 아동에게 더 흔하다.

② 증 상

㉠ 일차성 고혈압 : 혈압상승이 발견될 때까지 증상이 없고, 대부분 과체중이다.

㉡ 이차성 고혈압 : 대부분 무증상이나 심각한 혈압상승과 함께 두통, 어지러움, 시력변화 등의 증상이 나타날 수 있다.

③ 진단검사

㉠ 반복적으로 혈압을 측정한다.

㉡ 이차성 고혈압을 판단하기 위해 혈액검사, 심초음파, 신장초음파 등을 시행한다.

④ 치료 및 간호

㉠ 비약물적인 치료 : 체중감소, 운동, 식사조절(저염식이, 열량제한), 스트레스 관리 등을 시행한다.

㉡ 약물 치료 : 생활습관이 개선되었음에도 고혈압이 지속되는 경우 약물치료(베타-아드레날린수용체차단제, 이뇨제 등)를 시행한다.

(3) 류머티스열

① **정의 및 원인** : 심장, 관절, 중추신경계, 피하조직에 발생하는 자가면역질환으로, A군 베타-용혈성 연쇄상구균에 의한 상기도 감염 후 나타나고, 5~15세에 주로 발생하며, 심장판막질환이 심각한 합병증이다(류머티스열 환자는 2~4개월 전에 연쇄상구균에 의한 인후염, 편도염, 성홍열 등의 병력이 있다).

② 증 상

㉠ 주증상과 부증상

- 주증상 : 관절염, 심염, 무도병, 피하결절, 홍반성 반점
- 부증상 : 고열, 관절통, ESR · CRP 증가, 심전도상 P-R간격 연장

㉡ 다발성 관절염

- 가장 흔한 증상이나 영구적인 손상을 유발하지 않는다.
- 팔꿈치, 무릎, 고관절, 어깨와 같은 큰 관절에 통증, 발적, 열감, 부종, 움직임 제한 등이 나타난다.

㉢ 심 염

- 연쇄상구균이 심내막, 대동맥판막, 승모판(가장 영향을 많이 받음)을 침범하여 영구적 손상을 유발한다.
- 빈맥, 심잡음, 심비대 등이 나타나고, 심전도상 P-R 간격이 연장된다(심근염 유무가 예후와 관련이 있다).

㉣ 무도병 : 감정의 불안정, 언어장애, 목적 없고 불규칙적인 사지운동, 성격변화 등이 나타나고, 여아에게 많다.

㉤ 피하결절 : 관절의 건초나 뼈가 돌출된 부위에 형성된 작고 통증 없는 조그만 덩어리로, 일정기간 지속된 후 소실된다.

㉥ 홍반성 반점 : 몸통과 사지에 나타나는 소양증 없는 일과성 반점이다.

③ 진단검사

㉠ 임상증상을 토대로 진단 : 최근 연쇄상구균 감염의 증거가 있으면서 주증상이 2개 또는 주증상 1개와 부증상 2개가 있는 경우 진단한다.

㉡ 류머티스열이 의심되면 인두배양에서 A군 베타-용혈성 연쇄상구균을 검사한다.

㉢ ASO(Antistreptolysin O) Tilter가 상승한다(류머티스열 아동의 80%에서 상승).

㉣ 심초음파를 시행하여 심장판막의 양상을 평가한다.

④ 치료 및 간호

㉠ 치료 목표 : 용혈성연쇄상구균 박멸, 영구적인 심장손상 예방, 증상 완화 및 재발 방지 등이 목표이다.

㉡ 약물 치료

- 페니실린(연쇄상구균 치료), 아스피린(관절염증, 열, 불편감 감소), Prednisone(심염, 판막 문제 시) 등을 투여한다.
- 재발을 막기 위해 예방적 항생제(페니실린)를 투여한다(WHO는 염증이 나타난 후 5년 동안, 심장에 문제가 있는 경우에는 더 오랫동안 예방적 투약을 하도록 권고한다).

㉢ 급성기에는 침상 안정을 취한다. 방문객 제한, 활동을 최소화하여 심장 부담을 줄일 수 있는 놀이를 하게 한다.

㉣ 관절부위에 냉찜질과 온찜질을 교대로 제공하고, 수동적인 운동과 마사지, 이완법(주의 분산) 등을 시행한다.

㉤ 아동과 가족에게 이차적 예방을 위한 항생제 치료의 중요성을 교육한다.

(4) 가와사키병

① 정의 및 원인

㉠ 감염성으로 인한 급성 전신성 맥관염으로, 정확한 원인은 알려지지 않았으나, 감염성 소인과 유전성 소인이 관련된 자가면역질환이다.

㉡ 2세 이하의 남아에게, 늦겨울에서 이른 봄에 많이 발생한다.

② 임상증상

㉠ 급성기(10~14일)

- 항생제나 해열제에 반응하지 않는 고열이 5일 이상 지속된다.
- 비삼출성 결막염, 구강변화, 사지말단변화, 경부임파선종대 등이 나타난다.

㉡ 아급성기(15~25일)

- 열이 떨어지고, 대부분의 증상이 호전된다.
- 손가락과 발가락의 피부박리, 관절염, 관절통, 심혈관계증상 등이 나타난다.

㉢ 회복기(26일부터) : 적혈구침강속도가 정상으로 회복되고 모든 임상증상이 사라질 때까지이다.

③ 진단기준

㉠ 임상증상

- 해열제 투여에도 떨어지지 않는 고열이 5일 이상 지속
- 양측의 결막충혈(비삼출성, 통증 없음)

• 구강변화(입술의 홍조와 홍반, 딸기모양 혀 등)
• 홍반성 발진
• 비화농성 경부임파선 종대
• 사지말단 변화(손과 발바닥의 부종 또는 손과 발바닥의 발적, 열이 내린 후 손과 발가락의 피부박리 등)

※ 5일 이상 지속되는 고열을 포함한 4~5개 증상이 있는 경우 진단

ⓛ 임상검사 : 혈액검사(적혈구침강속도, C-반응단백, 백혈구 상승), 심초음파(동맥류 확인)

④ 치료 및 간호

㉠ 면역글로불린과 아스피린을 함께 투여한다(관상동맥 변화 경감, 해열, 항염, 혈소판응집방지 효과).

㉡ 울혈성심부전 증상(소변량 감소, 빈맥, 호흡곤란, 발한 등)을 관찰하고, 심초음파(관상동맥 변화 확인) 시행하며, 심장상태를 관찰하기 위해 체중, 섭취량과 배설량, 심전도를 측정한다.

㉢ 영양공급 : 부드러운 음식과 수분을 자주 공급하고, 구강간호 및 입술에 윤활제를 발라준다.

㉣ 피부간호 : 부종이 있는 피부는 마찰과 압력을 방지하고, 미온수 목욕이나 냉습포를 적용(피부 불편감 감소)한다.

㉤ 조용한 환경에서 부드러운 목소리로 말하고, 밝은 조명은 피한다.

㉥ 과격한 신체운동, 심한 칫솔질 등에 대한 주의사항을 교육한다(아스피린은 출혈 경향을 증가시킴).

출제유형문제 최다빈출문제

류머티스열 아동의 치료 및 간호로 옳은 것은?

㉠ 관절염증을 감소시키기 위해 아스피린을 투여한다.
㉡ 급성기에는 침상 안정을 취하도록 한다.
㉢ 연쇄상구균 치료를 위해 페니실린을 투여한다.
㉣ 재발을 막기 위해 예방적 항생제를 투여한다.

① ㉠, ㉡, ㉢
② ㉠, ㉢
③ ㉡, ㉣
④ ㉣
❺ ㉠, ㉡, ㉢, ㉣

해설

류머티스열 치료 및 간호는 페니실린(연쇄상구균 치료), 아스피린(관절염증, 열, 불편감 감소), Prednisone(심염, 판막 문제 시) 등을 투여한다. 급성기에는 침상 안정을 취한다. 방문객 제한, 활동을 최소화하여 심장 부담을 줄일 수 있는 놀이를 하게 한다. 재발을 막기 위해 예방적 항생제를 투여한다.

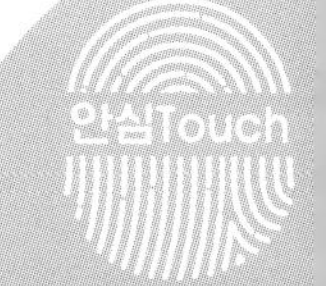

제 6 장

혈액기계 문제 아동의 간호

1 아동의 혈액기계 특성

(1) 적혈구

① 핵이 없고 산소를 운반한다(헤모글로빈이라는 혈색소를 갖고 있다).

② 빈혈은 적혈구수나 혈색소량이 정상치보다 감소된 상태이고, 혈색소가 감소하면 혈액의 산소운반능력이 떨어져서 조직에 필요한 산소공급이 부족하게 된다.

(2) 백혈구

① 핵이 있고 식균작용 및 이물질을 제거한다.

② 과립구(호중구, 호산구, 호염기구)와 무과립구(림프구, 단핵구)로 구성된다.

③ 신체가 세균성 감염에 대응여부를 판단하기 위해 절대호중구수(ANC)검사를 한다.

(3) 혈소판 : 핵이 없고, 지혈 기능을 한다.

(4) 혈액응고

① 혈관, 혈소판, 응고인자, 응고억제인자, 섬유소용해 등이 관여하여 지혈이 된다.

② 혈액응고검사는 Prothrombin Time(PT), Partial Thromboplastin Time(PTT), 혈소판 등의 검사를 시행한다.

출제유형문제 최다빈출문제

아동의 혈액기계 특성으로 옳지 않은 것은?

❶ 과립구는 림프구, 단핵구로 구성된다.
② 빈혈은 적혈구수나 혈색소량이 정상치보다 감소된 상태이다.
③ 적혈구는 산소를 운반한다.
④ 백혈구는 식균작용을 한다.
⑤ 혈소판은 지혈 기능이 있다.

해설
백혈구는 식균작용과 이물질을 제거하며, 과립구(호중구, 호산구, 호염기구)와 무과립구(림프구, 단핵구)로 구성된다.

2 철결핍성 빈혈(Iron-deficiency anemia, IDA)

(1) 원 인

① 출생 시 철 저장의 부족 또는 철 소실의 증가(미숙아, 태아실혈 등)
② 철분섭취 부족, 철요구량 증가(미숙아, 영아, 사춘기)
③ 실혈(기생충, 월경과다, 소화성궤양, 장 폴립 등)
④ 만삭아는 5~6개월, 미숙아는 2~3개월 동안 저장된 철을 사용하기 때문에 철이 소실되는 시점에 음식을 통한 철분이 공급되지 않는 경우 발생한다.

(2) 증상 : 피부 창백, 빈맥, 빈호흡, 피로, 기면 등이 나타난다.

(3) 진단검사

① 임상증상에 대한 문진 및 신체검진
② 적혈구지수, Ferritin과 Transferrin 등을 검사한다.

(4) 치료 및 간호

① 철의 식이 섭취 증가와 철분을 보충한다.
② 철분 보충
㉠ 경구투여(경구 철요법)
- 식간에 3회 정도 복용하고, 혈색소가 정상으로 돌아와도 몇 개월은(3~4개월 정도) 종합비타민과 함께 철제제를 계속 복용한다.
- 비타민 C가 많은 감귤류나 주스 등과 함께 복용한다(철분 흡수 도움).
- 빨대나 점적기를 이용하고(치아 착색), 양치질을 한다.
- 검은 변이 나올 수 있음을 알려 준다.
- 부작용(복통, 변비, 위장불편감 등의 위장장애)이 나타날 수 있으므로 관찰한다.

㉡ 비경구적 철요법
- 경구용 철분제가 효과가 없거나 흡수장애 등이 있는 경우 비경구적으로 투여한다.
- 근육주사는 Z-tract 방법을 시행하고, 주사 후에는 문지르지 않는다.

③ 철분식이섭취
㉠ 생후 12개월 전까지 : 철분강화유동식, 모유수유와 철분강화식품의 보충을 유지한다.
㉡ 12개월 이상 : 하루에 우유 섭취를 720cc 이하로 줄인다.
㉢ 기름기가 적은 쇠고기, 돼지고기, 간, 말린 콩, 철분강화 시리얼, 살구, 자두, 시금치, 진청색 잎이 많은 야채, 계란 노른자 등의 철분이 함유된 음식을 제공한다.

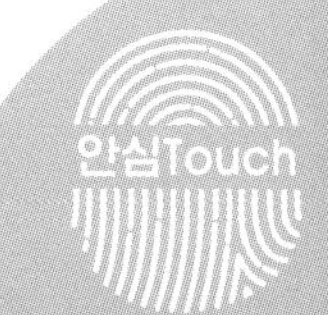

출제유형문제 최다빈출문제

철결핍성 빈혈 아동에게 철분이 함유된 음식을 제공하고자 할 때 권장하는 식품은?

① 황색채소
❷ 간
③ 우 유
④ 달걀흰자
⑤ 탄산음료

해설

철분이 많이 함유된 음식은 기름기가 적은 쇠고기, 돼지고기, 간, 말린 콩, 철분강화시리얼, 살구, 자두, 시금치, 진청색 잎이 많은 야채, 계란 노른자 등이 있다.

3 겸상적혈구 빈혈(Sickle cell disease, SCD)

(1) 정의 및 원인

① 정상적인 헤모글로빈이 낫 모양의 헤모글로빈으로 대치되면서 쉽게 용혈되는 특징을 보이는 것으로, 상염색체 열성 유전질환이다.

② 탈수, 감염, 열, 급격히 산소가 낮아지는 상황(고도가 높거나 추운 곳에의 노출 등)에 노출되면 적혈구가 겸상으로 변하여 파괴가 일어난다.

(2) 증 상

적혈구가 많이 파괴되면서 피로, 식욕부진, 허약, 성장지연, 사춘기 지연, 황달, 무기력, 복통 등이 나타난다(거의 모든 장기가 영향을 받는다).

(3) 진단검사

겸상적혈구혈색소선별검사(HBS), 헤모글로빈 전기영동법, 분자유전학검사, 일반혈액검사 등을 시행한다.

(4) 치료 및 간호

① 보존적인 치료로 증상을 없애는 것이 치료의 목적이다.

② 침상안정, 산소공급, 수분공급, 전해질 공급, 항생제투여(감염 치료), 통증조절을 위해 진통제 투여(Acetaminophen, Ibuprofen 투여, 아스피린은 피함) 등을 시행한다.

③ 예방적 페니실린 치료를 권장한다(생후 2개월까지 의심 또는 진단 시 최소한 5세까지).

④ 백신(폐렴구균, 수막구균, B형 간염, 독감 등)을 접종하고, 태양에 지속적으로 노출되는 것을 피한다.

⑤ 겸상적혈구 위기 발생을 막기 위해서 스트레스가 있는 운동, 감정적인 스트레스, 낮은 산소의 환경, 감염 위험 등은 피한다.

출제유형문제 최다빈출문제

겸상적혈구 빈혈 아동의 치료 및 간호로 옳지 않은 것은?

① 스트레스가 있는 운동은 피하도록 한다.
② 태양에 지속적으로 노출되는 것을 피한다.
❸ 아스피린을 투여한다.
④ 백신을 접종한다.
⑤ 감정적인 스트레스는 피하도록 한다.

해설
겸상적혈구 빈혈의 치료 및 간호는 침상안정, 산소공급, 수분공급, 전해질 공급, 항생제투여(감염 치료), 통증조절을 위해 진통제 투여(Acetaminophen, Ibuprofen 투여, 아스피린은 피함) 등을 시행한다. 백신(폐렴구균, 수막구균, B형 간염, 독감 등)을 접종하고, 태양에 지속적으로 노출되는 것을 피한다. 겸상적혈구 위기 발생을 막기 위해서 스트레스가 있는 운동, 감정적인 스트레스, 낮은 산소의 환경, 감염 위험 등은 피한다.

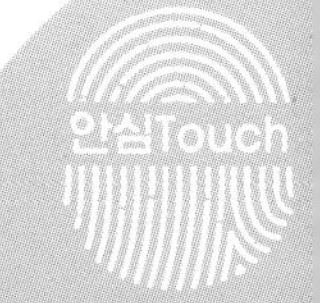

4 재생불량성 빈혈(Aplastic anemia)

(1) 정의 및 원인

① 골수 세포의 기능부전으로 골수 내 조혈모세포가 감소하여 조혈능력이 감소되는 것으로, 대부분 원인이 밝혀지지 않은 특발성이나, 선천적 또는 후천적 원인이 있다.

② **선천적 원인** : 판코니빈혈, 선천성 이상각화증 등

③ **후천적 원인** : 방사선노출, 바이러스, 면역질환 등

(2) **증상** : 출혈(점상출혈, 반상출혈, 비출혈), 창백, 피로, 오심, 빈맥, 심잡음, 감염 등이 있다.

(3) **진단검사** : 혈액검사(빈혈, 교정망상구수 감소, 백혈구 및 호중구 감소, 혈소판 감소), 골수천자(확진) 등을 시행한다.

(4) 치료 및 간호

① 면역조절치료, 조혈모세포 이식, 지지요법(수혈, 감염에 대한 항생제 투여 등) 등을 시행한다.

② 원인 약물에 대한 노출을 중단한다.

③ **중증** : 골수이식이나 동종이형조혈줄기세포이식을 시행한다(조혈줄기세포이식을 받는 경우 동종면역반응을 피하기 위해 수혈을 하지 않는다).

④ 1인실 입원 및 철저한 손씻기를 한다(세균 감염의 위험이 증가됨).

⑤ **혈소판 수치가 낮은 아동** : 주사, 직장체온검사 금지, 부드러운 칫솔(또는 거즈) 사용, 접촉이 많은 활동(스포츠) 절제, 출혈 증가에 대한 주기적 평가

⑥ **호중구 감소증 아동** : 발열 시 패혈증으로 진행될 수 있으므로 항생제를 투여한다.

⑦ 의식수준, 활력징후, 말초체온, 모세혈관충혈시간, 피부손상여부 등을 확인한다.

출제유형문제 최다빈출문제

재생불량성 빈혈 아동의 혈소판 수치가 낮은 경우 시행되는 간호로 옳은 것은?

❶ 부드러운 칫솔로 구강간호를 시행한다.
② 체온은 직장으로 측정한다.
③ 접촉이 많은 활동을 권장한다.
④ 침습적인 처치를 자주 시행한다.
⑤ 2시간마다 체중을 잰다.

해설
재생불량성 빈혈 아동의 혈소판 수치가 낮은 경우 주사, 직장체온검사 금지, 부드러운 칫솔(또는 거즈) 사용, 접촉이 많은 활동(스포츠) 절제, 출혈 증가에 대한 주기적 평가 등을 시행한다.

5 특발성 혈소판 감소성 자반증(ITP)

(1) 정의 및 원인

① 혈소판 수치가 감소되어 비정상적인 출혈을 유발하는 후천성 출혈장애로, 정확한 원인은 알 수 없으나, 자가면역기전에 의한 것으로 보인다.

② 급성은 2~4세 아동(만성은 성인 여성), 소아의 상기도감염, 생백신 접종 후, 약물복용 후에 발생한다.

(2) 증상 : 점상출혈, 반상출혈, 잦은 타박상, 점막출혈, 내출혈(하혈, 토혈, 혈관절) 등

(3) 진단검사 : 혈소판 수치가 20,000mm^3/dL 이하로 감소, 출혈시간(BT) 지연, 지혈대검사, 응고퇴축시간이 비정상 소견을 보인다.

(4) 치료 및 간호

① 대부분 6개월 이내에 혈소판 수치가 정상으로 돌아오므로(6개월 이내 호전되면 급성, 그렇지 않으면 만성), 혈소판 수치와 출혈 여부를 관찰한다.

② **약물 투여** : 스테로이드를 경구나 정맥 내로 2~4주 정도 투여, 면역글로불린(IVIG, Intravenous immungglobulin)을 투여한다.

③ 만성으로 스테로이드와 면역글로불린이 효과적이지 않으면, 5세 이후 비장절제술을 시행한다.

④ 조절이 안 되는 활동성 출혈인 경우에는 혈소판 수혈을 제공한다.

⑤ 몸을 부딪치거나 넘어지지 않도록 주의(자전거 타기, 접촉이 많은 스포츠, 롤러스케이트 같은 활동을 하지 않도록 함), 부드러운 솔로 너무 세게 닦지 않음(구강간호), 코를 세게 풀지 않음, 규칙적 배변(변비 예방)을 하도록 한다.

⑥ 근육주사, 직장체온검사를 피하고, 침습적인 시술은 신중히 시행하며, 이부프로펜, 아스피린 등은 피한다(혈소판 기능에 영향).

출제유형문제 최다빈출문제

혈소판 수치가 감소한 특발성 혈소판 감소성 자반증 아동의 간호로 옳지 않은 것은?

① 롤러스케이팅, 접촉스포츠를 하지 않도록 한다.
❷ 코풀기는 세게 한다.
③ 변비를 예방한다.
④ 부드러운 칫솔로 세게 닦지 않는다.
⑤ 직장체온검사는 하지 않는다.

해설
특발성 혈소판 감소성 자반증 아동의 간호는 몸을 부딪치거나 넘어지지 않도록 주의(자전거 타기, 접촉이 많은 스포츠, 롤러스케이트 같은 활동을 하지 않도록 함), 구강간호는 부드러운 솔로 너무 세게 닦지 않음, 코를 세게 풀지 않음, 규칙적 배변(변비 예방), 근육주사, 직장체온검사를 피하고, 혈소판 기능에 영향을 줄 수 있는 이부프로펜, 아스피린 등은 피한다.

6 혈우병

(1) 정의 및 원인

응고인자가 결핍[제8인자결핍(혈우병 A형, 80%-전형적인 혈우병), 제9인자결핍(혈우병 B형, 10~15%), 제11인자결핍(혈우병 C형)]되어 출혈을 유발한다.

(2) 증 상

① 출혈, 쉽게 멍이 생긴다(점상출혈은 혈소판이 부족한 경우의 증상이므로 혈우병은 흔하지 않다).
② 코피, 혈뇨, 혈관절증(Hemarthrosis, 특히 무릎) 등이 나타난다.

(3) 진단검사

aPTT 지연, PT 정상, 출혈시간(BT) 정상 등이 확인된다.

(4) 치료 및 간호

① 출혈 예방 및 비효율적인 혈액응고인자로 인한 조직손상을 예방하는 것이 치료의 목표이다.
② 부족한 혈액응고인자 보충, DDAVP 투여(혈관을 수축시켜 지혈), 수혈 등을 시행한다.
③ 출혈 시 RICE[R : Rest(휴식), I : Ice(얼음), C : Compression(압박), E : Elevation(이환된 부위의 거상)]로 치료한다.
④ 출혈 예방
　㉠ 부드러운 칫솔로 구강관리를 한다.
　㉡ 격렬하거나 과격한 신체접촉을 하는 운동(축구, 하키 등) 대신 수영을 권장한다.
　㉢ 머리 손상을 야기하는 운동 시 보호헬멧 사용, 체육시간에는 보호대 착용
⑤ 제한적인 활동으로 자존감이 떨어지지 않도록 지지적인 돌봄을 제공한다.
⑥ 비만을 예방하고(관절에 무리를 줄 수 있다), 정상성장과 발달의 기회를 제공한다.

출제유형문제 최다빈출문제

혈우병 아동에게 권장하는 운동으로 적절한 것은?

① 축 구
② 미식축구
③ 스케이트보드
❹ 수 영
⑤ 아이스하키

해설
혈우병 아동은 과격한 신체접촉을 하는 운동(축구, 하키 등) 대신 수영을 권장한다.

7 파종혈관내응고(DIC)

(1) 정의 및 원인

조절되지 않는 섬유소 혈전의 생성과 축적 등으로 인해 출혈이 조절되지 않는 후천성 출혈증후군으로, 외상, 저산소증, 쇼크 등에 의해 발생한다.

(2) 증 상

① 초기 : 과도한 자색반, 점상출혈, 출혈이 천자부위에 스며들고, 경한 조직외상에서의 삼출 등이 있다.
② 진행 시 : 자색발진, 출혈악화, 저산소혈증, 객혈 등이 나타난다.

(3) 진단검사

적혈구 및 혈소판 수치 감소, PT 연장, 섬유소원 수치 감소 등이 나타난다.

(4) 치료 및 간호

① 대증치료, 부족한 응고인자 제공, 혈소판 수혈, 교환수혈(신생아), 비타민 K 보충(PT 시간 정상화 위함), 헤파린 투여(응고 용해 위함) 등을 시행한다.
② 조직손상(또는 외상)을 피하도록 한다.
③ 활력징후 측정, 출혈 징후 감시, 출혈이 심한 부위는 위치 확인 및 압박, 적절한 조직관류를 유지한다.
④ 부모에 대한 정서적 지지를 제공한다.

출제유형문제 최다빈출문제

파종혈관내응고 아동을 간호할 때 우선적으로 관찰해야 하는 것은?

① 식사 여부
② 활동성
③ 또래들과 어울리는지 여부
❹ 출혈 징후
⑤ 수면 여부

해설
파종혈관내응고는 조절되지 않는 섬유소혈전의 생성과 축적 등으로 인해 출혈이 조절되지 않는 후천성 출혈증후군으로 출혈 징후를 관찰해야 한다.

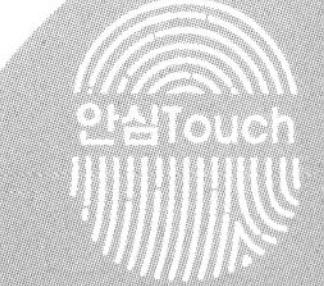

제 7 장

면역계 문제 아동의 간호

1 아동의 면역계 특성

(1) 면역기전

① 비특이 면역(기능 비특이적 방어기전)

㉠ 인체가 해로운 이물질에 대해 즉각적으로 방어하는 것을 말한다.

㉡ 1차 방어선 : 물리적 장벽(피부, 섬모, 점막 등), 화학적 장벽(눈물, 침, 땀, 기침, 재채기 등)

㉢ 2차 방어선 : 염증반응(조직이 붓고 붉어짐, 열, 통증), 발열, 식작용, 자연살해세포 반응 등

② 특이 면역반응(특이적 방어기전)

㉠ 이물질이 비특이적 면역반응에 의해 제거되지 못한 경우 작용한다.

㉡ 체액성 면역반응(B 림프구) : 항원에 특이적인 항체를 생성함으로써 항원을 제거한다.

- 항체는 IgG, IgM, IgA, IgD, IgE로 분류된다.
  - IgG : 태반을 통과하여 모체로부터 공급받고, 7~8세에 성인 수준에 도달한다.
  - IgM : 항원 노출 시 가장 먼저 생성되는 항체로, 1세에 성인 수준에 도달한다.
  - IgA : 모유(특히 초유)수유 등을 통해 공급받고, 6~7세에 성인 수준에 도달한다.
  - IgD : 기능이 잘 알려져 있지 않으나, 항상성 유지와 관련이 있다.
  - IgE : 알레르기 반응과 연관된 항체로, 6~7세에 성인 수준에 도달한다.

③ 세포 매개성 면역반응(T 림프구) : 바이러스, 진균, 이물질, 기생충 등에 특이하게 작용한다.

(2) 진단적 검사

목 적	검 사
면역기능	혈청 면역글로불린(IgG, IgM, IgA, IgE), 림프구표면항원(CD4, CD8), 피부알레르기검사, 백신의 항원에 대한 혈청 항체검사, 진균, 결핵균에 대한 피부검사, RAST(혈청 내 항원 – 특이 IgE 수치와 증가폭 검사) 등
알레르기	감별 CBC, 총호산구량, 혈청 IgE, 비강도말검사, 방사선알레르기흡착검사(RAST) 등

(3) 아동의 면역계 특성

① 신생아는 비특이 면역반응이 미숙하다(감염이 빨리 퍼지고 패혈증 유발 가능)
② 영아는 항체반응이 미숙하고, 면역(능동면역, 수동면역)을 획득하면서 감염에 대한 면역능력이 증진된다.
③ 림프조직은 영아기와 초기 아동기에 크기가 증가한다.
④ 흉선은 사춘기 전에 활동이 최고에 이르고, 그 후 성인의 크기로 돌아간다.
⑤ 아동은 피부가 연약하고 방어기전이 미숙하여 외부의 항원이 침입할 가능성이 높아 면역질환(알레르기 등) 감염질환의 발생률이 높다.

출제유형문제 최다빈출문제

아동의 면역기전에 대한 설명으로 옳지 않은 것은?

① 눈물, 침, 땀, 기침, 재채기는 비특이적 면역반응의 1차 방어선이다.
② IgG는 태반을 통과하여 모체로부터 공급받는다.
③ B 림프구는 체액성 면역반응이다.
❹ IgM은 모유수유를 통해 공급받는다.
⑤ IgE는 알레르기 반응과 연관되어 있다.

해설
비특이적 방어기전의 1차 방어선은 물리적 장벽(피부, 섬모, 점막 등), 화학적 장벽(눈물, 침, 땀, 기침, 재채기 등)이 있고, 2차 방어선은 염증반응(조직이 붓고 붉어짐, 열, 통증), 발열, 식작용, 자연살해세포 반응 등이 있다.
체액성 면역반응인 B림프구는 IgG, IgM, IgA, IgD, IgE가 있다. IgG는 태반을 통과하여 모체로부터 공급받고, IgM은 항원 노출 시 가장 먼저 생성되는 항체이며, IgA는 모유수유 등을 통해 공급받으며, IgE는 알레르기 반응과 연관된 항체이다.

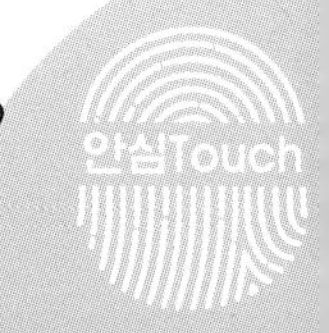

2 알레르기 비염

(1) 원 인

① 흔한 질환으로(5세 이상 아동에서 주로 발생), 계절성 알레르기 비염과 다년성 알레르기 비염이 있다.

② **계절성** : 특정 계절에 발생한다(예 꽃이 피지 않는 나무, 풀, 잡초 등).

③ **다년성** : 계절의 영향을 받지 않는다(예 집먼지 진드기, 동물의 털 등).

(2) 증 상

① **3대 증상** : 발작적인 재채기와 맑은 콧물(아침에 심함), 코막힘

② **아데노이드형 얼굴** : 코막힘으로 인해 입을 벌리고 숨을 쉬다보니 앞니가 튀어나온다.

③ **알레르기 인사(Allergic Salute)** : 손바닥으로 코를 위로 문질러서 콧잔등 아래에 주름을 남긴다.

④ 눈 밑에 보랏빛 색소침착(다크서클), 알레르기성 결막염이 동반되기도 한다.

(3) 진단검사

병력(개인병력, 가족력), 비강도말검사(호산구 확인), 알레르기 피부반응 검사, 방사선알레르기흡착검사 등을 시행한다.

(4) 치료 및 간호

① 알레르기원을 제거하고, 증상을 경감시키는 것이 치료의 목표이다.

② 확인된 알레르기원을 제거한다.

③ **약물요법** : 항히스타민제(졸음으로 인해 학습수행능력이 저하되는 부작용이 있을 수 있음), 스테로이드제, 비충혈제거제(심한 코막힘이 동반된 비염에 다른 약제를 사용하기 전 단기간 사용) 등을 투여한다.

④ **면역요법** : 알레르기원을 제거할 수 없고, 약물요법이 효과 없는 경우 알레르기 백신을 투여한다.

⑤ 비강세척(온수나 생리식염수)은 점막을 습하게 해 주고 응고된 분비물을 부드럽게 하며 자극물을 씻어낸다.

⑥ 아동과 가족이 알레르기원을 확인하도록 돕고, 환경조절, 약물투여, 면역요법에 대한 정보를 제공한다.

출제유형문제 최다빈출문제

알레르기 비염을 진단받은 아동에게 나타나는 증상으로 옳지 않은 것은?

① 코막힘
② 눈 밑의 다크서클
③ 맑은 콧물
④ 발작적인 재채기
❺ 개 짖는 듯한 기침

해설

알레르기비염의 증상은 발작적인 재채기, 맑은 콧물, 코막힘, 아데노이드형 얼굴(코 막힘으로 인해 입을 벌리고 숨을 쉬다보니 앞니가 튀어나옴), 알레르기인사(손바닥으로 코를 위로 문질러서 콧잔등 아래에 주름을 남김), 눈 밑에 보랏빛 색소침착(다크서클), 알레르기성 결막염이 동반되기도 한다.

3 아토피성 피부염

(1) 정의 및 원인

심한 소양증이 특징인 만성 염증성 피부질환으로, 정확한 원인은 알려져 있지 않으나, 알레르기와 관련이 있다.

(2) 증 상

① **영아** : 전신(특히 뺨, 두피, 몸통, 사지 바깥쪽)에 주로 대칭성으로 홍반, 수포, 구진, 삼출성가피, 인설 등이 나타난다.
② **아동** : 굴곡된 부위(팔꿈치, 무릎 뒷부분, 목), 손목, 발목, 발에 주로 대칭성으로 홍반, 붉은 구진, 반흔성 반점 등이 나타난다.
③ **기타** : 심한 소양증, 영향을 받지 않은 부위의 건조하고 거친 피부 등이 나타나며, 건조하고 가려운 부위를 손으로 긁음으로써 피부에 2차 감염이 진행되는 악순환을 반복한다.

(3) 진단검사

① 심한 소양증, 병변의 형태, 악화와 완화 유형, 가족력
② IgE 수치와 호중구검사, 음식알레르기에 대한 피부검사 등을 시행한다.

(4) 치료 및 간호

① 소양증 완화, 피부 보습 유지, 염증이나 재발 감소, 2차 감염 예방과 조절이 치료의 목표이다.
② **소양증 완화**
㉠ 소양증의 증가를 야기하는 요인을 제거한다.
㉡ 헐렁하고 부드러운 면 소재의 옷 및 기후에 적절한 옷을 입히고, 기온은 높지 않게 한다(실내온도 20℃ 정도 유지).
㉢ 미온수 목욕을 순한 비누를 사용하여 15~20분 이상을 넘기지 않는다.
㉣ 목욕 후에는 두드려서 건조시키고, 수분 소실을 방지하기 위해 피부보습제를 바른다.
③ **국소적 Corticosteroid를 투여** : 경증이나 중등도인 경우 1% Hydrocortisone 크림이나 연고를 적용한다.
④ **2차 감염 예방과 조절** : 손발톱은 짧게 자르고, 손에 장갑이나 면양말을 착용한다.
⑤ 습식 드레싱 요법을 시행한다.
⑥ 의복과 침구는 순한 세제로 세탁하고, 깨끗한 물에 헹궈 세제 찌꺼기가 남지 않도록 한다(세제나 섬유유연제는 아토피 피부염을 악화시킬 수 있다).
⑦ 스트레스를 감소시킨다.
⑧ 알레르기를 유발하기 쉬운 음식을 피하도록 한다.
⑨ 아동이 햇빛에 오래 노출하는 것을 피한다(피부 건조 유발).
⑩ 건조한 겨울에는 가습기를 틀어준다(피부 건조 예방).

출제유형문제 최다빈출문제

아토피성 피부염 아동의 방을 서늘하게 해 주는 이유로 적절한 것은?

❶ 소양증 완화
② 체온조절
③ 기분전환
④ 호흡증진
⑤ 활동력 증진

해설

아토피성 피부염 아동의 소양증을 완화시키기 위해서 소양증의 증가를 야기하는 요인을 제거한다. 헐렁하고 부드러운 면 소재의 옷 및 기후에 적절한 옷을 입히고, 기온이 높지 않게 한다. 미온수 목욕을 순한 비누를 사용하여 15~20분 이상을 넘기지 않는다. 목욕 후에는 두드려서 건조시키고, 수분 소실을 방지하기 위해 피부보습제를 바른다.

4 천 식

(1) 정의 및 원인

① 천식은 기도의 만성 염증성 질환이다.

② 유전성 소인과 환경적인 요인(알레르기원, 호흡기감염, 담배연기, 환경오염물질, 꽃가루, 동물의 털, 집먼지 진드기 등)이 복합적으로 관련되어 발생한다.

(2) 증 상

① 전형적인 증상은 기침, 호기 시 천명음, 호기성 호흡곤란이다(밤에 기도가 더 좁아지고 분비물이 증가됨).

② 타진 시 과도공명음, 호흡음은 크고 거칠고 거친 수포음, 천명 청진, 빈호흡, 코를 벌렁거림, 흉부함몰, 청색증, 마른기침 후에 가래를 동반하는 기침으로의 변화 등이 나타난다.

(3) 진 단

① 임상증상, 병력, 신체검진

② X-ray(다른 폐 질환 확인), 폐기능검사(폐질환의 정도 파악), RAST(음식과 관련된 알레르기원 확인) 등을 시행한다.

(4) 치료 및 간호

① 증상의 악화요인을 제거하고, 치료의 효율성을 높이기 위해 교육하며, 천식을 적절하게 관리하는지를 평가하는 것이 치료 목표이다.

② **알레르기원 통제** : 알레르기원에 노출되는 것을 예방하거나 최소화한다.

③ **약물요법(급성발작치료)**

㉠ 완화제 : 속효성 베타$_2$ 교감신경효능제, 항콜린제, 전신성 스테로이드 등

㉡ 조절 : 흡인성 코티코스테로이드, 기관지확장제(지속성 베타$_2$ 교감신경효능제) Epinephrine, Theophylline, Aminophylline 등

㉢ Corticosteroid : 기도를 호전시키며, 만성 천식의 기관지 과민성을 감소시킨다.

㉣ 흡입용 약제 : Nebulizer, MDI(정량흡입기)를 통해 흡입한다.

④ **면역요법(탈감작요법)** : 특정 알레르기원을 소량부터 증량하여 반복 주사함으로써 알레르기원에 대한 과민성을 감소시킨다.

⑤ 똑바로 세운 자세(폐의 확장을 도와주고 횡격막의 압력을 감소시킴)나 편안한 체위를 취해 주고, 산소를 공급한다.

⑥ 천식발작을 유발할 가능성이 있는 호흡기 감염은 미리 예방한다(손 씻기, Nebulizer나 MDI를 철저히 세척하고 소독한다).
⑦ 호흡기능을 개선하기 위해 호흡근을 강화시킬 수 있는 호흡 운동법(비누방울불기, 탁구공 불기, 풍선불기 등)을 교육한다.
⑧ 아동의 능력에 맞는 활동을 권장하고, 휴식과 활동의 균형을 유지한다(운동 전 cromolyn sodium, 베타-adrenergic agonists 등의 예방적 약물을 투여한다).
⑨ 가족과 아동이 천식에 잘 대처하도록 교육하고, 격려 및 정서적 지지를 제공한다.

출제유형문제 최다빈출문제

천식 발작 시 취해 주어야 하는 체위는?

① 슬흉위를 취해 준다.
② 엎드려 눕힌다.
❸ 똑바로 앉힌다.
④ 배횡와위로 눕힌다.
⑤ 똑바로 눕힌다.

해설
천식발작 시 똑바로 앉힌 자세를 취해 준다.

5 아나필락시스(Anaphylaxis)

(1) 정의 및 원인

① 화학물질의 과도한 방출에 전신이 즉각적으로 심각하게 과민반응을 보이는 것이다.

② 식품알레르기(1차 원인, 땅콩 및 견과류 등), 항생제(페니실린 등), 알레르기면역치료(탈감작법) 등에 의해 발생한다.

(2) 증 상

원인 물질에 노출된 후 수분 이내에 갑자기 재채기, 입술과 혀의 부종, 심한 발적 및 두드러기, 후두경련, 부종, 청색증, 저혈압성 쇼크 등이 나타난다.

(3) 진단검사

노출물질에 대한 IgE 수치 상승, 피부검사, RAST(방사선알레르기흡착검사) 등을 시행한다.

(4) 치료 및 간호

① 쇼크가 발생할 수 있어서 즉시 치료한다.

② 가장 먼저 에피네프린(Epinephrine)을 투여하고, 다이펜하이드라민(Diphenhydramine)과 항히스타민제를 투여한다.

③ 기도개방을 확인하며, 필요 시 기관삽관을 시행하고 산소를 공급한다.

④ 아동을 따뜻하게 해 준다.

⑤ 급성기 동안 호흡수, 심박동수, 의식수준, 산소포화도, 배뇨량, 말초혈관재충혈시간 등을 사정한다.

출제유형문제 최다빈출문제

아나필락시스 아동에게 시행되는 치료 및 간호로 옳지 않은 것은?

① 에피네프린을 투여한다.
② 따뜻한 환경을 제공한다.
③ 산소를 공급한다.
④ 기도개방을 확인한다.
❺ 차가운 환경을 제공한다.

해설
아나필락시스의 치료 및 간호는 Epinephrine을 투여하고, Diphen-hydramine와 항히스타민제를 투여한다. 기도개방을 확인하며, 필요시 기관삽관을 시행하고 산소를 공급한다. 아동을 따뜻하게 해 준다. 급성기 동안 호흡수, 심박동수, 의식수준, 산소포화도, 배뇨량, 말초혈관재충혈시간 등을 사정한다.

6 전신홍반루푸스(Systemic lupus erythematous, SLE)

(1) 정의 및 원인

① 결체조직의 염증이 특징인 만성 다발 기관 자가면역질환이다.

② 정확한 원인은 알려지지 않았으나, 유전, 환경(햇빛, 자외선, 스트레스 등), 호르몬, 면역 등과 관련이 있고, 11~12세에 증상이 나타나며, 여아에게 많다.

(2) 증 상

① 양쪽 볼에 나비 모양의 발진, 원반형 발진, 광과민성(햇빛에 노출 시 피부발진 생김)

② 구강과 코에 통증이 없는 궤양, 관절염, 면역질환, 신장질환, 흉막염, 심막염, 복막염

③ 신경계질환(두통, 인격장애, 경련 등), 혈액질환(빈혈, 백혈구감소증 등) 등이 나타난다.

(3) 진단검사

① 4가지 이상의 증상이 보이면 진단한다.

② ANA검사와 DNA 항체검사 결과가 양성이다.

③ ECG, CT, MRI 등을 시행한다(병리적 변화를 확인한다).

(4) 치료 및 간호

① 침범된 기관에 따라 치료가 다르며, 합병증 예방에 초점을 맞춘다.

② 약물 치료

㉠ 전신 스테로이드 치료 : 염증 반응 조절을 위해 흔히 시행된다.

㉡ Cyclophosphamide(Cytoxan) : 스테로이드가 효과 없는 경우 투여한다.

㉢ 신장장애나 신경장애 : 항경련제, 항고혈압제를 투여한다.

㉣ 피부병변이나 관절문제 : Antimalarial 제제를 투여한다.

㉤ 식이 : 저염식(수분 정체 감소), 저단백식이(신장기능 유지에 도움)

㉥ 자외선 차단제를 항상 바르도록 하고, 악화요인(햇빛, 감염 등)은 피한다.

㉦ 활력징후, 운동기능, 활동수준, 통증 등을 사정한다.

㉧ 추운 날에는 따뜻하게 입고, 모자, 장갑, 따뜻한 양말을 신도록 한다(레이노증상을 예방한다).

출제유형문제 최다빈출문제

6-1. 전신홍반루푸스를 진단받은 11세 여아에게 볼 수 있는 증상이 아닌 것은?

❶ 변 비
② 양쪽 볼에 나비 모양 발진
③ 관절염
④ 구강과 코에 통증이 없는 궤양
⑤ 햇빛에 노출 시 피부발진

해설
전신홍반루푸스 증상은 양쪽 볼에 나비 모양의 발진, 원반형 발진, 광과민성(햇빛에 노출 시 피부발진 생김), 구강과 코에 통증이 없는 궤양, 관절염, 면역질환, 신장질환, 흉막염, 심막염, 복막염, 신경계질환(두통, 인격장애, 경련 등), 혈액질환(빈혈, 백혈구감소증 등) 등이 나타난다.

6-2. 전신홍반루푸스 아동에게 시행되는 치료 및 간호로 옳지 않은 것은?

① 염증 조절을 위해 스테로이드를 투여한다.
② 자외선 차단제를 바르도록 한다.
③ 추운 날에는 따뜻하게 입도록 한다.
④ 수분 정체를 감소시키기 위해 저염식을 제공한다.
❺ 자주 햇빛에 노출시킨다.

해설
전신홍반루푸스 치료 및 간호는 염증 반응 조절을 위해 스테로이드를 투여하고, 저염식(수분 정체 감소), 저단백식이(신장 기능 유지에 도움)를 제공하고, 자외선 차단제를 항상 바르도록 하며 햇빛이나 감염 등의 악화요인은 피하도록 한다. 추운 날에는 따뜻하게 입고, 모자, 장갑, 따뜻한 양말을 신도록 하여 레이노증상을 예방한다.

7 코르티코스테로이드 치료(Corticosteroid)

(1) 병태생리

① 코르티코스테로이드는 항염작용과 면역억제 작용이 있다.
② 부작용은 약의 종류나 개인의 특성에 따라 다르게 나타나나, 용량이 많고 오래 사용할수록 심각한 부작용이 나타난다.

(2) 증 상

① 스테로이드 도포제를 과도하게 바르면 피부위축, 상처치유지연, 모세혈관 확장증 등이 나타난다.
② 스테로이드의 과잉투여로 인한 전신반응은 부종, 상처치유지연, 감염에 대한 민감성, 성장제한, 고혈압, 식욕과 체중증가, 관절통과 골다공증, 위장관계 자극증상 등이 나타난다.

(3) 진단검사

임상증상과 부신피질자극호르몬(ACTH) 주입 검사로 확진한다(ACTH를 투여한 후 혈청 코티졸 수치가 상승하지 않으면 부신억제를 의미한다).

(4) 치료 및 간호

① 스테로이드 투여 시 장기간 투여하기보다는 고용량을 단기간(1주일 이내) 투여한다.
② 장기간 투여해야 하는 경우 2일에 1회 투여한다.
③ 장기간 스테로이드를 투여한 아동이 급성 감염이나 수술 시 용량을 증가시킨다.
④ 갑자기 스테로이드를 중단하지 않는다.
⑤ 스테로이드는 음식이나 우유와 함께 복용한다(위장관 출혈의 위험성을 최소화하기 위함).
⑥ 스테로이드를 투여(면역억제로 인해 고용량 또는 장기간) 받는 아동은 생백신 대신 사백신을 접종한다.
⑦ 성장과 골밀도 저하의 가능성이 있어 고칼슘 식이를 제공하고, 칼슘의 흡수를 돕기 위해 비타민 D를 공급한다.
⑧ 식욕이 증진되므로 저칼로리 간식을 제공한다.
⑨ 신장, 체중, 혈압을 측정한다.
⑩ 감염증상을 가릴 수 있으므로 열, 기침, 콧물 등의 증상이 나타나는지를 관찰한다.
⑪ 피부를 관찰하여 멍이나 감염증상을 관찰한다.

출제유형문제 최다빈출문제

7-1. 코르티코스테로이드를 복용 중인 아동의 간호로 옳지 않은 것은?

① 우유와 함께 복용하도록 한다.
② 저칼로리 간식을 제공한다.
❸ 상태가 좋아지면 스테로이드를 바로 중단하도록 한다.
④ 열, 기침, 콧물 증상이 나타나는지를 관찰한다.
⑤ 고칼슘 식이 및 비타민 D를 공급한다.

해설

코르티코스테로이드를 복용 중인 아동의 간호는 위장관 출혈의 위험성을 최소화하기 위해 음식이나 우유와 함께 복용하고, 갑자기 스테로이드를 중단하지 않는다. 성장과 골밀도 저하의 가능성이 있어 고칼슘 식이를 제공하고, 칼슘의 흡수를 돕기 위해 비타민 D를 공급한다. 식욕이 증진되므로 저칼로리 간식을 제공한다. 감염증상을 가릴 수 있으므로 열, 기침, 콧물 등의 증상이 나타나는지를 관찰한다. 피부를 관찰하여 멍이나 감염증상을 관찰한다.

7-2. 코르티코스테로이드를 복용 중인 아동의 부모에게 교육할 내용으로 옳은 것은?

> ㉠ 갑자기 스테로이드를 중단하지 않는다.
> ㉡ 감염증상을 가릴 수 있으므로 열, 기침, 콧물 등의 증상이 나타나는지를 관찰한다.
> ㉢ 피부를 관찰하여 멍, 감염증상을 관찰한다.
> ㉣ 위장관 출혈의 위험을 최소화하기 위해 음식이나 우유와 함께 복용하도록 한다.

① ㉠, ㉡, ㉢　　② ㉠, ㉢
③ ㉡, ㉣　　④ ㉣
❺ ㉠, ㉡, ㉢, ㉣

해설

스테로이드는 갑자기 중단하지 않고, 위장관 출혈의 위험성을 최소화하기 위해 음식이나 우유와 함께 복용하며, 감염증상을 가릴 수 있으므로 열, 기침, 콧물 등의 증상이 나타나는지를 관찰하고, 피부를 관찰하여 멍, 감염증상을 관찰한다.

8 HIV감염

(1) 정의 및 원인

① 후천성 세포성 면역결핍증으로, HIV감염이 악화되면 AIDS(후천성면역결핍증)로 진행한다.

② 바늘이나 주사기의 공동사용, 감염환자와의 성행위, 감염된 혈액의 수혈, 감염된 모체의 태아(태반을 통해서), 모유수유 등을 통해 감염된다.

(2) 증 상

① 호흡기 감염이나 중이염의 반복, 중증세균감염, 기회감염이 나타난다.

② 분만 중 감염된 신생아는 폐포자충폐렴(PCP)이 발생할 수 있다.

③ 치료에 반응하지 않거나, 성장 장애(신체적・발달적)가 나타날 수 있다.

④ 5세 이하는 HIV감염 후 AIDS로의 빠른 진행을 보인다.

(3) 진단검사

① 아동과 신생아의 HIV감염은 주로 분만 중에 발생하므로, 조기 발견과 치료가 중요하다.

② HIV에 노출된 아동

㉠ 18개월 미만 : 바이러스 진단검사(HIV DNA PCR, HIV RNA)

㉡ 18개월 이후 : 바이러스 항체진단(ELISA, Western Blot)

③ 계속적 진단검사 : CD+4 림프구수, HIV RNA 검사

(4) 치료 및 간호

① 바이러스 부하를 낮추고, 정상적인 성장과 발달을 촉진하며, 면역기능을 유지하고, 약물저항을 예방하는 것이 치료의 목표이다.

② HIV에 노출된 아동 : 신생아는 생후 6~12시간 이내 ZDV(항레트로바이러스 약제)를 투여하고, 6주(또는 HIV 진단을 받을 때까지) 정도 지속한다.

③ HIV에 감염된 아동 : 항레트로바이러스치료와 PCP 예방치료를 시행한다(치료는 CD+4비율, HIV RNA copy 수에 의한 바이러스 정도에 따라 결정된다).

④ 성장이 지연되면 고칼로리, 고단백질 식사를 제공한다.

⑤ 예방접종을 시행한다.

⑥ 고열, 구토, 설사, 식욕감소, 연하곤란, 침흘림, 낫지 않는 상처, 홍역이나 수두에의 노출 등에는 병원을 방문하도록 교육한다.

출제유형문제 최다빈출문제

8-1. 아동의 HIV감염 원인으로 옳지 않은 것은?

① 모유수유
❷ 세균성 감염
③ 수 혈
④ 감염된 모체의 태아
⑤ 주사기 공동 사용

해설
아동의 HIV감염은 바늘이나 주사기의 공동사용, 감염환자와의 성행위, 감염된 혈액의 수혈, 감염된 모체의 태아(태반 통해서), 모유수유 등을 통해 감염된다.

8-2. HIV 감염 아동에 대한 치료 및 간호로 옳은 것은?

> ㉠ 성장이 지연되면 고칼로리, 고단백질 식사를 제공한다.
> ㉡ 홍역이나 수두에 노출되면 병원을 방문하도록 한다.
> ㉢ 예방접종을 시행한다.
> ㉣ 고열, 구토, 설사, 식욕감소, 연하곤란 등의 증상이 나타나면 병원을 방문하도록 한다.

① ㉠, ㉡, ㉢
② ㉠, ㉢
③ ㉡, ㉣
④ ㉣
❺ ㉠, ㉡, ㉢, ㉣

해설
HIV 감염의 치료 및 간호는 성장이 지연되면 고칼로리, 고단백질 식사를 제공하고 예방접종을 시행한다. 고열, 구토, 설사, 식욕감소, 연하곤란, 침 흘림, 낫지 않는 상처, 홍역이나 수두에의 노출 등에는 병원을 방문하도록 교육한다.

제 8 장

비뇨생식기계 문제 아동의 간호

※ 아동의 비뇨생식기계 특성

- 영아기 초기는 소변 농축 능력이 미숙하다.
- 신장기능은 6~12개월경에 성인 수준과 비슷해진다.
- 어린 아동은 요도가 짧아 요로감염에 취약하다.
- 4~5세경에 완전한 방광조절이 가능하다.

1 급성 사구체신염(Acute glomerulonephritis)

(1) 정의 및 원인

① 사구체신염은 신장의 여과 부위인 사구체의 염증성 질환으로, 급성 사구체신염은 급성으로 발생하고 대부분 회복된다.

② 인두염과 피부감염 후 증상이 발생하며, 학령기 초기 아동에게 많이 발생하고, 연쇄상구균이 가장 흔한 감염인자이다.

(2) 증 상

눈 주위 부종, 부종, 혈뇨(콜라색 또는 차 색깔), 식욕부진, 고혈압, 소변감소 등이 나타난다.

(3) 진단검사

① 소변검사(단백뇨, 혈뇨, 요비중 증가), BUN & Creatine 수치 상승, 혈청보체(C3) 감소

② ASO(항연쇄상구균용해소) titer 또는 Streptozyme 수치 상승, 배양검사 등을 시행한다.

(4) 치료 및 간호

① 치료는 신장의 손상 정도와 증상에 따라 다르며, 수분과 전해질 균형 및 정상 혈압을 유지하는 것이 치료의 목적이다.

② 특이치료는 없으며, 대증요법을 시행하며, 대부분 온전히 회복된다.

③ 전신부종, 핍뇨, 고혈압, 심한 혈뇨 등의 증상이 있는 경우 급성 신부전으로 진행될 수 있어서 입원치료를 한다.

④ 수분과 전해질 균형 및 정상 혈압 유지(체액 과다 예방)
- ㉠ 섭취량과 배설량을 자주 사정하고, 혈압을 측정하며, 매일 체중을 측정한다.
- ㉡ 호흡음 청진 및 폐부종 징후(빠른 호흡, 비익확장, 견축 등)를 확인한다.
- ㉢ 저염식이, 수분을 제한한다(소변배출량 감소나 부종 시).
- ㉣ 고혈압은 이뇨제나 항고혈압제를 투여한다.

⑤ 적절한 휴식 및 피부통합성 유지
- ㉠ 쉽게 피로하므로 활동 중 휴식을 제공한다.
- ㉡ 2시간마다 체위변경을 한다.
- ㉢ 하지부종이 있는 경우 베개를 다리에 받쳐 올려 준다.
- ㉣ 피부손상을 예방하기 위해 목욕을 하게 하고, 배변 후 잘 닦아주어 좋은 위생상태를 유지하게 한다.
- ㉤ 부종의 증가, 기면상태, 무기력, 호흡상태 변화 등의 악화를 의심할 만한 증상을 관찰한다.

출제유형문제 최다빈출문제

급성 사구체신염으로 입원한 아동의 간호로 옳지 않은 것은?

① 섭취량과 배설량을 자주 사정한다.
② 쉽게 피로하므로 활동 중 휴식을 제공한다.
③ 저염식이를 제공한다.
④ 고혈압 여부를 확인하기 위해 혈압을 측정한다.
❺ 매일 신장을 체크한다.

해설
급성 사구체신염 아동의 간호는 섭취량과 배설량을 자주 사정하고, 혈압을 측정하며, 매일 체중을 측정한다. 저염식이, 수분을 제한한다. 쉽게 피로하므로 활동 중 휴식을 제공하고, 2시간마다 체위변경을 한다.

2 만성 사구체신염(Chronic glomerulonephritis)

(1) 정의 및 원인

양측의 신장 손상, 양측 신장의 크기 감소, 단백뇨, 혈뇨, 요독이 동반된 질환으로, 급성 사구체신염, 신증후군, 경미한 사구체신염 후에 발생한다.

(2) 증 상

단백뇨, 고혈압, 부종, 호흡곤란, 심부전, 빈혈 등이 나타난다.

(3) 진단검사

단백뇨, BUN & Creatinine 수치 상승, 칼륨과 인 증가, 칼슘 감소, 대사성산증 등이 확인된다.

(4) 치료 및 간호

① 기존 질환에 대한 치료와 대증적 치료를 시행한다.
② 코르티코스테로이드와 세포독성 물질을 투여하기도 한다.
③ 고혈압 치료(항고혈압제), 빈혈치료(적혈구조혈자극인자, 철분제)를 시행한다.
④ 많이 진행하면 투석이나 신장이식을 시행한다.

출제유형문제 최다빈출문제

만성 사구체신염 아동의 증상에 해당하지 않은 것은?

① 단백뇨 ② 고혈압
③ 호흡곤란 ❹ 변 비
⑤ 부 종

해설
만성 사구체신염은 단백뇨, 고혈압, 부종, 호흡곤란, 심부전, 빈혈 등의 증상이 나타난다.

3 신증후군(Nephrotic syndrome)

(1) 정의 및 원인

① 단백뇨, 저알부민혈증, 부종이 특징인 신장질환을 말한다.

② **일차성 신증후군 또는 미세변화 신증후군(MCNS)**

㉠ 사구체 손상에 의한 것으로, 아동에게 흔하며, 정확한 원인은 알려지지 않았다.

㉡ 2~6세 남아에게 많이 발생하고, 예후는 좋다.

③ **이차성 신증후군** : 약물, 간 기능부전, 간염, 전신성 홍반성 낭창, 납중독, 암 또는 그로 인한 치료과정 중의 스트레스로 인해 발생할 수 있다.

(2) 증 상

부종(아침 : 눈, 낮 : 부종이 전신화되어 복부와 하지), 전신부종(서서히 발생), 식욕부진, 피로, 복통, 체중증가, 정상혈압, 거품이 나는 어두운 우윳빛 소변 등이 있다.

(3) 진단검사

① 단백뇨(3+~4+), 저알부민혈증, 혈청콜레스테롤과 트라이글리세라이드 증가

② 헤모글로빈, 헤마토크리트, 혈소판 수치 증가, 신생검 등으로 진단한다.

(4) 치료 및 간호

① 단백뇨를 감소시키고, 부종을 조절하며, 감염 예방에 중점을 둔다.

② **스테로이드 요법** : 코르티코스테로이드(Prednisone)를 투여한다.

③ **면역억제 요법** : 스테로이드 요법이 실패하거나 부작용이 발생한 경우 Cyclophosphamide (Cytoxan)을 투여한다.

④ 이뇨제를 투여한다.

⑤ 스테로이드를 투여 중인 경우에는 생백신은 금기이다.

⑥ 활력징후 및 섭취량과 배설량을 측정하고, 매일 같은 시간에 같은 저울로 체중을 측정한다.

⑦ 감염의 징후(고열, 기침, 인후통 등) 및 폐부종(수포음, 천명음) 발생 여부를 확인한다.

⑧ 식이에서 소금섭취를 제한한다(부종 조절 및 고혈압 위험성 감소)

⑨ **피부 통합성 유지**

㉠ 2시간마다 체위변경을 시행하고, 부종이 있는 신체 부위를 베개로 지지하거나 높여 준다.

㉡ 감염성 질환에 노출되는 경우 보고하게 한다.

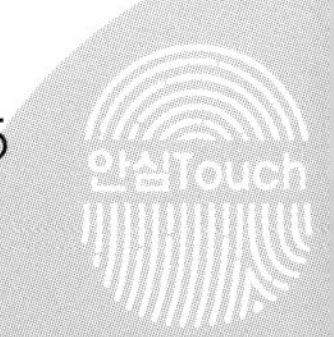

[신증후군과 사구체신염의 차이]

구 분	신증후군	연쇄상구균 감염 후 사구체신염
임상 증상	• 심한 단백뇨(거품 나는 소변) • 부종(서서히 시작, 전신성 심한 부종, 낮에 심함) • 정상혈압 • 유아, 학령전기	• 혈뇨(콜라색 소변) • 부종(갑자기 시작), 안구주위(아침에 얼굴부종 심함) • 고혈압 • 학령기 초기
진단 검사 결과	• 단백뇨(3+~4+) • 저알부민혈증 • 콜레스테롤, 트라이글리세라이드 증가 • 헤모글로빈, 헤마토크리트, 혈소판 수치 증가 • 전해질 정상 • ASO titer 정상 • 보체 수준 정상	• 소변에 적혈구, 소량의 단백 • 알부민 정상 • 콜레스테롤, 트라이글리세라이드 정상 • 헤모글로빈과 헤마토크리트는 정상 혹은 감소 • BUN & Creatinine 상승 • 전해질 수치 변화 • ASO titer 또는 Streptozyme 상승 • 보체 수준 감소
관 리	• Prednisone 투여로 관해유도 • 이뇨제, 알부민 투여 가능 • 소금을 추가하지 않는 식사	• 지지적 • 항고혈압제, 이뇨제, 항생제(연쇄상구균 감염 치료) 투여 • 저염식이, 필요시 수분 섭취 제한

출제유형문제 최다빈출문제

4세 아동이 단백뇨와 전신부종의 증상으로 내원하였다. 의심되는 질환은?

① 요로감염
② 호르몬 이상
③ 바이러스성 간염
❹ 신증후군
⑤ 급성 위장염

해설
신증후군은 단백뇨, 저알부민혈증, 부종이 특징인 신장질환으로 식욕부진, 피로, 복통, 체중 증가, 정상혈압, 거품이 나는 어두운 우윳빛 소변 등의 증상이 나타난다.

4 급성 신부전(Acute renal failure)

(1) 정의 및 원인

① 갑작스러운 심한 신기능 저하를 말하는 것으로, 3가지 유형(신장 전, 신장 내, 신장 후)이 있다.
② 신장 전 : 탈수, 저혈압, 패혈성 쇼크, 출혈 쇼크, 신동맥 폐색 등
③ 신장 내 : 용혈성요독증후군, 사구체신염, 신우신염 등
④ 신장 후 : 요관신우폐색, 요관방광폐색, 신경성 방광 등의 구조이상

(2) 증 상

① 흔한 증상 : 수분과 전해질 불균형, 대사성산증, 탈수, 부종
② 핍뇨, 기면, 고칼륨혈증에 의한 심부정맥, 저칼슘혈증에 의한 경련, 수유곤란, 식욕부진, 창백 등
③ 용혈성요독증후군 : 복통, 열, 구토, 혈성설사 등의 위장계 증상

(3) 진단검사

① 과거력, 신체사정, 신초음파
② 혈액검사(BUN & Creatinine 상승, 칼륨 증가, 대사성산증(중탄산염 감소), 나트륨은 체액 상태에 따라 증가 혹은 감소)

(4) 치료 및 간호

① 근본적인 원인 치료, 신부전의 합병증 관리, 증상에 대한 지지적인 치료를 제공하는 것에 중점을 둔다.
② 체액 불균형
㉠ 탈수 시 체액의 대체가 필수적이고, 핍뇨나 무뇨 시 수분을 제한한다.
㉡ 수분균형을 조절하기 위해 섭취량과 배설량, 체중, 전해질을 측정한다.
③ 전해질 불균형 : 식사와 수액에서 칼륨을 제거하고, 대사성산독증을 교정한다(중탄산염나트륨 투여).
④ 고혈압
㉠ 항고혈압제를 투여하고, 수분과 나트륨을 제한한다.
㉡ 혈압(활력징후)을 측정한다.

⑤ 식이 : 최대한의 칼로리, 단백질은 적당히 제한, 나트륨과 칼륨이 낮은 식이를 제공한다.

⑥ 투 석

㉠ 노폐물, 지나친 체액, 전해질과 무기질을 제거하는 과정이다.

㉡ 적응증

- 심한 고혈압, 심한 체액의 과부하, 폐부종 또는 울혈성심부전
- 약물 투여에 효과가 없는 대사성산증 또는 고칼륨혈증
- BUN 120mg/dL 이상

⑦ 감염을 예방하고 적절한 영양 제공, 체액, 전해질, 산-염기 균형 측정과 유지, 부모와 아동의 불안을 감소 등의 간호를 제공한다.

출제유형문제 최다빈출문제

급성 신부전을 진단받은 아동의 혈액검사 소견에 해당하지 않은 것은?

① BUN 상승
❷ Creatinine 감소
③ 대사성산증
④ 칼륨 증가
⑤ 중탄산염 감소

해설

급성 신부전의 혈액검사 소견은 BUN & Creatinine 상승, 칼륨 증가, 대사성산증(중탄산염 감소), 나트륨은 체액 상태에 따라 증가 혹은 감소 등의 소견을 보인다.

5 만성 신부전(Chronic renal failure)

(1) 정의 및 원인

① 3개월 이상 신장이 손상되었거나 지속적으로 신장의 기능 감소가 나타나는 것으로, 영구적이고 불가역적이다.

② 선천성 신장 및 요로의 기형, 재발성 요로감염과 관련된 방광요관역류, 만성신우신염, 만성사구체신염 등에 의해 발생한다.

(2) 증 상

① 전해질 불균형, 체액 불균형, 산-염기 불균형

② 성장부전, 고혈압, 빈혈, 피로, 식욕부진, 수유곤란, 오심, 구토 등이 있다.

(3) 진단검사

① 혈액검사(칼슘 감소, 인 상승, 빈혈, BUN & Creatinine 상승)

② 뼈 방사선검사(신장성골이영양증 진단), 신초음파, 배뇨방광요도조영법, 신생검 등으로 진단한다.

(4) 치료 및 간호

① 신기능을 최대한 증진시키고, 체액과 전해질의 균형을 유지하며, 합병증 치료 및 오랫동안 정상적인 생활을 하도록 하는 것이 목표이다.

② 염분과 수분 제한(체액과다와 고혈압 예방), 단백질 제한, 인 제한(뼈 질환 방지), 칼륨 제한

③ 약물 투여 : 이뇨제, 항고혈압제, 비타민 D와 인 결합제제(칼슘 증가, 인 감소) 등을 투여한다.

④ 투석과 신장이식

㉠ 말기 아동의 유일한 치료방법이다.

㉡ 투석 합병증 : 혈관통로부위 감염, 성장부진, 정상적인 사회화의 방해 등

㉢ 이식 합병증 : 고혈압, 감염, 스테로이드 독성, 고지질혈증, 성장지연, 무균성 괴사증 등

⑤ 체액상태 사정, 체중 및 활력징후를 측정한다.

⑥ 부종, 피부긴장도, 점막, 천문 등을 관찰한다.

⑦ 감염증상(체온상승, 기침, 인후통 등)을 관찰하고, 아동과 가족을 지지한다.

6 요로감염(Urinary tract infection, UTI)

(1) 정의 및 원인

① 감염의 전신적인 증상과 함께 소변에 세균이 존재하는 것이 특징인 요로감염은 영아와 아동에서 유병률이 높으며, 대변오염을 통한 세균(대장균 등)에 의해 발생한다.

② 신생아는 신장에서 기원한 혈액 내 세균에 의해서, 그 외 아동은 요도에서 방광으로 올라가는 세균에 의해 발생한다.

③ 여아는 남아에 비해 해부학적으로 요도가 짧아 요로 감염률이 높다.

④ 유아기 여아의 요로감염은 배뇨훈련 시 많이 발생한다(방광을 온전히 비우지 못하거나, 소변이 정체되어 발생한다).

(2) 증 상

① 신생아와 2세 이하 : 이유 없이 늘어지고 보챔, 악취 나는 소변, 성장지연, 식이섭취 문제, 구토, 설사, 복부팽만 등의 비특이적인 증상

② 2세 이상 : 전형적인 요로감염 증상(악취 나는 소변, 배뇨곤란, 빈뇨, 발열, 구토, 식욕부진 등)

(3) 진단검사

① 소변검사(아침의 첫 소변), 소변배양검사(확진검사로 중간 소변 또는 소변수집백을 이용)

② 방광카테터나 치골상 천자(세균수 확인), 신초음파, 배뇨성방광요도촬영술 등을 시행한다.

(4) 치료 및 간호

① 항생제를 처방된 기간 동안 복용한다.

② 해부학적으로 비정상 소견이 있거나 요로감염 재발 시 치료 초기 과정 후에 영상검사를 기다리는 동안 예방적 항생제를 투여한다.

③ 수분섭취를 권장한다.

④ 재발 예방

㉠ 소변이나 대변을 본 후 앞에서 뒤로 닦도록 한다.

㉡ 소변을 참지 않도록 하고, 소변 시 방광을 완전히 비우도록 한다.

㉢ 많은 수분을 먹도록 권장한다.

㉣ 꽉 끼는 옷이나 기저귀는 입지 않으며, 면으로 된 속옷을 입는다.

㉤ 거품목욕을 피한다.

출제유형문제 최다빈출문제

다음 중 요로감염이 발생할 가능성이 높은 아동은?

① 소변을 자주 보는 남아
❷ 소변을 참는 유아기 여아
③ 면 팬티를 입는 남아
④ 과일을 많이 먹는 남아
⑤ 활동량이 많은 남아

해설
여아는 남아에 비해 해부학적으로 요도가 짧아 요로 감염률이 높다.

7 잠복고환(Cryptorchidism)

(1) 정의 및 원인

① 고환이 서혜부 관에서 음낭강으로 내려오지 못하고 머무르는 상태로, 미숙아와 저출생체중아에서 발생 가능성이 높다(대부분 6개월 이내에 자연하강이 일어난다).

② 잠복고환 아동은 고환암과 불임의 위험이 높아진다.

(2) 증 상

하강한 고환이 음낭 외부에 위치하거나 음낭에서 촉진되지 않는다.

(3) 진단검사

① 신체사정과 고환검사를 위한 음낭촉진을 시행한다.

㉠ 따뜻한 환경에서 따뜻한 손으로 영아를 검진한다.

㉡ 거고근 반사를 막기 위해 서혜부 관을 눌러주거나, 큰 아동은 양반다리(tailor position)로 앉은 자세(다리를 꼰 채로 앉게 함)에서 검진한다.

② 초음파, CT, MRI 등을 시행한다.

(4) 치료 및 간호

① 생후 1년까지 관찰하며, 12개월(9~15개월)에 고환고정술을 시행한다.

② 테스토스테론 생산을 자극하기 위해 융모성선자극호르몬(HCG)을 사용할 수 있다.

③ 수술 후 배뇨양상, 부종, 출혈, 감염 등이 나타나는지 관찰한다.

출제유형문제 최다빈출문제

8세 남아의 잠복고환을 검진할 때 취해 주어야 하는 자세는?

① 누운 상태에서 양쪽 무릎을 약간 굽힌 자세

② 옆으로 누운 상태에서 다리를 똑바로 편 자세

③ 누운 상태에서 다리를 똑바로 편 자세

❹ 양쪽 다리를 꼬고 앉는 양반다리 자세

⑤ 누운 상태에서 양쪽 다리를 90°로 올린 자세

해설

잠복고환 검진 시 거고근 반사를 막기 위해 서혜부관을 눌러주거나, 큰 아동은 양반다리로 앉은 자세(다리를 꼰 채로 앉게 함)에서 검진한다.

제 9 장

피부계 문제 아동의 간호

1 아동의 피부계 특성

(1) 아동의 피부계 특성

① 미숙아는 영아나 아동보다 체표면적이 커서 피부를 통한 수분소실이 증가하고, 세포 부착력이 약해 수포가 잘 생긴다.

② 영아나 어린 유아는 체온조절이 잘되지 않는다(2~3살경에 소한선 기능이 성숙됨).

③ 청소년기의 호르몬 변화로 피지 생산이 증가하여 여드름이 나타난다.

(2) 영아 피부간호

① 제대가 탈락한 후에는 따뜻한 물과 순한 비누로 매일 목욕시키고(10분 이상 목욕시키지 않음), 목욕 후 로션, 크림, 파우더는 발라줄 필요가 없다(오래 목욕하면 피부가 건조해짐).

② 기저귀는 자주 갈아주고, 갈아줄 때마다 물로 기저귀 부위를 씻어 준다.

③ 생후 2주 동안은 햇빛에 직접 노출시키지 않으며, 초기 영아도 매일 10~15분 이상을 햇빛에 노출시키지 않는다.

④ 6개월 이내의 영아는 선크림을 발라주지 않고 직사광선에 오래 노출시키지 않는다.

⑤ 영아가 햇빛에 나갈 때는 모자를 씌우고 옷을 입히며, 뜨거운 환경에 두거나 뜨겁게 해 주지 않는다.

출제유형문제 최다빈출문제

영아의 피부 간호로 옳지 않은 것은?

❶ 생후 6개월 이내의 영아는 햇빛에 민감하므로 선크림을 많이 발라 준다.
② 제대가 탈락한 후 따뜻한 물과 순한 비누로 매일 10분 이내로 목욕시킨다.
③ 영아가 햇빛에 노출될 때는 모자를 씌운다.
④ 기저귀를 갈아줄 때마다 물로 기저귀 부위를 씻어 준다.
⑤ 목욕 후에는 로션이나 파우더를 바르지 않는다.

해설
생후 6개월 이내의 영아는 선크림을 발라주지 않고, 직사광선에 오래 노출시키지 않는다.

2 접촉성 피부염(Contact dermatitis)

(1) 정의 및 원인

① 피부의 자극원이나 알레르기 반응을 일으키는 알레르기원에 노출되어 나타나는 피부 염증으로 자극성 접촉피부염과 알레르기성 접촉피부염이 있다.

② **자극성** : 피부에 유독, 자극하는 화학물질에 노출되어 발생, 기저귀 발진이 가장 흔하다.

③ **알레르기성** : 이전에 접촉한 적이 있는 어떤 물질에 반응한 사람이 동일 물질에 다시 접촉하여 발생하는 알레르기 반응을 말하는 것으로, 옻나무 독, 금속성 단추, 피부연고제 등에 의한 피부염이 가장 흔하다.

(2) 증 상

① **접촉성** : 피부건조, 염증, 소양증 등이 있다.

② **알레르기성** : 염증부위의 수포, 진물, 소양증, 가피, 인설 등이 있다.

(3) 진단검사 : 피부사정, 알레르기유발검사, 첩포검사 등으로 진단한다.

(4) 치료 및 간호

① 원인이 되는 물질에 접촉하지 않도록 하고, 피부에 남아 있는 자극물을 철저히 씻어 준다.

② Burrow 용액, 스테로이드크림, 항히스타민제(베나드릴, 지르텍 등) 등을 적용한다.

③ **소양증 경감**

㉠ 찬물 찜질, 미지근한 오트밀 목욕을 시행한다.

㉡ 조용한 활동을 하게 하고, 실내온도를 낮춘다(더우면 소양증 증가).

④ **이차감염 예방** : 피부를 깨끗하게 유지하고, 긁지 못하게 한다.

출제유형문제 최다빈출문제

접촉성 피부염 아동의 치료 및 간호로 옳은 것은?

① 항생제 연고를 도포한다.
② 원인이 되는 물질을 자주 접촉하도록 한다.
❸ 찬물찜질을 시행한다.
④ 피부에 남아 있는 자극물은 그대로 둔다.
⑤ 실내 온도를 높여 준다.

해설
접촉성 피부염 아동의 치료 및 간호는 원인이 되는 물질에 접촉하지 않도록 하고, 피부에 남아 있는 자극물을 철저히 씻어 준다. Burrow 용액, 스테로이드크림, 항히스타민제(베나드릴, 지르텍 등) 등을 적용한다. 소양증을 경감시키기 위해 찬물찜질, 미지근한 오트밀 목욕을 시행하며, 조용한 활동을 하게 하고, 실내온도를 낮춘다.

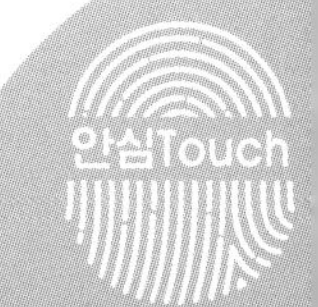

3 기저귀 피부염(Diaper dermatitis)

(1) 정의 및 원인

① 기저귀 발진이라고도 하며, 영아의 대소변이나 비누사용 등으로 인한 반복적인 피부자극으로 인해 발생하는 것으로, 대소변으로 인해 젖은 기저귀를 장시간 착용하는 경우 등에 의해 발생한다.
② 모유영아보다 인공수유를 하는 영아에서 더 많이 볼 수 있다.

(2) 증상 : 반질거리는 홍반, 수포, 구진, 인설 등

(3) 진단 : 피부사정으로 진단한다.

(4) 치료 및 간호

① 초기 발적 시 피부를 공기 중에 노출시켜 건조하게 유지한다.
② 염증 시 저용량 스테로이드제제(0.5% 또는 1% Hydrocortisone cream)를 발라 준다.
③ Candida Albicans에 의한 경우에는 항진균제를 사용한다.
④ 예방법
㉠ 기저귀를 자주 확인하고 갈아주며, 피부를 깨끗하고 건조하게 유지시킨다.
㉡ 배뇨와 배변 후에 물과 중성비누로 기저귀 부위를 씻은 후 부드러운 천으로 피부를 두드려서 말려 준다(기저귀 부위를 씻어주고 건조시키며, 피부가 겹치는 부위나 주름진 곳은 더 주의를 기울인다). 무자극성 보호연고를 사용할 수 있다.
㉢ 천기저귀는 순한 비누로 세탁하고 충분히 헹궈준다(잔류 세제가 남지 않게 해 준다).
㉣ 향료가 섞인 비누나 거친 수건, 알코올이 함유된 물티슈와 로션, 고무나 비닐팬티 등은 사용하지 않는다.

출제유형문제 최다빈출문제

기저귀 발진을 예방하기 위한 간호로 옳은 것은?

① 비닐팬티를 사용한다.
❷ 기저귀 부위를 청결하고 건조하게 유지한다.
③ 천기저귀를 세탁하는 경우 살균 표백제를 사용한다.
④ 알코올이 함유된 물티슈와 로션을 사용한다.
⑤ 피부가 겹치는 부위는 씻지 않는다.

해설
기저귀 발진을 예방하기 위해 기저귀를 자주 확인하고 갈아주며, 피부를 깨끗하고 건조하게 유지시킨다. 기저귀 부위를 씻어주고 건조시키며, 피부가 겹치는 부위나 주름진 곳은 더 주의를 기울인다. 천기저귀는 순한 비누로 세탁하고, 충분히 헹궈주어 잔류 세제가 남지 않게 해 준다. 향료가 섞인 비누나 거친 수건, 알코올이 함유된 물티슈와 로션, 고무나 비닐팬티 등은 사용하지 않는다.

4 여드름(Acne vulgaris)

(1) 정의 및 원인

① 피지모낭의 장애로서 피지 모낭 주위 피부세포의 비정상 붕괴, 정상 세균의 과증식, 호르몬, 유전, 스트레스 등에 의해 발생한다.

② 청소년기(10대 후반) 남성에서 많이 발생한다.

(2) 증상 : 폐쇄된 백여드름, 흑여드름, 구진, 농포, 결절, 낭종 등이 얼굴, 목, 등, 어깨, 가슴 등에 나타난다.

(3) 진단 : 피부사정으로 진단한다.

(4) 치료 및 간호

① 흉터를 예방하고, 긍정적인 자아상을 갖게 하는 것이 치료의 목적이다.

② 약물치료

㉠ 국소치료제

- Retinoid(가장 많이 사용) : 매일 보습제 사용, 햇빛을 피하고, 낮 동안 자외선 차단제 사용(햇빛 노출 시 화상 발생가능).
- Topical Benzoyl Peroxide

㉡ 국소 치료에 반응하지 않는 경우 전신적인 항생제 요법을 시행한다.

③ 세안은 순한 중성비누를 사용하여 하루에 1~2회 정도 시행한다.

④ 이마의 여드름에 머리카락이 이마에 닿지 않게 한다.

⑤ 자극적인 문지름과 여드름을 짜는 것은 피한다(피지관을 파열해서 이차 감염 가능).

⑥ 수성화장품을 사용한다(유성화장품은 모낭을 막는다).

⑦ 적절한 휴식, 운동, 균형 잡힌 식이를 하도록 한다.

⑧ 긍정적인 자아상과 자기존중감을 강화시키며, 즉각적인 효과가 나타나지 않더라도 치료과정을 잘 따를 수 있도록 격려한다.

출제유형문제 최다빈출문제

여드름 아동의 간호 내용으로 옳은 것은?

㉠ 정서적 스트레스를 감소시킨다.
㉡ 수성화장품을 사용한다.
㉢ 자극적으로 문지르거나 여드름을 짜는 것은 피한다.
㉣ 알칼리성 비누로 자주 세안한다.

❶ ㉠, ㉡, ㉢
② ㉠, ㉢
③ ㉡, ㉣
④ ㉣
⑤ ㉠, ㉡, ㉢, ㉣

해설

여드름 아동의 간호는 세안은 순한 중성비누를 사용하여 하루에 1~2회 정도 시행한다. 자극적인 문지름과 여드름을 짜는 것은 피하고, 수성화장품을 사용하며 적절한 휴식, 운동, 균형 잡힌 식이를 하도록 하고, 긍정적인 자아상과 자기존중감을 강화시킨다.

5 농가진(Impetigo)

(1) 정의 및 원인

① 취학 연령 이전의 소아(주로 1~6세)에서 호발하며, 감염성이 매우 높은 표재성 세균 피부감염이다.
② Staphylococcus Aureus와 Group A 베타-hemolytic streptococcus 등에 의해 발생하고, 상기도 감염이 회복될 때 발생하기도 한다.
③ 비위생적이고 밀집된 환경에서 발병 위험이 높다.

(2) 증 상

① **전염성 농가진** : 작은 홍반 → 얇은 수포나 농포가 형성된 후 파열된다(터진 수포로부터 노란 진물이 나오고, 이것이 말라붙어 노란색 가피를 형성한다).
② **수포성 농가진** : 작고 붉은 홍반 → 수포형성 → 터진 수포는 미란 또는 노란색 가피를 형성한다.
③ 두 형태 모두 얼굴(특히 코나 입 주변)에서 많이 발생하고, 신체 어느 부위에도 나타날 수 있다.
④ 그 외 발열, 설사, 쇠약 등의 전신 증상이 나타나기도 한다.

(3) 진단 : 특징적인 병변(노란색 가피)으로 진단이 가능하다.

(4) 치료 및 간호

① 원인균 제거, 안위 제공, 합병증 예방에 중점을 둔다.
② 병소 부위를 깨끗이 씻어주고, 습포로 딱지를 제거하며, 항생제를 국소도포한다.
③ 병소가 넓거나 전신증상(발열 등)이 있는 경우에는 구강으로 항생제를 복용하거나, 정맥주사를 시행한다.
④ 감염 전파 예방
　㉠ 아동과 접촉하기 전・후에는 손씻기를 시행하며, 간호 시 장갑을 착용한다.
　㉡ 손톱은 짧게 잘라주고, 항균비누로 손을 자주 씻도록 한다.
　㉢ 감염 부위를 긁은 후 다른 부분을 만지는 것으로도 퍼질 수 있다.
　㉣ 가족이 타월, 빗, 식기류를 아동과 함께 사용하지 않으며, 아동은 혼자서 자야 한다.
⑤ 베타-용혈성 연쇄상구균에 의한 농가진은 혈뇨나 눈 주위 부종(급성사구체신염 증상) 여부를 관찰한다.

출제유형문제 최다빈출문제

농가진 아동의 간호로 옳지 않은 것은?

① 아동과 접촉하기 전・후에는 손씻기를 시행한다.
② 아동은 혼자서 자도록 한다.
❸ 가족들이 타월, 빗, 식기류를 아동과 함께 사용한다.
④ 아동의 손톱을 짧게 잘라 준다.
⑤ 항균비누로 손을 자주 씻도록 한다.

해설
농가진 아동에 대한 간호는 아동과 접촉하기 전・후에는 손씻기를 시행하며, 간호 시 장갑을 착용한다. 손톱은 짧게 잘라주고, 항균비누로 손을 자주 씻도록 한다. 감염 부위를 긁은 후 다른 부분을 만지는 것으로도 퍼질 수 있다. 가족이 타월, 빗, 식기류를 아동과 함께 사용하지 않으며, 아동은 혼자서 자야 한다.

6 머릿니

(1) 정의 및 원인

① 머리, 음부, 겨드랑이의 털에 기생하는 이(Lice)에 의한 것으로, 학령기 여아(3~10세 건강한 아동)에서 많이 발생한다.

② 빗, 모자, 스카프, 침구류, 코트 등을 통해 전파된다.

(2) 증 상

① 두피의 지속적인 가려움, 미열, 권태감 등이 있다.

② 흔히 침범하는 부위는 귀 뒤쪽, 후두부, 목덜미이다.

(3) 진 단

두피에서 이나 서캐를 확인함으로써 진단한다.

(4) 치료 및 간호

① **약물요법** : Permethrin 1% 크림(Nix, 주로 사용), Pyrethrin계 약물

② 촘촘한 빗으로 매일 아동의 머리 전체를 꼼꼼하게 빗질해 준다(축축할 때 빗으면 서캐가 쉽게 제거된다).

③ 감염된 아동과 가까이 접촉한 사람과 가족은 검사를 받는다.

④ 옷(특히 모자나 재킷), 침구류, 린넨 제품은 뜨거운 물로 세탁하고, 건조기에서 뜨거운 바람으로 건조시킨다.

⑤ 모자, 빗, 머리 장신구 등은 다른 아동과 함께 쓰지 않도록 교육한다.

⑥ 사회경제적 수준이 낮거나, 위생 상태가 불량하다는 점을 반영하는 것은 아니라고 설명한다.

출제유형문제 최다빈출문제

머릿니가 있는 10세 여아에게 시행한 간호 중 옳지 않은 것은?

① 옷과 침구류는 뜨거운 물로 세탁하고 건조기에서 뜨거운 바람으로 건조시킨다.

② 위생 상태가 불량하다는 점을 반영하는 것은 아니라고 설명한다.

③ 감염된 아동과 가까이 접촉한 사람은 검사를 받는다.

❹ 친한 아동과 모자를 같이 쓰는 것을 허용한다.

⑤ 아동의 머리카락이 축축할 때 촘촘한 빗으로 빗질해 준다.

해설

머릿니가 있는 아동의 간호는 촘촘한 빗으로 매일 아동의 머리 전체를 꼼꼼하게 빗질해 준다(축축할 때 빗으면 서캐가 쉽게 제거된다). 감염된 아동과 가까이 접촉한 사람과 가족은 검사를 받는다. 옷(특히 모자나 재킷), 침구류, 린넨 제품은 뜨거운 물로 세탁하고, 건조기에서 뜨거운 바람으로 건조시킨다. 모자, 빗, 머리 장신구 등은 다른 아동과 함께 쓰지 않도록 교육한다. 사회경제적 수준이 낮거나, 위생 상태가 불량하다는 점을 반영하는 것은 아니라고 설명한다.

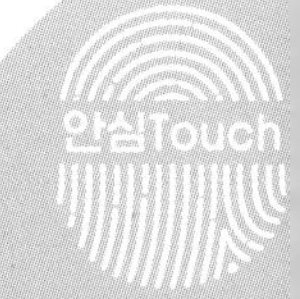

7 옴(Mite infestation, Scabies)

(1) 정의 및 원인

옴 진드기의 종류에 의해 생기는 피부질환으로, 감염된 사람과 밀착된 접촉(침대를 같이 사용, 밀집된 상태로 사는 사람 등)에 의해 전파되며, 학령기 아동에게 흔하다.

(2) 증 상

① 염증증상과 함께 밤에 심해지는 소양증, 홍반성 수포성 발진이 특징적인 증상이다.
② 발진은 피부가 접히는 부위(액와, 손가락 사이, 슬와, 서혜부 등)에 분포한다.
③ 발진이 2세 이상은 손과 손목에, 2세 미만은 발과 발목에 나타난다.

(3) 진 단

피부병변을 긁어내어 현미경으로 옴진드기를 확인하여 진단한다.

(4) 치료 및 간호

① 약물 요법
㉠ 5% Permethrin(Elimite) 크림을 머리부터 발바닥까지 발라준다(영아도 사용할 수 있다).
㉡ Lindane은 신경독성의 위험이 있어 2세 이하나 임산부는 쓰지 않는다.
㉢ 증상이 없어도 가족이나 아동과 접촉한 사람은 치료를 받는다(임산부 제외).
② 아동의 침구와 옷은 뜨거운 물로 세탁하고 뜨거운 건조기에서 건조한다.
③ 간호사는 아동을 간호할 때 장갑을 착용한다.
④ 치료 후 1~2주 정도 소양감이 지속될 수 있다는 것을 알려 준다.

출제유형문제 최다빈출문제

옴 아동에게 시행한 간호 중 옳지 않은 것은?

① 아동의 머리부터 발바닥까지 5% Permethrin(Elimite) 크림을 도포한다.
❷ 아동의 가족이 증상이 없는 경우에는 치료를 받지 않는다.
③ 아동의 침구와 옷은 뜨거운 물로 세탁하고 건조기로 말린다.
④ 치료 후 1~2주 정도 소양감이 지속될 수 있다는 것을 알려 준다.
⑤ 아동을 간호할 때 장갑을 착용한다.

해설
증상이 없어도 가족이나 아동과 접촉한 사람은 치료를 받는다(임산부 제외).

8 화상(Burn)

(1) 원 인

뜨거운 물에 의한 화상(가장 많음, 특히 4세 이하), 화염화상(고학년 아동, 청소년기 많음), 노출된 전기콘센트에 의한 전기화상 등이 있다.

(2) 병태생리

① 화상의 깊이에 따른 분류

㉠ 표피화상(표재성 화상, 1도) : 표피만 손상되고 홍반이 생기며, 통증이 주된 증상이고, 방어기능은 정상이다.

㉡ 부분층화상(2도) : 표피와 진피 일부가 손상되고 빨갛고 물집이 있으며, 상당한 통증이 있다.

㉢ 전층화상(3도) : 표피, 진피, 피하조직까지 손상되고, 가피(죽은 피부)를 형성한다.

㉣ 피부전층화상(4도) : 건, 근육, 뼈까지 손상되고(건이나 뼈의 노출 가능) 전층화상은 가죽 느낌의 백색이고, 건조한 외양을 나타내며 통증에 대한 감각이 감소되어 있고, 피부이식과 절단을 필요로 하기도 한다.

② 화상의 범위에 따른 분류

㉠ 손상범위는 전체 체표면적에 따라 백분율로 나타내며, 치료와 간호의 중요한 지표가 된다.

㉡ 아동화상의 범위는 성인의 표준법(9의 법칙)을 적용하지 않는다(성인의 신체 비율과 다름).

③ 화상의 심도에 따른 분류

㉠ 경증 화상 : 10% 이하의 부분적인 화상으로 외래치료를 시행하며, 하루 정도의 입원 치료가 필요할 수 있다.

㉡ 중증도 화상 : 10~20%의 부분층 화상으로, 일반병원의 화상전문가에 의한 치료가 필요하다.

㉢ 중증 화상 : 20% 이상의 부분층 화상과 전층 화상으로, 전문화상센터에서의 치료가 필요하다.

(3) 치료 및 간호

① 표재성화상

㉠ 일광화상이 흔하다.

㉡ 시원한 찜질, (알로에가 포함된) 완화시키는 국소로션 도포, 국소 코티코스테로이드 도포 등의 대증요법을 시행한다.

㉢ 예 방

- 오전 10시~오후 3시까지는 태양노출을 피한다.
- 자외선 보호용 선크림을 발라주며, 모자와 셔츠를 입히고, 그늘에 있게 한다(6개월 이하는 선크림 금지).

② 화상치료

㉠ 화상치료는 호흡관리, 통증관리, 상처간호, 기동성 손상 예방, 영양적 · 심리적 지지 등을 시행한다.

㉡ 상처관리(무균적으로 소독, 가피 제거), 수치료법(오래된 드레싱을 제거하고 화상부위를 소독된 식염수나 순한 비누나 물로 세척하고 능동적 관절가동범위 운동을 시행), 화상드레싱 등을 시행한다.

③ 큰 화상

㉠ ABC(기도, 호흡, 순환)를 확보한다.

㉡ 화상쇼크는 저혈량상태(전체 체표면적의 15~20% 이상 수분소실)이므로 적절한 순환량을 유지하기 위해 체액 손실보다 많은 양을 정맥으로 공급한다(아동의 나이에 적절한 소변배설량을 유지하기에 충분한 양을 공급한다).

출제유형문제 최다빈출문제

5세 아동이 유독성 물질을 흡입하여 구강과 비강 점막 부종, 입과 콧구멍, 얼굴에 화상이 발생되어 응급실에 내원하였다. 가장 먼저 시행해야 할 조치는?

① 섭취량과 배설량 측정
② 체온측정
❸ 기도유지
④ X-ray검사
⑤ 혈액검사

해설
유독성 물질을 흡입하여 호흡기(구강, 비강) 화상이 발생한 경우 가장 먼저 기도유지(기도확보)를 시행한다.

9 칸디다증(Candidiasis)

(1) 정의 및 원인

Candida albicans에 의한 진균류 감염으로 구강 칸디다증(아구창) 또는 칸디다성 기저귀 피부염의 형태로 나타나고, 모체의 감염된 유방, 깨끗하지 못한 우유병이나 젖꼭지 등을 통해 발생한다(젖병 수유 영아가 모유 수유 영아보다 발생률이 높다).

(2) 증 상

① 아구창

㉠ 아동의 혀, 잇몸, 뺨 안쪽 점막에 플라그 같은 흰 응괴(백색반점)가 형성된다.

㉡ 플라그는 제거하기가 어렵고, 홍반 부위에서 출혈이 있다(무리해서 제거하는 경우 출혈을 야기할 수 있고, 쉽게 제거되는 우유응괴와 차이가 있다).

㉢ 입안 통증으로 인해 수유를 거부하기도 한다.

② 칸디다성 기저귀 피부염의 병변은 아동의 복부와 대퇴에 선홍색의 큰 덩어리로 합쳐져 있다.

(3) 진 단

병변의 임상적 모습으로 진단한다.

(4) 치료 및 간호

① 아구창 : 수유 후 구강점막에 Nystatin 현탁액을 도포한다.

② 칸디다성 기저귀 피부염 : Nystatin이나 Clotrimazole 크림을 적용한다.

③ 노리개젖꼭지, 유두와 우유병은 철저히 세척하고, 부모에게 손 씻기의 중요성과 방법을 교육한다.

④ 영아는 조금씩 자주 수유하고, 큰 아동은 시원한 음료를 제공한다.

⑤ 모유수유를 하는 엄마의 유두를 통한 재감염을 예방하기 위해 신생아와 같이 치료한다.

출제유형문제 최다빈출문제

아구창을 진단받은 아동에게 적절한 간호는?

❶ 수유 후 구강 점막에 니스타틴을 바른다.

② 위관영양을 실시한다.

③ 한 번에 많은 양을 수유한다.

④ 젖병이나 노리개젖꼭지는 철저히 세척을 할 필요가 없다.

⑤ 모유수유를 중단하고 인공수유를 한다.

해설

아구창 아동의 간호는 수유 후 구강점막에 Nystatin 현탁액을 도포한다. 노리개젖꼭지, 유두와 우유병은 철저히 세척하고, 부모에게 손 씻기의 중요성과 방법을 교육한다. 영아는 조금씩 자주 수유하고, 큰 아동은 시원한 음료를 제공한다. 모유수유를 하는 엄마의 유두를 통한 재감염을 예방하기 위해 신생아와 같이 치료한다.

제 10 장

근골격계 문제 아동의 간호

1 아동의 근골격계 및 골절 특성, 석고붕대 · 견인 간호

(1) 아동의 근골격계 및 골절 특성

① 1세 이하는 골절이 거의 발생하지 않으나, 병태생리학적 문제 또는 심한 학대 시 골절이 발생할 수 있다.

② 아동은 연조직의 탄력성이 좋아 성인에 비해 염좌나 탈구가 덜 발생하나, 성장장애를 유발할 수 있는 골단골절이 많이 발생한다.

③ 아동의 골막은 성인보다 강하고 단단하며, 혈액공급이 풍부하여 뼈가 부러지기 전에 충격을 흡수하거나 빨리 치유된다(연령이 어릴수록 치유력이 좋다).

④ 성장하는 뼈는 빨리 치유되어 대부분의 아동은 골절 시 내부적 고정이 필요하지 않다.

⑤ 아동은 일상생활에서 활동력이 많아 골절이나 손상의 위험이 높다.

⑥ 뼈가 유연하여 강한 충격 시 충격을 흡수하거나 분산하다 보니 뼈의 한쪽은 부러지고, 다른 한쪽은 구부러지는 생목골절(전박에서 많이 발생)이 많이 발생한다.

(2) 석고붕대 간호

① **적용** : 석고붕대는 기형교정, 뼈의 치료를 위한 해부학적 자세를 유지하기 위해 시행한다.

② **석고붕대 보호**

㉠ 석고붕대를 치거나 부딪히지 않는다.

㉡ 석고붕대 안에 연필, 펜, 작은 장난감 조각 등의 작고 날카로운 물건을 넣지 못하게 한다.

㉢ 목욕 시 비닐랩이나 비닐주머니를 사용하여 젖지 않게 한다(석고붕대가 젖는 것을 피한다).

③ **부종예방 및 정맥혈 순환 증진** : 석고붕대 부위를 심장 높이보다 높게 올려 준다.

④ **합병증 관찰** : 색깔, 온도, 말초부위 맥박, 감각상태(둔감함, 저린감) 등을 사정한다(창백, 맥박의 부재, 저린감 같은 감각이상 등은 신경혈관 기능 손상을 의심할 수 있다).

⑤ 이상한 냄새, 출혈, 과부종, 심한 통증 등의 증상이 나타나면 보고하도록 교육한다.

(3) 견인 간호

① **견인의 형태**

㉠ 도수견인 : 수동견인으로 사지의 단순골절에 적용한다.

㉡ 피부견인 : 피부에 직접 견인력을 적용하여 뼈, 근육, 연조직 등을 간접적으로 고정하는 것으로, Bryant 견인, Buck 견인, Russell 견인 등이 있다.

㉢ 골격견인 : 철사, 핀, 집게 등을 뼈에 직접 적용하는 것으로, 90°- 90° 견인, 평형현수견인, Halo 견인 등이 있다.

② 견인 간호

㉠ 적절한 견인 유지 및 적절한 체위 유지
- 견인줄은 도르래 중앙에 위치하고, 부드럽게 잘 움직이며, 팽팽하게 유지한다.
- 견인추가 매달려 있도록 하고, 아동의 손이 닿지 않도록 한다.
- 바른 선열과 일정한 견인력을 유지하기 위해 갑작스럽게 움직이지 않도록 하고, 침대가 흔들리지 않도록 한다.
- 이환되지 않은 부위의 관절운동과 자세변경을 시행한다(능동적 · 수동적 관절운동과 물리치료를 시행한다).

㉡ 손상 징후 관찰
- 운동기능과 관절운동범위를 확인한다(견인한 다리의 발가락을 움직여 보도록 한다).
- 말초순환상태(발적, 창백, 종창 등의 발생여부)를 사정한다.
- 견인이 적용된 부위를 자주 살펴본다.

㉢ 감염예방 및 피부통합성 유지
- 핀 삽입부위에 출혈, 감염증상(발적, 화농성분비물)을 주기적으로 관찰한다.
- 압박을 받는 곳에 발진, 발적, 자극이 있는지를 확인한다.
- 피부를 부드럽게 마사지하고, 침대 시트가 주름지지 않도록 하며, 2시간마다 체위변경을 한다.

㉣ 아동과 부모교육 : 아동과 부모에게 견인의 목적, 방법, 적용기간, 주의점, 합병증 등을 설명한다.

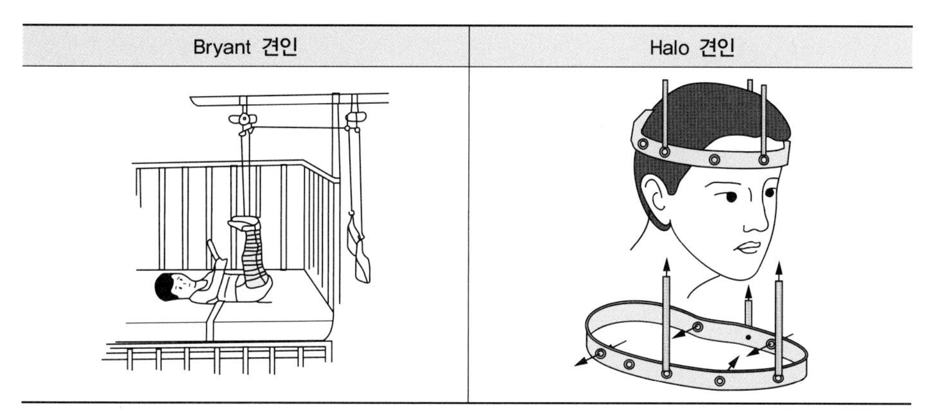

출처 : 세브란스병원(https://sev.iseverance.com)

출제유형문제 최다빈출문제

1-1 아동의 골절 특성으로 옳지 않은 것은?

❶ 1세 이하는 골절이 잘 발생한다.
② 아동은 연조직의 탄력성이 좋아 성인에 비해 염좌나 탈구가 덜 발생한다.
③ 아동은 골단골절이 많이 발생한다.
④ 나이가 어릴수록 치유력이 좋다.
⑤ 대부분의 아동은 골절 시 내부적 고정이 필요하지 않다.

해설
아동은 1세 이하의 경우 골절이 거의 발생하지 않으나, 병태생리학적 문제 또는 심한 학대 시 골절이 발생할 수 있다. 아동은 연조직의 탄력성이 좋아 성인에 비해 염좌나 탈구가 덜 발생하나, 성장장애를 유발할 수 있는 골단골절이 많이 발생한다. 아동의 골막은 성인보다 강하고 단단하며, 혈액공급이 풍부하여 뼈가 부러지기 전에 충격을 흡수하거나 빨리 치유된다(연령이 어릴수록 치유력이 좋다). 성장하는 뼈는 빨리 치유되어 대부분의 아동은 골절 시 내부적 고정이 필요하지 않다.

1-2. 5세 아동이 넘어져서 왼쪽 발목 골절로 석고붕대를 하고 있다. 간호로 적절하지 않은 것은?

❶ 석고붕대 부위를 심장 높이보다 낮게 내려 준다.
② 목욕 시에는 비닐랩을 사용한다.
③ 석고붕대 안으로 연필, 펜, 작은 장난감 조각을 넣지 못하게 한다.
④ 색깔, 온도, 말초부위맥박, 감각상태를 사정한다.
⑤ 이상한 냄새, 출혈, 과부종, 심한 통증 등의 증상이 나타나면 보고하도록 한다.

해설
석고붕대 간호는 석고붕대를 치거나 부딪히지 않는다. 석고붕대 안에 연필, 펜, 작은 장난감 조각 등의 작고 날카로운 물건을 넣지 못하게 한다.
목욕 시 비닐랩이나 비닐주머니를 사용하여 젖지 않게 한다. 석고붕대 부위를 심장 높이보다 높게 올려 준다. 색깔, 온도, 말초부위맥박, 감각상태를 사정한다. 이상한 냄새, 출혈, 과부종, 심한 통증 등의 증상이 나타나면 보고하도록 교육한다.

2 척추만곡증

(1) 척추측만증(Scoliosis)

① **정의 및 원인** : 척추가 정상 범위를 벗어나 휘는 질환으로서, 정중앙의 축으로부터 측방으로 10° 이상 굴곡되며, 3가지 유형(특발성, 선천성, 신경근육성 척추측만증)이 있다.

㉠ 특발성 척추측만증

- 가장 많이 발생하는 형태로 정확한 원인은 알려지지 않았으나, 유전적 소인과 관련있다.
- 성장속도가 빠른 청소년기 여아에게 많이 발생하며, 골격성장이 끝날 때까지 진행되기 때문에 조기발견 및 치료가 중요하다.

㉡ 선천성 척추측만증 : 척추기형으로 인한 것으로 심장기형, 폐형성부전 등의 다른 선천성 기형과 동반된다.

㉢ 신경근육성 척추측만증 : 뇌성마비, 사지마비 등의 신경근육 질환이 있는 아동에게 발생한다.

② **증상** : 서 있는 자세에서의 증상(양쪽 어깨 높이 차이, 양쪽 견갑골 높이 차이, 양쪽 겨드랑이선 차이, 옆구리 주름 차이, 한쪽 둔부 돌출 등)을 볼 수 있다.

③ **진단검사**

㉠ 신체검진 : 아담스 전방굴곡검사(무릎을 펴고 양손 끝의 높이가 같도록 앞으로 90° 구부리도록 했을 때 늑골이 돌출되어 한쪽 등이 불룩하다)

㉡ 방사선촬영(골격의 성숙과 성장 상태 평가)

④ **치료 및 간호**

㉠ 변형된 척추 교정, 만곡의 진행 예방, 합병증을 최소화하는 것이 치료의 목적이다.

㉡ 치 료

- 만곡이 20° 이하 : 골격 성숙이 완료될 때까지 3~4개월마다 방사선 촬영을 하여 진행상태를 확인한다.
- 만곡이 20~40° : 보조기를 착용하여 성인이 될 때까지 척추만곡의 진행을 늦추도록 한다(척추측만증을 교정하는 것은 아니다).
- 만곡이 40° 이상 : 만곡의 진행을 막고 척추를 교정하는 척추유합술을 시행한다(성장이 끝난 경우에는 40~50° 정도로 만곡되어 있어도 수술하지 않는다).

㉢ 보조기 착용과 관련한 피부손상예방

- 피부의 발적, 압박 증상을 관찰한다.
- 면티셔츠를 입고, 위에 보조기를 착용한다.
- 로션이나 파우더는 사용하지 않는다(보조기 안에서 굳으면 덩어리가 되어 피부를 자극한다).

㉣ 보조기의 착용은 청소년의 신체상에 부정적인 영향을 미쳐서 보조기를 착용하지 않으려고 하므로 보조기 착용의 필요성, 착용 시기, 예후 등에 대해 충분히 교육한다.

㉤ 수술 후 사지색깔, 순환, 모세혈관충전시간, 온도, 감각, 운동양상 등을 사정하고, 감염을 예방하며, 감염증상을 관찰한다.

(2) 척추후만증(Kyphosis)

① 정의 및 원인

㉠ 흉추의 후만곡 상태로서 Cobb 만곡도가 45° 이상인 경우는 과도한 척추후만증으로 분류된다.

㉡ 비정상적인 자세, 척추 기형이나 다른 신경근육질환으로 인한 구조적 문제 등에 의해 발생한다.

② **증상** : 육안으로 등이 굽어 있는 것을 볼 수 있다.

③ **치료 및 간호** : 자세교정과 근육 강화 훈련을 하며, 심한 경우 보조기 착용이나 수술을 시행한다.

(3) 척추전만증(Lordosis)

① **정의 및 원인** : 요추가 과도하게 오목하게 구부러진 상태로서, 둔부의 굴곡 수축, 고관절 이형성 등 대퇴관절 탈구 등으로 인해 척추근육이 직립자세를 지탱하지 못하게 된다.

② **증상** : 등이 앞으로 굽고, 가슴과 배를 내민 모습을 보인다.

③ **치료 및 간호** : 관련 원인을 치료하고, 자세를 교정한다.

출제유형문제 최다빈출문제

척추측만증 여부를 검사하기 위해 아동에게 어떤 자세를 취하게 하는가?

❶ 똑바로 선 자세에서 양팔을 편안히 늘어뜨린 채 허리를 앞으로 구부린다.
② 똑바로 선 자세에서 양쪽 팔을 머리 위로 든다.
③ 서로 등지고 서서 양쪽 팔을 머리 위로 든다.
④ 허리를 좌, 우로 흔들어보게 한다.
⑤ 똑바로 선 자세에서 한쪽 팔을 머리 위로 든다.

해설
척추측만증은 서 있는 자세에서의 증상(양쪽 어깨 높이 차이, 양쪽 견갑골 높이 차이, 양쪽 겨드랑이선 차이, 옆구리 주름 차이, 한쪽 둔부 돌출 등)을 볼 수 있고, 아담스 전방굴곡검사를 시행한다(무릎을 펴고 양손 끝의 높이가 같도록 앞으로 90° 구부리도록 했을 때 늑골이 돌출되어 한쪽 등이 불룩하다).

3 근이영양증(Muscular dystrophy)

(1) 정의 및 원인

① 특정 근육군의 근육세포가 위축되고 쇠약해지는 진행성 퇴행성 유전적 질환이다.
② 뒤시엔느형 근이영양증(반성열성유전, 남아에게만 발생)이 가장 많이 발생한다.

(2) 증 상

① 걷기 시작하면 증상이 발견되고, 18~36개월경에 운동발달 지연이 확인된다.
② 눕거나 앉은 상태에서 일어설 때 손을 발목, 무릎, 대퇴, 허리로 옮기며 자기 몸을 스스로 일으켜 세우는 기립자세(Gower 징후)가 나타난다.
③ 첨족보행(발뒤꿈치를 들고 발가락으로 걸음), 동요성 보행(오리걸음, 다리를 넓게 벌리고, 엉덩이와 허리를 흔들며 뒤뚱거림)을 한다.
④ 요추전만으로 인해 배와 가슴을 내밀며 걷는다.
⑤ 얼굴근육이 침범되어 무표정한 얼굴이 된다.
⑥ 심근이 약화되어 주로 심부전과 호흡부전으로 사망하고, 수명이 짧다.
⑦ IQ는 보통 90 이하의 지능장애를 보인다.

(3) 진단검사

① 유전적 소인이 있는 가족의 아동의 임상 증상
② 혈액검사(CPK, AST, ALT, LDH), 근전도, 근생검 등을 시행한다.

(4) 치료 및 간호

① 근육쇠약이 진행되는 과정에서 가능한 오랫동안 독립된 생활을 유지하는 것이 치료의 목표이다.
② 기본적인 치료 방법이 없고, 지지적인 치료를 시행한다.
③ 물리치료, 부목, 수술(가능한 오랫동안 운동기능을 유지하기 위함) 등을 시행한다.
④ **운동장애**
　㉠ 신체의 운동성 정도를 확인하고, 가능한 스스로 움직이게 하며, 일상생활을 하도록 격려한다.
　㉡ 스스로 움직일 수 없다면, 2시간마다 체위변경 및 신체정렬을 바르게 유지한다.
⑤ **비효율적 호흡양상** : 호흡근육이 약화되어 폐감염이 발생하므로, 상체를 높여서 흉곽을 최대한으로 팽창시키고, 기침과 심호흡을 격려하여 호흡근육을 강화한다.
⑥ **영양불균형** : 얼굴근육이 침범되고 근력이 약해지면 음식 섭취가 힘들어지므로 아동이 좋아하는 음식을 제공하고, 앉은 자세에서 소량씩 먹게 하며, 고단백 식이를 주고, 비만이 되지 않도록 한다.
⑦ **무력감** : 질병이 진행되면 운동력이 상실되어 절망감을 느낄 수 있으나, 현상황을 받아들일 수 있게 한다.
⑧ 감염을 예방한다.

출제유형문제 최다빈출문제

뒤시엔느형 근이영양증 아동에게서 나타나는 증상에 해당하지 않는 것은?

① Gower 징후가 나타난다.
② 요추전만으로 인해 배와 가슴을 내밀며 걷는다.
③ 동요성 보행을 한다.
❹ IQ는 정상이다.
⑤ 얼굴근육이 침범되어 무표정한 얼굴이 된다.

해설
뒤시엔느형 근이영양증은 걷기 시작하면 증상이 발견되고, 18~36개월경에 운동발달 지연이 확인된다. 눕거나 앉은 상태에서 일어설 때 손을 발목, 무릎, 대퇴, 허리로 옮기며 자기 몸을 스스로 일으켜 세우는 기립자세(Gower 징후)가 나타난다. 첨족보행과 동요성 보행을 하며, 요추전만으로 인해 배와 가슴을 내밀며 걷는다. 얼굴근육이 침범되어 무표정한 얼굴이 된다. 심근이 약화되어 주로 심부전과 호흡부전으로 사망하고, 수명이 짧다. IQ는 보통 90 이하의 지능장애를 보인다.

4 발달성 고관절 이형성증(Developmental dysplasia of the hip, DDH)

(1) 정의 및 원인

① 대퇴골두가 골반의 관골구에 제대로 위치하지 않은 것으로서, 선천적으로 발생하나, 어떤 경우는 출생 후에 발생하기도 한다.

② 가족력, 대퇴골두를 관골구내에 위치시키는 인대의 느슨함, 분만 전・후 아동의 체위 등에 의해 발생하고, 여아가 남아보다 많이 발생한다.

(2) 증 상

결함이 있는 고관절은 외전이 제한되고 다리 길이가 짧으며 걸음걸이가 뒤뚱거림, 둔부의 비대칭성, 대퇴 내측 피부주름의 비대칭, 굴곡 시 무릎 높이에 의해 나타나는 대퇴의 단축 등이 나타난다.

(3) 진 단

① Ortolani 검사와 Barlow 검사를 통해 고관절의 안정도를 사정한다.

㉠ Ortolani's test : 대퇴 외전 시 '뚝' 하는 느낌이 있다.

㉡ Barlow's test : 대퇴를 내전시킨 채 부드럽게 아래로 당겼다가 위로 밀어올린다(고관절 형성에 결함이 있으면 대퇴 두부가 관골구에서 빠져나가는 느낌을 촉지할 수 있다).

② 초음파, CT, MRI 등을 시행한다.

(4) 치료 및 간호

① 대퇴의 두부를 관골구에 재위치시키고, 정상적인 발달을 촉진하는 것이 치료의 목표이다.

② 어린 영아 : 외전장치(Pavlik harness)

③ 신생아 시기 이후 : 고관절을 적절하게 유지하는데 필요한 근육이나 인대를 이완(견인 등)시킨 후, Hip spica cast를 적용한다.

④ Pavlik harness 간호

㉠ 면으로 된 셔츠와 긴 양말을, 어깨에는 Padding을 사용한다(Harness 안쪽의 피부 보호).

㉡ 피부에 발진이나 손상 여부를 자주 확인한다.

⑤ Spica cast 간호

㉠ 둔부와 서혜부가 배설물로 젖는 것을 방지하기 위해 큰 기저귀를 사용한다(석고붕대가 회음부를 제외한 몸통에서 하지까지 덮고 있어서 배설과 관련하여 문제를 야기할 수 있다).

㉡ 신경혈관상태를 자주 관찰하며, 감염증상(고열, 분비물, 불편감 등)여부를 관찰한다.

㉢ 아동의 발달을 위한 환경을 제공한다(적절한 놀이 등).

⑥ 부모의 불안을 완화시키기 위해 간결하고 명확한 정보를 제공한다.

출제유형문제 최다빈출문제

발달성 고관절 이형성증 아동에게서 나타나는 증상으로 옳지 않은 것은?

① 결함이 있는 고관절은 외전이 제한된다.
❷ 양쪽 다리 길이가 같다.
③ 대퇴 내측의 피부주름이 비대칭이다.
④ 굴곡 시 무릎 높이에 의해 나타나는 대퇴의 단축
⑤ 걸음걸이가 뒤뚱거린다.

해설
결함이 있는 고관절은 외전이 제한되고 다리 길이가 짧으며 걸음걸이가 뒤뚱거림, 둔부의 비대칭성, 대퇴 내측 피부주름의 비대칭, 굴곡 시 무릎 높이에 의해 나타나는 대퇴의 단축 등이 나타난다.

5 사지기형

(1) 내반슬(Genu varum : Bowlegs)

아동에게 가장 많은 증상으로 2세경에는 자연스럽게 교정이 되므로, 그 이후에도 지속되는 경우 검사를 시행한다.

(2) 외반슬(Genu valgum : Knock knee)

① 2~8세경의 아동은 정상 소견이나, 8세 이후에도 지속되는 경우에는 검사를 시행한다.
② 걸음걸이가 비정상적이고, 달리는 것이 어려우며, 무릎이 불편한 경우 등에는 교정을 시행한다.

(3) 내족지(대퇴골 전경, Femoral anteversion : Intoeing)

대퇴골의 목이 골간부와 관련하여 틀어져서 각도가 커진 상태로, 대부분 성장하면서 완화되므로, 특별히 치료를 하지 않는다.

출제유형문제 최다빈출문제

내반슬은 몇 세 이후에도 지속되는 경우 검사를 시행하는가?

❶ 2세
② 4세
③ 6세
④ 8세
⑤ 10세

해설
내반슬은 아동에게 가장 많은 증상으로 2세경에는 자연스럽게 교정되므로, 그 이후에도 지속되는 경우 검사를 시행한다.

6 만곡족(Club foot)

(1) 정의 및 원인

발이 정상적인 모양이나 위치에서 벗어나 뒤틀려 있는 기형으로, 남아에게 많고 내반첨족이 흔하며, 유전적 소인과 다양한 원인에 의해 발생한다.

(2) 증 상

한쪽 또는 양쪽 발의 족저굴곡과 내전이 특징적으로 나타나고, 출생 시 확인된다.

(3) 진단검사

방사선 촬영으로 기형의 범위를 확인한다.

(4) 치료 및 간호

① 긴장된 인대와 건을 늘여주어 발이 최대한 해부학적 자세를 유지하도록 돕는 것이 치료의 목표이다.
② French 물리요법, Ponseti 석고붕대법, 수술 등을 시행한다.
㉠ French 물리요법 : 매일 스트레칭을 하고 운동을 하면서 테이핑이나 부목을 적용하는 방법으로 3~5개월 정도 실시한다.
㉡ Ponseti 석고붕대법 : 스트레칭을 실시한 후 6~8주 동안 석고붕대를 적용하여 기형을 교정한다.
③ 석고붕대 간호
㉠ 대소변으로 젖은 기저귀가 석고붕대에 닿지 않도록 기저귀를 자주 교환한다.
㉡ 석고붕대를 적용한 발의 혈액순환상태를 사정한다(발톱을 눌러 모세혈관재충전시간을 확인한다).
④ French 물리요법이나 Ponseti 석고붕대법의 효과를 높이기 위해 발을 이완시킨다.
⑤ 부모에게 만곡족의 증상과 치료법에 대한 정보를 제공함으로써 불안과 죄책감을 경감시킨다.

출제유형문제 최다빈출문제

만곡족 아동의 석고붕대 시 가장 중요한 간호는?

① 발의 긴장상태를 유지한다.
② 다리를 움직이지 않도록 한다.
❸ 발의 혈액순환상태를 사정한다.
④ 영양상태를 사정한다.
⑤ 수분을 공급한다.

해설
만곡족 아동의 석고붕대 시 간호는 대소변으로 젖은 기저귀가 석고붕대에 닿지 않도록 기저귀를 자주 교환한다. 석고붕대를 적용한 발의 혈액순환상태를 사정하기 위해 발톱을 눌러 모세혈관재충전시간을 확인한다. French 물리요법이나 Ponseti 석고붕대법의 효과를 높이기 위해 발을 이완시킨다.

7 골수염(Osteomyelitis)

(1) 정의 및 원인

① 뼈의 감염으로서, 호흡기 감염, 중이염, 발치, 수술 등에 의해 박테리아가 혈액을 통해 뼈로 침입하여 발생한다.

② Staphylococcus Aureus가 가장 흔한 원인균이며, 5세 이하 남아에게 많다.

(2) 증 상

① 영아 : 비특이적 증상(고열, 안절부절못함, 수유장애)이 나타난다.

② 큰 아동 : 통증, 압통, 열감, 발적, 고열, 관절운동범위의 제한 등이 나타난다.

(3) 진단검사

방사선촬영, 초음파, MRI, 뼈스캔, 혈액검사(적혈구침강속도, 백혈구 수치상승), 배양검사 등을 시행한다.

(4) 치료 및 간호

① 배양검사 결과를 토대로 고용량의 항생제 치료를 시행한다.

② 농양이 있으면서 항생제에 반응을 보이지 않으면 농양을 배액하고, 외과적 시술(괴사된 조직과 사골 제거)을 시행한다.

③ 신경혈관계 상태 및 통증정도를 사정한다.

④ 수술이나 상처배액을 하는 경우 외과적 무균술을 적용하고, 배액의 양, 색깔, 농도, 냄새 등을 기록한다.

⑤ 감염 확산을 막기 위해 침상안정, 체중부하 금지가 중요하다(감염이 있는 쪽의 사지를 움직이면 불편감이 심해지므로 베개를 이용하여 지지해 준다).

⑥ 성장과 발달을 증진시키기 위해 고단백, 고칼로리 식이를 섭취하게 하고, 소량씩 자주 먹도록 한다.

⑦ 최적의 발달증진을 도모한다.

출제유형문제 최다빈출문제

골수염 아동의 치료 및 간호로 옳지 않은 것은?

① 고단백, 고칼로리 음식을 소량씩 자주 제공한다.
② 배양검사 결과를 토대로 고용량의 항생제 치료를 시행한다.
③ 신경혈관계 상태 및 통증 정도를 사정한다.
④ 감염 확산을 막기 위해 침상안정을 하도록 한다.
❺ 환측 다리에 체중을 실어 걸을 수 있게 격려한다.

해설
골수염 아동의 치료 및 간호는 배양검사 결과를 토대로 고용량의 항생제 치료를 시행한다. 신경혈관계 상태 및 통증 정도를 사정한다. 감염 확산을 막기 위해 침상안정, 체중부하 금지가 중요하다. 성장과 발달을 증진시키기 위해 고단백, 고칼로리 식이를 섭취하게 하고, 소량씩 자주 먹도록 한다.

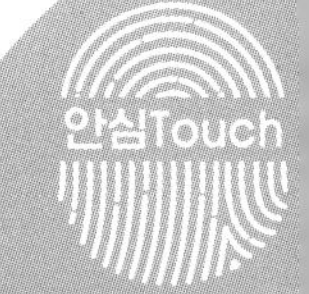

8 소아 류머티스성 관절염(Juvenile rheumatoid arthritis, JRA)

(1) 정의 및 원인

16세 미만의 소아가 6주 이상 관절 통증과 함께 관절이 뻣뻣해져서 움직이지 못하거나 부종, 고열 등을 주증상으로 하는 아동에서 가장 흔한 결체조직 질환으로, 원인은 알려져 있지 않다.

(2) 증 상

① 하나 또는 다수의 관절에 간헐적인 통증이 6주 이상 지속되며, 관절은 통증, 뻣뻣함, 종창, 발적이 없는 열감, 관절 범위 제한의 증상 등을 보인다.

② **다수관절형** : 무릎, 발목, 손목, 팔꿈치, 손, 발 등에서 5개 이상의 관절에 증상이 나타난다.

③ **소수관절형** : 4개 이하의 관절에 증상이 나타난다.

④ **전신형** : 대부분 다수 관절에 침범하며, 39℃ 이상의 고열이 나타난다.

(3) 진단검사

① 특별한 임상 검사는 없으며, 과거력과 16세 이하 아동이 6주 이상 지속되는 관절염이 한 개 이상의 관절에서 나타날 때 진단한다.

② 혈액검사(ESR 상승, 백혈구 상승, 혈소판 상승)

③ 항핵항체(ANA)는 진단에 도움이 되나, 존재 여부는 관절염의 유형에 따라 다르다.

(4) 치료 및 간호

① 관절의 기능 유지, 염증과정 조절, 기형의 최소화, 질병이 아동의 발달에 미치는 영향을 감소시키는 것이 치료의 목표이다.

② **약물요법**

㉠ 아스피린을 투여하였으나, Reye 증후군과의 관련성으로 인해 비스테로이드성 항염제를 사용한다(염증과정 억제 및 통증 완화).

㉡ 그 외 항류머티스약물을 사용하기도 한다.

③ **물리치료와 작업치료(재활프로그램)**

㉠ 관절의 기능유지와 기형 방지를 위해 휴식, 적절한 자세, 운동프로그램 등을 시행한다.

㉡ 운동 및 통증관리

- 관절의 힘과 제한점을 사정하여 개별화된 프로그램을 시행한다.
- 통증이 있는 동안에는 통증이 있는 관절을 쉬게 한다.
- 통증을 감소시키기 위해 온찜질이나 냉찜질 부목을 사용하고, 따뜻한 목욕이나 샤워는 관절의 뻣뻣함을 경감시키며, 따뜻한 찜질은 관절의 뻣뻣함과 근경련을 완화시킨다.
- 통증관리 : 전환요법, 부목사용, 냉온요법, 상상요법, 명상 등의 비약물요법을 시행한다.
- 통증이 어느 정도 없어지면 등척성운동을 바로 시작한다.
- 기형과 경축을 예방하기 위해 등척성운동과 수동적 관절범위 내 운동을 강조하고, 그 외에도 관절의 염증이 없는 한 수영, 걷기, 자전거타기 등의 운동을 하도록 한다.

㉢ 물리치료와 작업치료를 시행한다.
㉣ 관절보호와 통증감소 및 기형 예방에 도움 되는 조치 : 휴식하는 동안 엎드린 자세나 관절부위에 부목을 적용하거나 무릎 밑에 아무것도 받치지 않도록 하여 관절이 일직선을 유지하도록 한다.
㉤ 관절의 경축이나 사지의 성장이 비대칭되면 수술을 고려한다.
㉥ 잠재적 감염관리 : 예방접종 시행, 감염징후 관찰, 감염 증상 발생 시 일시적으로 약물 중단이 가능하다.
㉦ 정서적 사회적 발달증진 : 불안이나 스트레스를 표현하도록 격려한다.
㉧ 고단백, 고섬유질, 고칼슘 식이를 권장하고, 수분섭취가 중요하다.
㉨ 피로를 예방하고, 수면과 휴식이 중요하다.

출제유형문제 최다빈출문제

소아 류머티스성 관절염 아동에게 시행하는 간호로 적절한 것은?

① 절대 침상 안정한다.
② 통증이 있어도 참고 운동을 하도록 격려한다.
❸ 관절의 기형과 통증을 줄이기 위해 부목을 적용한다.
④ 뻣뻣한 관절에 냉찜질을 적용한다.
⑤ 통증이 완전히 소실될 때까지 등척성 운동은 하지 않는다.

해설
소아 류머티스성 관절염 아동의 간호는 통증이 있는 동안에는 통증이 있는 관절을 쉬게 한다. 통증이 어느 정도 없어지면 등척성운동을 시작한다. 기형과 경축을 예방하기 위해 등척성운동과 수동적 관절범위 내 운동을 강조한다. 따뜻한 찜질은 관절의 뻣뻣함을 완화시키는데 도움이 된다. 관절보호와 통증 감소 및 기형을 예방하기 위해 휴식하는 동안 엎드린 자세나 관절 부위에 부목을 적용한다.

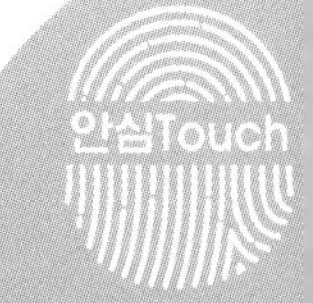

제 11 장

내분비계 문제 아동의 간호

※ 아동의 내분비계 특성

출생 시 내분비계는 다른 신체부위보다 덜 발달되어 있고, 12~18개월경까지는 호르몬 조절이 부족하여 수분, 전해질, 포도당 등의 농도가 불균형을 보인다.

1 성장호르몬 결핍증(Growth hormone deficiency)

(1) 정의 및 원인

성장호르몬의 생산 또는 분비가 부적절하여 성장지연, 작은 체구 등을 초래하는 것으로, 단독으로 발생하거나 뇌하수체기능저하증, 뇌하수체 선천기형, 뇌종양 등과 관련되어 나타날 수 있다.

(2) 증 상

① 해당 성과 연령에서 5백분위수 미만의 저신장, 사춘기 지연, 얼굴이 어려보인다.

② 저혈당증, 근육감소와 상대적인 지방증가, 성장률 감소, 작은 음경 등의 증상이 나타난다.

(3) 진단검사

① 신장을 포함한 성장치를 장기간(6~12개월) 측정한다.

② 갑상선기능검사, 전해질, BUN & Creatinine, 인슐린 양 성장인자, 인슐린 양 성장인자 결합단백, 골연령 방사선촬영, 성장호르몬 생산을 자극하기 위한 유발검사 등을 시행한다.

(4) 치료 및 간호

치료는 아동이 기대하는 키에 도달하거나 성장판이 닫힐 때까지 성장호르몬을 투여한다(조기 치료 시 신장이 커질 가능성이 높다).

출제유형문제 최다빈출문제

성장호르몬 결핍증 아동의 증상으로 옳지 않은 것은?

① 저신장
❷ 고혈당증
③ 어려보이는 얼굴
④ 사춘기 지연
⑤ 성장률 감소

해설

성장호르몬 결핍증의 증상은 해당 성과 연령에서 5백분위 수 미만의 저신장, 사춘기 지연, 얼굴이 어려보임, 저혈당증, 근육감소와 상대적인 지방증가, 성장률 감소, 작은 음경 등의 증상이 나타난다.

2 성조숙증(Precocious puberty)

(1) 정의 및 원인

① 사춘기가 빨리 나타나는 것이다(여아는 8세, 남아는 9세 이전).

② 중추성 성조숙증은 특발성, 중추신경계 종양, 뇌손상 등에 의해 발생한다(중추신경계 기형은 남아에게 많다).

③ 여아는 특발성이 많고(90%), 비만, 유전적 특성, 스트레스 등이 영향 요인이다.

(2) 증 상

이차성징의 조기 발현, 골성숙의 촉진으로 급성장하여 신장과 체중이 증가하나 조기에 골단선 융합이 일어나서 최종 성인기 신장이 작다.

(3) 진단검사

① 병력조사, 신체검진, 혈액검사(LH, FSH, Testosterone, Estrogen의 상승 정도 평가)

② 성선자극호르몬방출호르몬 자극검사, 방사선촬영검사(손목 : 골연령과 골성숙도 확인) 등을 시행한다.

(4) 치료 및 간호

① 이차 성징 발달을 중지, 성인이 되었을 때 최종 신장을 최대화하는 것이 치료 목적이다.

② 중추성 성조숙증인 경우 GnRH agonist를 투여한다.

③ 아동이 또래에 비해 성숙한 신체구조와 일찍 찾아온 사춘기적 정서변화가 있을 수 있다는 점을 아동과 보호자에게 설명한다.

출제유형문제 최다빈출문제

성조숙증 아동에서 볼 수 있는 증상으로 옳은 것은?

① 얼굴이 어려보인다.
② 작은 체구
③ 사춘기 지연
❹ 이차성징의 조기발견
⑤ 작은 음경

해설

성조숙증의 증상은 이차성징의 조기 발현, 골성숙의 촉진으로 급성장하여 신장과 체중이 증가하나 조기에 골단선 융합이 일어나서 최종 성인기 신장이 작다.

3 선천성 갑상선기능저하증(Congenital hypothyroidism)

(1) 정의 및 원인

① 갑상선이 신체의 대사요구를 충족시키기에 충분한 갑상선호르몬을 생산하지 못하는 상태로, 크레틴병이라고도 한다.

② 갑상선 형성부전(흔한 원인), 갑상선호르몬합성장애(상염색체열성유전), 산모가 갑상선기능저하제를 투여받은 경우 등에 의해 발생한다.

(2) 증 상

① 얼굴부종, 대천문이 큼, 소천문이 열려 있음, 낮은 콧등, 밖으로 내민 큰 혀, 좁은 이마, 목쉰 소리

② 제대탈장, 복부돌출, 차갑고 얼룩덜룩한 피부, 무긴장증, 반사작용 지연, 발육저하

③ 수유곤란, 과도한 수면, 조용한 아기로 보일 수 있는 등의 증상이 나타난다.

(3) 진단검사

① 신생아 선별검사(TSH 상승, T4 저하)

② 갑상선스캔(갑상선 조직의 크기, 위치, 기능을 알 수 있다)

(4) 치료 및 간호

① 치료가 빠를수록 예후가 좋고, 치료 지연 시 지능발육에 대한 예후가 불량하다(1개월 이전에 치료하는 경우 정상적인 성장 발달을 이룰 수 있다).

② 갑상선호르몬(Levothyroxine)을 평생 동안 매일 1회 경구로 투여한다.

③ 약은 소량의 물에 용해해 주사기로 주거나, 젖병의 꼭지에 넣어 소량의 처방유와 함께 먹인다.

④ 과량 투여 시 갑상선기능항진증 증상(흥분, 불면증, 빈맥, 설사, 체중감소 등)이 나타날 수 있으므로, 부모에게 맥박을 측정하는 방법을 교육한다.

⑤ 유전상담을 받도록 한다.

출제유형문제 최다빈출문제

선천성 갑상선기능저하증의 증상으로 옳지 않은 것은?

① 차갑고 얼룩덜룩한 피부
② 대천문이 열려 있음
③ 큰 혀를 밖으로 내밀고 있음
❹ 넓은 이마
⑤ 반사작용 지연

해설
선천성 갑상선기능저하증은 얼굴부종, 대천문이 큼, 소천문이 열려 있음, 낮은 콧등, 밖으로 내민 큰 혀, 좁은 이마, 목 쉰소리, 제대탈장, 복부돌출, 차갑고 얼룩덜룩한 피부, 무긴장증, 반사작용 지연, 발육저하, 수유곤란, 과도한 수면, 조용한 아기로 보일 수 있는 등의 증상이 나타난다.

4 갑상선기능항진증(Hyperthyroidism, Graves disease)

(1) 정의 및 원인

① 그레이브스병은 비대된 갑상선에서 갑상선호르몬이 과도하게 생산되어 나타나는 자가면역질환이다(소아 갑상선기능항진증의 가장 흔한 원인이다).

② 10~14세에 흔히 나타나고, 여아가 많으며, 가족력이 있다.

(2) 증 상

① 식욕증가, 체중감소, 설사, 발한증가, 더위를 참지 못함, 심계항진, 안구돌출

② 진전, 정서적 불안정, 불안, 부드럽고 매끄러운 피부, 빈맥, 집중력 감소 등이 나타난다.

(3) 진 단

혈액검사(T4 상승, TSH 저하)

(4) 치료 및 간호

① 약물요법

㉠ 항갑상선제제(Methimazole 등)를 투여한다.

㉡ 관절통, 피부발진, 소양증 등의 과민반응(부작용)이 있고, 중증 부작용은 호중구감소증, 간염, 갑상선기능저하증 등이 있다.

② 경구적 방사성 요오드 치료 : 10세 이상 아동에서 시행한다.

③ 수술(전체 또는 부분 갑상선절제술) : 수술 후 칼슘 수치를 모니터한다.

출제유형문제 최다빈출문제

갑상선기능항진증의 증상으로 옳지 않은 것은?

① 식욕증가
② 정서적 불안정
❸ 서 맥
④ 안구돌출
⑤ 체중감소

해설

갑상선기능항진증은 식욕증가, 체중감소, 설사, 발한증가, 더위를 참지 못함, 심계항진, 안구돌출, 진전, 정서적 불안정, 불안, 부드럽고 매끄러운 피부, 빈맥, 집중력 감소 등이 나타난다.

5 요붕증(Diabetes insipidus)

(1) 정의 및 원인

바소프레신(항이뇨호르몬) 결핍으로 소변을 농축하지 못하는 상태로, 시상하부 손상, 종양, 감염 등으로 인해 나타난다.

(2) 증 상

소변량 증가, 심한 갈증, 탈수, 야뇨 등이 있다.

(3) 진단검사

고혈당증이 없는 상태에서의 요비중 저하, 고나트륨혈증을 보인다.

(4) 치료 및 간호

① 합성 Vasopressin(DDAVP)을 투여한다.
② DDAVP가 필요한 증상(갈증 증가, 다뇨, 탈수 등), DDAVP 과다 증상(요배설량 감소, 두통, 수분정체 등)에 대해 교육한다.

출제유형문제 최다빈출문제

다음 중 요붕증 아동에서 볼 수 있는 증상은?

❶ 소변량 증가
② 요비중 증가
③ 소변량 저하
④ 변 비
⑤ 저나트륨혈증

해설
요붕증은 소변량 증가(다뇨), 심한 갈증, 탈수, 야뇨 등의 증상을 보이고, 검사상 고혈당증이 없는 상태에서의 요비중 저하, 고나트륨혈증을 보인다.

6 항이뇨호르몬과다분비증후군(SIADH)

(1) 정의 및 원인

① 바소프레신(항이뇨호르몬) 과다 분비로 인해 발생한다.

② 요붕증 치료 시 바소프레신의 과다 사용으로 인해 주로 발생하고, 그 외 중추신경계 감염, 두부손상 등에 의해 발생한다.

(2) 증 상

소변량 감소, 고혈압, 수분정체, 체중증가 등이 있다.

(3) 진단검사

저나트륨혈증, 요비중 증가, 소변 내 오스몰 농도 증가 등을 보인다.

(4) 치료 및 간호

① 내재된 원인을 교정한다.

② 수분제한(저나트륨혈증 교정), Sodium chloride 투여(저나트륨혈증이 심한 경우)

③ 아동의 수화상태 및 신경학적 상태를 사정하고, 전해질 농도를 확인한다.

④ 수분을 제한하고, 섭취량과 배설량 및 매일 체중을 측정한다.

⑤ 저나트륨혈증이 있는 경우 의식상태를 사정하고, 신경학적 상태를 관찰한다(두통, 경련, 불안정 등의 발생을 관찰).

[요붕증과 항이뇨호르몬과다분비증후군 증상 비교]

요붕증	항이뇨호르몬과다분비증후군(SIADH)
소변량 증가	소변량 감소
심한 갈증	수분정체
탈 수	체중 증가
고나트륨혈증	저나트륨혈증
요비중 저하	요비중 증가
혈청 오스몰 상승	혈청 오스몰 저하
소변 오스몰 감소	소변 오스몰 증가

출제유형문제 최다빈출문제

항이뇨호르몬과다분비증후군 아동에서 볼 수 있는 증상으로 옳지 않은 것은?

① 소변량 감소
❷ 체중 감소
③ 요비중 증가
④ 수분 정체
⑤ 저나트륨혈증

해설

항이뇨호르몬과다분비증후군의 증상은 소변량 감소, 고혈압, 수분정체, 체중증가 등이 있고, 검사상 저나트륨혈증, 요비중 증가, 소변 내 오스몰 증가 등이 확인된다.

7 당뇨병(Diabetes mellitus)

(1) 정의 및 원인

인슐린 결핍에 의한 대사 장애(탄수화물, 단백질, 지방)로서 당뇨, 과혈당증, 산혈증을 유발하는 에너지 대사증후군이다.

분 류	I형(인슐린 의존형)	II형(인슐린 비의존형)
발병연령	소아(30세 이하)	성 인
발병형태	갑자기 발병	점진적 발병
인슐린분비량	0~소량	>50%
비만여부	관련 없음	비만증에서 많이 발생
HLA 연관성	있 음	없 음
치료 인슐린	반드시 필요	1/3에서 필요
치료 경구용혈당강하제	사용하지 않음	1/3에서 도움
치료 식이요법	단독적용 시 충분하지 않음	1/3에서 식이요법만으로도 호전됨
Ketoacidosis	흔 함	드 묾

(2) 증 상

① 3P : 다음(Polydipsia), 다식(Polyphagia), 다뇨(Polyuria Diagnosis)

② 체중감소, 피로, 전신권태, 오심, 구토, 복통, 호흡 시 아세톤 냄새, 탈수, 기면, Kussmaul 호흡, 혼수 등이 나타난다.

(3) 진단검사

① 혈당검사(공복 시 126mg/dL 이상, 임의 시 200mg/dL 이상)

② 소변검사(케톤뇨)

(4) 치료 및 간호

① 인슐린 요법

㉠ 연령, 체중, 사춘기 상태 등에 따라 인슐린 요구량이 달라진다.

㉡ 주사 부위에 따른 효과 발현과 지속 시간

- 속도 : 복부 > 팔 > 다리 > 엉덩이, 속도는 복부가 매우 빠르고 엉덩이는 매우 느리다.
- 지속시간 : 복부 < 팔 < 다리 < 엉덩이, 지속시간은 복부가 매우 짧고 엉덩이는 매우 길다.

㉢ 지방조직이 비후되지 않도록 하기 위해 부위를 돌아가며 피하주사한다.

㉣ 인슐린은 시원하고 건조한 곳에 보관한다.

㉤ 다른 유형의 인슐린을 혼합하는 경우 단시간형 인슐린을 먼저 빼내고, 그 후에 중간형 인슐린을 빼낸다.

② 식이 요법

㉠ 인슐린 용량은 식사에 영향을 받으므로, 특히 탄수화물의 섭취를 일관되게 한다.

㉡ 식사와 간식은 인슐린 작용시간과 균형을 맞추도록 한다.

③ 신체활동(운동)

㉠ 운동은 혈당수치를 저하시키는 인슐린의 작용을 강화하므로, 연령에 맞는 스포츠 활동에 참여하도록 격려한다.

㉡ 인슐린이 최대효과를 나타내는 동안에는 가능한 운동을 피한다.

㉢ 운동하는 동안 충분한 수분을 섭취하도록 한다.

④ 합병증 관리

㉠ 저혈당증

- 혈당치가 60mg/dL 이하인 경우이다.
- 인슐린 과다투여, 칼로리를 보충하지 않은 상태에서 운동량 증가, 식사를 하지 않은 경우 등에 발생한다.
- 식은땀, 손떨림, 불안, 배고픔, 빈맥, 의식혼탁 등의 증상이 나타난다.
- 꿀, 과일주스, 사탕 등을 섭취하게 하고, 포도당을 투여하며, 혼수상태 시 기도유지 및 산소를 공급한다.

㉡ 당뇨성케톤산증(DKA)

- 심각한 인슐린 결핍의 대사결과로 고혈당, 케톤혈증, 대사성산증이 나타난다.
- 복통, 오심, 구토, 호흡 시 과일냄새, 의식저하, Kussmaul 호흡, 탈수 등의 증상이 나타난다.
- 탈수를 교정하고, 인슐린을 정맥으로 공급한다.
- 섭취량과 배설량, 체중, 활력징후, 점막과 피부긴장도 등을 관찰한다.
- 수분과 전해질의 균형을 유지한다.

⑤ 인슐린 투약을 교육한다(인슐린 작용, 작용시간, 최대 효과시간, 주입방법, 주사부위 등).

출제유형문제 최다빈출문제

소아 당뇨병의 특징으로 옳지 않은 것은?

① 인슐린 의존형이다.
② 갑자기 발병한다.
③ 인슐린 치료가 반드시 필요하다.
❹ 비만인 경우 나타난다.
⑤ 케톤산독증이 흔하게 나타난다.

해설

소아 당뇨병은 Ⅰ형(인슐린 의존형) 당뇨병으로서 30세 이하에 갑자기 발병하는데, 비만은 관련이 없다. 인슐린 치료가 반드시 필요하고, 경구용혈당강하제는 사용하지 않으며, 케톤산독증이 흔하게 나타난다.

제 12 장

신경계 문제 아동의 간호

1 아동의 신경계 특성 및 신경계 진단검사

(1) 아동의 신경계 특성

① 아동은 낙상에 의한 뇌손상, 두개골 골절이 많이 발생한다.

② 만삭아의 뇌는 성인 뇌 무게의 3분의 2에 해당하고, 6세경에는 성인 뇌 무게의 90% 정도이다.

③ 영아는 두개내압이 증가되어 두부가 팽창하더라도 유두부종이 많이 발생하지 않는다(천문과 봉합선이 열려 있음).

④ 원시반사(모로반사, 잡기반사, 포유반사 등)는 출생 후 점차 사라지나, 신경계 질환이 있으면 원시반사가 다시 나타날 수 있다.

⑤ 중추신경계, 감각기관은 2세경에 성인의 70%, 6세경에 90% 정도로 발달한다.

⑥ 말초신경은 출생 이후 수초화가 진행되면서 미세근육운동과 협응이 이루어진다(출생 시에는 완전히 수초화가 되어 있지 않다).

(2) 신경계 진단검사

① 뇌파검사

㉠ 뇌에서 발생하는 전기적 활동을 기록하는 것으로, 뇌전증(간질) 유무를 확인한다.

㉡ 검사 전 아동에게 방이 어두울 것임을 알려 준다.

② 요추천자

㉠ 요추 3~4번 사이 또는 요추 4~5번 사이 지주막하강에 바늘을 삽입하여 뇌척수액을 채취하는 것으로, 동의서를 받는다.

㉡ 중추신경계 출혈, 감염, 뇌척수액 흐름의 폐쇄 여부 등을 확인하기 위해 시행하고, 시술 부위 감염, 뇌척수액 압력상승이 의심되는 경우 시행하지 않는다.

㉢ 아동을 옆으로 뉘어 무릎을 가슴으로 끌어당기도록 체위를 취해 준다.

㉣ 검사 후에 똑바로 눕히고, 수분 제한이 없으면 수분섭취를 격려하며, 활력징후를 측정하여 두개압박의 증상을 확인한다.

③ 뇌실천자

㉠ 수두증 등으로 인해 뇌압이 상승되었을 때 뇌실에서 뇌척수액을 직접 제거하는 방법이다.

㉡ 검사 시 머리를 움직이지 않도록 단단히 붙잡는다.

㉢ 검사 후 천자부위에 압박드레싱을 실시하고, 반좌위를 취해 주며, 편안하게 지지한다.

④ 혈관조영술

㉠ 조영제를 투여한 후 혈관기형여부를 확인한다.

㉡ 금식하고, 요오드 알레르기 여부를 확인한다.

출제유형문제 최다빈출문제

요추천자에 대한 설명으로 옳지 않은 것은?

① 중추신경계 출혈이나 감염을 확인하기 위해 시행한다.
② 검사 후 활력징후를 측정하여 두개압박의 증상을 확인한다.
③ 뇌척수액의 압력상승이 의심되는 경우 시행하지 않는다.
④ 검사 전에 동의서를 받는다.
❺ 요추천자 후 편안하게 옆으로 눕도록 한다.

해설
요추천자 후에는 똑바로 눕히고, 수분 제한이 없으면 수분섭취를 격려하며, 활력징후를 측정하여 두개압박의 증상을 확인한다.

2 수두증(뇌수종, Hydrocephalus)

(1) 정의 및 원인

① 뇌척수액의 생산과 흡수의 불균형 또는 뇌척수액 순환 통로의 폐쇄로 인해 뇌실 내(혹은 두개강 내)에 뇌척수액이 과잉 축적되어 뇌압이 올라간 상태를 말한다.

② 선천성(선천성지주막낭종, 선천성종양, 실비우스도관협착 등의 발달결함), 미숙아(신생아뇌막염, 지주막하출혈), 큰 아동(뇌막염, 종양 등에 의한 합병증)에서 발생한다.

(2) 증 상

① 영아 : 빠른 두위 증가, 대천문 팽창, 일몰 징후(Setting sun sign), 구토, 수유곤란, 떨리는 듯한 고음의 울음소리 등이 있다.

② 아동 : 오심과 구토(분출성), 복시, 안절부절못함, 운동실조증, 유두부종, 혼돈, 기면상태, 경련 등이 있다.

(3) 진단검사

① 매일 두위 측정(수두증의 첫 번째 증상은 두위의 빠른 증가)

② CT, MRI, 초음파, 요추천자 등을 시행한다.

(4) 치료 및 간호

① 뇌척수액 축적 예방, 장애와 사망률을 감소시키는 것이 치료의 목적이다.

② 뇌척수액 우회로(Shunt 수술)

㉠ 뇌실복막단락술(VP Shunt) : 가장 많이 사용

㉡ 뇌실심방단락술(VA Shunt)

③ Shunt 감염 의심 시 항생제 투여, 감염 지속 시 단락 제거하고 감염 소견이 없을 때까지 뇌실외배액(EVD)을 시행한다.

④ 수술 전 간호

㉠ 두개내압상승의 징후와 증상을 확인하기 위해 매일 두위를 측정한다.

㉡ 호흡상태를 사정하고, 섭취량과 배설량을 측정한다.

⑤ 수술 후 간호

㉠ 단락 수술 후 감염, 단락장치의 기능부전, 출혈, 과소배액, 과다배액, 구역 및 구토 등의 합병증이 발생할 수 있다.

㉡ 수술하지 않은 쪽으로 눕히고, 베개를 베지 않고 편평하게 눕힌다(뇌척수액의 빠른 배액과 밸브의 압력을 막기 위함).

㉢ 단락 장치가 폐쇄되면 뇌척수액이 배출되지 못해 뇌압이 상승하므로, 뇌압 상승 시 침상머리를 올리거나 상체를 높이도록 한다.

㉣ 활력징후 측정, 신경계 사정, 섭취량과 배설량 측정, 감염의 징후 및 두개내압상승 징후 관찰 등을 시행한다.

출제유형문제 최다빈출문제

수두증 영아에게서 관찰할 수 있는 증상으로 옳지 않은 것은?

① 빠른 두위 증가
② 수유곤란
❸ 뇌압감소
④ 떨리는 듯한 고음의 울음소리
⑤ 대천문 팽창

해설
수두증(뇌수종)은 뇌실 내(혹은 두개강 내)에 뇌척수액이 과잉 축적되어 뇌압이 올라간 상태를 말하는 것으로, 영아는 빠른 두위 증가, 대천문 팽창, 일몰 징후(Setting sun sign), 구토, 수유곤란, 떨리는 듯한 고음의 울음소리 등의 증상이 나타난다.

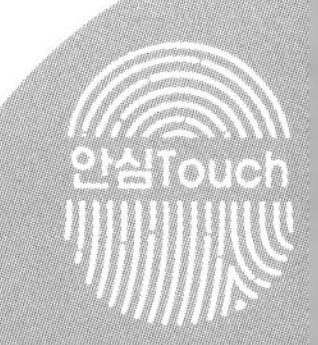

3 뇌성마비(Cerebral palsy)

(1) 정의 및 원인

뇌의 운동조절 중추가 손상되어 신체운동과 체위조절에 장애가 발생하는 만성 비진행성 대뇌 기능장애로, 원인은 산전요인, 주산기요인, 산후요인이 있다.

① **산전 요인** : 아동(유전, 선천성 뇌기형 등), 모성(자궁 내 감염, 당뇨, 약물중독 등)
② **주산기 요인** : 분만 중 질식, 급속분만 등
③ **산후 요인** : 저출생체중아, 미숙아, 외상으로 인한 뇌손상, 뇌혈관질환 등에 의해 발생한다.

(2) 증 상

① 강직성
　㉠ 대뇌피질의 전각 세포가 손상되어 하부 운동 뉴런이 과도하게 자극되어 비정상적으로 강한 긴장이 유발된다(가장 흔한 유형으로 50~90% 차지).
　㉡ 심부건 반사 증가, 과도 긴장, 굴곡, 가위 모양의 걸음걸이, 내전과 내회전 상태에서 고관절굴곡, 발가락 끝으로 걷기, 보행이 현저히 늦어지는 증상 등이 있다.
② 무정위운동성
　㉠ 기저핵이 손상되어 핵황달이 유발되는 유형이다(5~10% 차지).
　㉡ 목적을 조절할 수 없는 불수의적 운동이 사지, 몸통, 목, 안면근, 혀 등에 나타나고, 손발을 끊임없이 천천히 뒤틀고 몸을 움직인다(움직이려고 하거나 스트레스가 있을 때 강도가 증가하고 수면 시 소실된다).
　㉢ 구인두근육이 손상되어 억양조절이 안되고, 말이 느리며, 침을 많이 흘린다.
③ 운동실조성
　㉠ 소뇌와 그 경로에 병변이 있어 평형감각에 문제가 있다(5~10% 차지).
　㉡ 아동을 세우거나 자세를 유지할 수는 있으나 균형을 잡을 수 없고, 다리를 벌리고 비틀거리며 걷고, 근육조절이 잘 이루어지지 않으며, 의도한 대로 행동이 이루어지지 않는다.

(3) 진단검사

① 임상적 특징(운동발달지연, 신경학적 이상, 운동과 자세의 이상)을 토대로 진단한다.
② EEG, CT, MRI, 전반적 신경학적 검진 등이 포함된다.

(4) 치료 및 간호

① 질병을 조기발견하고, 제한된 뇌기능 범위 안에서 아동의 능력을 인식하여 최적의 발달을 도모하며, 증상치료와 합병증 예방에 중점을 둔다.
② 보조도구(발목-발 교정기 등)를 사용하고, 물리치료를 시행한다.
③ 약물요법(필요 시 투여, 근육 경직이 심한 경우 골격근이완제 투여 등), 수술(치료에 반응 없고 경직성이 불구를 촉진시키거나 기능 유지 위함)을 시행한다.
④ 에너지를 많이 소모하므로 피로 예방을 위해 자주 휴식 시간을 갖게 한다.
⑤ 고열량, 고영양식이, 섬유식이를 제공한다(영양의 균형과 변비를 예방한다).

⑥ 먹일 때는 바로 세우고, 흡인하지 않도록 조금씩 자주 먹인다.
⑦ 음식을 좌, 우 뺨 안쪽으로 번갈아 주어 입술과 혀를 많이 움직이게 하고, 음식을 입술 가까이 주어 입술운동을 자극한다.
⑧ 머리를 다칠 가능성이 있는 경우에는 헬멧을 착용한다.
⑨ 아동의 성장발달수준을 평가하고, 아동의 흥미와 신체능력을 고려하여 수준에 맞는 적절한 활동을 제공한다.
⑩ 옷 입기, 이 닦기, 배변보기 등을 스스로 하도록 격려한다(자가 간호를 통해 자존감의 증진).

출제유형문제 최다빈출문제

뇌성마비 아동에 대한 간호로 옳은 것은?

㉠ 에너지를 많이 소모하므로 피로 예방을 위해 자주 휴식 시간을 갖게 한다.
㉡ 옷 입는 것, 이 닦는 것, 배변보기 등을 스스로 하도록 격려한다.
㉢ 고열량, 고영양식이, 섬유식이를 제공한다.
㉣ 먹일 때는 바로 세우고, 흡인하지 않도록 조금씩 자주 먹인다.

① ㉠, ㉡, ㉢
② ㉠, ㉢
③ ㉡, ㉣
④ ㉣
❺ ㉠, ㉡, ㉢, ㉣

해설

뇌성마비 아동에 대한 간호는 에너지를 많이 소모하므로 피로 예방을 위해 자주 휴식 시간을 갖게 한다. 고열량, 고영양식이, 섬유식이를 하여 영양의 균형과 변비를 예방한다. 먹일 때는 바로 세우고, 흡인하지 않도록 조금씩 자주 먹인다. 음식을 좌, 우 뺨 안쪽으로 번갈아 주어 입술과 혀를 많이 움직이게 하고, 음식을 입술 가까이 주어 입술운동을 자극한다. 옷 입는 것, 이 닦는 것, 배변보기 등을 스스로 하도록 격려함으로써 자가 간호를 통해 자존감이 증진되도록 한다.

4 두부손상

(1) 정의 및 원인

① 두피, 두개골, 뇌막, 뇌에 기계적 힘이 가해져 야기한 병리적 결과를 말하는 것으로, 낙상과 자동차충돌(외상성 뇌손상의 일차원인), 스포츠손상, 아동학대 등에 의해 발생한다.

② 경막외출혈은 두개골과 경막 사이의 혈액축적상태이고, 경막하출혈은 경막과 뇌 사이의 혈액축적상태이다.

(2) 증 상

① 경증 : 의식수준변화, 불안, 구토, 졸림, 두통 등이 있다.

② 중등도에서 중증 : 의식수준감소, 활력증상변화, 두개내압 상승징후, 망막출혈, 유두부종 등이 있다.

(3) 진단검사

① 외상사건에 대한 병력

② 방사선촬영, 신경계검진, CT, MRI 등을 시행한다.

(4) 치료 및 간호

① 초기 치료는 환기기능, 신경계상태, 다른 손상 유무를 사정한다.

② ABCDE(기도, 호흡, 순환, 장애, 노출) 평가, 활력징후 측정, 뇌신경기능 확인 등을 시행한다.

③ 두부손상 시 경추손상이 같이 발생할 위험이 높으므로, 아동의 목을 움직이지 않게 고정한다.

④ 뇌압상승 아동 간호와 비슷하다(뇌압이 올라갈 수 있는 자극이나 행위를 피하고, 뇌압상승 시 증상과 징후를 관찰하는 것 등).

⑤ 아동의 침상 머리 부분을 올려 준다.

출제유형문제 최다빈출문제

낙상으로 뇌출혈이 발생한 아동에게 취해 주어야 하는 자세는?

① 앙와위로 눕힌다.
② 복위로 눕힌다.
③ 측위로 눕힌다.
④ 머리를 낮춘다.
❺ 머리를 높여 준다.

해설
두부손상 아동의 침상 머리 부분을 올려 주고, 뇌압이 올라갈 수 있는 자극이나 행위를 피한다.

5 세균성 수막염(Bacterial meningitis)

(1) 정의 및 원인

① 세균감염에 의한 뇌막의 염증으로, 영유아기에 많이 발생한다.

② **2개월~12세 :** Hemophilus influenzae type B, Neisseria meningitidis, Streptococcus pneumoniae 등에 의해 발생한다.

(2) 증 상

① **신생아 :** 잘 빨지 못하고 먹기를 거부하고, 약한 울음, 구토, 설사, 근긴장도 감소, 발작 등이 있다.

② **영아, 어린 아동 :** 발열, 구토, 발작, 고음의 울음소리, 대천문 팽대 등이 있다.

③ **아동, 청소년 :** 두통, 구토, 광선공포증, 목 경직, 혼미, 혼수, Kernig 징후(앙와위 자세에서 대퇴를 복부쪽으로 굴곡시켜 다리를 신전시키면 다리를 곧게 펴지 못함), Brudzinski 징후(앙와위 자세에서 수동적으로 목을 굽히면 양쪽 무릎과 다리가 굴곡됨) 등이 나타날 수 있다(Kernig 징후, Brudzinski 징후는 12~18개월 미만은 보이지 않을 수 있다).

(3) 진 단

① 뇌척수액검사(혼탁, 백혈구 증가, 단백질 증가, 당이 40mg/dL 이하)

② 혈액배양검사, 혈액검사(C-반응단백 상승), CT검사 등을 시행한다.

(4) 치료 및 간호

① 광범위 항생제를 투여하고 원인균이 확인되면 원인균에 적합한 항생제를 투여한다(항생제는 2주 정도 투여한다).

② 뇌압상승을 예방한다(뇌압상승을 유발하는 자세, 경정맥을 압박하는 자세, 목의 굴곡, 통증유발 자극, 흡인, 타진 등의 활동을 금하고, 변비를 예방하며, 침상머리를 15~30° 정도 상승시키는 것 등).

③ 조용하고 안정된 환경을 유지하고, 조명과 소음을 최소화하며, 휴식을 취하도록 한다.

④ 세균성 수막염을 예방하기 위해 상기도감염, 중이염, 부비동염 등은 신속히 치료한다.

⑤ 18개월~2세 아동은 Hemophilus Influenza B형 백신을 접종한다.

⑥ 활력징후, 섭취량과 배설량, 머리둘레(뇌부종으로 인한 두위확장 여부 판단)를 측정한다.

⑦ 통증 조절(통증 시 Acetaminophen, 비스테로이드성 항염증제 투여), 체온조절(발열 시 Acetaminophen, Ibuprofen 투여)을 한다.

출제유형문제 최다빈출문제

세균성 수막염 영아의 증상으로 옳지 않은 것은?

① 고음의 울음소리
② 구 토
❸ 소변량 증가
④ 대천문 팽대
⑤ 발 작

해설
세균성 수막염 영아는 발열, 구토, 발작, 고음의 울음소리, 대천문 팽대 등의 증상을 보인다.

6 바이러스성 수막염(Viral meningitis)

(1) 정의 및 원인

바이러스에 의한 뇌막 및 뇌 조직의 염증 상태를 말하는 것으로, Enterovirus가 가장 흔하다.

(2) 증 상

① 흥분, 졸음, 두통, 발열(40℃ 미만), 오심, 구토

② 뇌막자극징후, 경부강직, 요통, Kernig 징후, Brudzinski 징후 등이 나타난다.

③ 세균성 수막염이 상대적으로 급성으로 발병, 증상을 보인다.

(3) 진 단

뇌척수액 검사 등을 시행한다.

(4) 치료 및 간호

① 바이러스 수막염으로 진단되기 전까지는 항생제를 투여한다.

② 바이러스 수막염으로 진단된 후 단순 헤르페스 수막염은 Acyclovir로 치료하나, 그 외는 대증요법을 시행한다.

③ 체온조절, 안위제공 등의 간호를 제공한다(안정을 취하도록 편안한 자세를 유지하고 조용하고 약간 어두운 환경을 제공한다).

출제유형문제 최다빈출문제

바이러스성 수막염에 대한 설명으로 옳지 않은 것은?

① 바이러스 수막염은 대증요법을 시행한다.

❷ 세균성 수막염에 비해 증상이 심하다.

③ 바이러스 수막염으로 진단되기 전까지는 항생제를 투여한다.

④ 조용하고 약간 어두운 환경을 제공한다.

⑤ 체온조절, 안위제공 등의 간호를 제공한다.

해설

세균성 수막염이 상대적으로 급성으로 발병하고, 증상이 심하다. 바이러스성 수막염의 치료 및 간호는 바이러스 수막염으로 진단되기 전까지는 항생제를 투여한다. 바이러스 수막염으로 진단된 후 대증요법을 시행한다(단순 헤르페스 수막염은 Acyclovir로 치료). 체온조절, 안위제공, 안정을 취하도록 편안한 자세를 유지하고 조용하고 약간 어두운 환경 제공 등의 간호를 제공한다.

7 발작장애

(1) 정의 및 원인

① 발작은 뉴런의 과도한 비정상적 방출로 발생하는 발작적 행동을 말한다.

② 간질은 발작 행위가 반복적으로 나타나는 것으로 다른 급성 질환을 동반하지 않는다.

③ 유전적 원인, 구조적 / 대사이상 원인(뇌졸중, 외상, 감염 등), 원인불명 등에 의해 발생한다.

(2) 증 상

① **부분발작** : 뇌의 피질에서 비정상적인 전기적 활동이 일어나는 것으로, 손상을 입은 부위에 따라 증상이 달라진다.

㉠ 단순 부분발작

- 의식소실이 없고 30초 이내로 지속되며, 자동증이 없다.
- 운동 증상 : 무감각, 따끔거림, 아픈 느낌이 몸의 한 부위에서 시작하여 다른 부위로 퍼질 수 있다.
- 감각증상 : 발작 시작 부위가 대뇌의 감각영역을 침범한 경우 저림, 무딘 감각, 통증, 시끄러운 소리, 불쾌한 냄새 등의 감각이 몸의 한 부위에서 시작하여 다른 부위로 퍼져나가는 느낌을 호소한다.

㉡ 복합 부분발작

- 정신운동발작이라고도 하며, 아동기에 가장 흔한 발작 유형이다.
- 전조증상(모호하고 불쾌한 느낌, 공포감, 위로부터 목으로 올라오는 듯 한 느낌 등)이 있고, 의식소실(1~2분 정도)이 있으며, 자동증(입맛을 다시거나 삼키는 행위, 씹는 행위, 물체를 만지작거리거나 문지르는 행위 등)이 있다.

② **전신발작** : 의식을 잃고, 움직임을 조절할 수 없으며, 양측성 · 대칭적인 경련이 발생한다.

㉠ 결신발작(Absence seizure, 이전에 소발작으로 불림)

- 전조증상 없이 갑자기 하던 행동이나 말을 멈추고, 일시적으로 의식을 잃으며(15초 이하, 30초 이상은 드묾), 하루에도 여러 번 반복적으로 나타나며, 즉시 발작 전 상태로 돌아간다.
- 어떤 곳을 주시하고 있는 것처럼 멍때리거나 입술을 떨거나 입술을 움직여 입맛을 다시는 것 등의 증상이 나타날 수 있다.

㉡ 전신성 강직-간대성 발작(Generalized tonic/clonic seizures, 이전에 대발작으로 불림) : 가장 심한 발작 형태로, 갑작스럽게 의식을 잃고 쓰러진다.

- 강직기(10~30초) : 강한 근육경축으로 인한 강직으로 턱이 닫히고 침 분비가 증가되며(기도폐쇄 위험), 창백, 청색증, 실금이 나타날 수 있다.
- 간대기(30초~30분) : 사지근육의 율동적인 수축과 이완, 호흡근의 지속적인 수축으로 일시적인 호흡정지가 발생할 수 있다.
- 발작 후(30분~2시간) : 의식이 없고 깊은 잠에 빠지며 자신에게 일어난 일을 기억하지 못한다.

㉢ 간대성 근경련(Myoclonic seizures) : 잠시 동안 무작위로 근육군이 수축하고 이어서 근긴장도가 떨어지면서 앞으로 넘어지는 경우로, 근경련이 있는 동안 의식장애가 일어날 수 있으며, 영아경련(Infantile spasms, 영아기 발생), 연소성 근간대성 간질(Juvenile myoclonic epilepsy, 청소년기 발생)이 있다.

㉣ 무긴장성발작(Atonic seizures) : 순간적으로 근긴장의 저하 및 소실로 의식을 잃고 몇 초간 머리를 앞으로 떨어뜨린다(얼굴 쪽으로 쓰러져서 두부손상이 발생할 수 있으므로 주의한다).

(3) 진단검사

건강력, 가족력, 혈청 전해질 수준, 전혈구검사, 혈당검사, 요추천자, CT, MRI 등을 시행한다.

(4) 치료 및 간호

① 약물요법

㉠ 항경련제[Phenytoin(Dilantin), Carbamazephine, Phenobarbital 등]를 투여한다.

㉡ 발작이 멈추면 항경련제를 2~3년 정도 장기적으로 투여한다(갑작스러운 약물중단은 발작의 재발 위험이 있으므로 점진적으로 약물 용량을 줄인다).

㉢ 약물을 투여하는 동안 약물의 혈청 농도 수준을 평가하여 투여량을 조절한다.

㉣ 약물 부작용을 관찰하고(Phenytoin : 무통성 치은 비후, Phenobarbital : 졸음, 집중력 저하, 기억력 저하 등), 무통성 치은 비후는 치은 마사지와 구강위생을 통해 최소화한다.

② 미주신경자극(Vagus nerve stimulation)을 시행할 수 있다.

③ 식이요법 : 케톤식이요법(고지방, 저단백, 저탄수화물)을 시행한다.

④ 발작 시 간호

- 조용하고 조심스럽게 바닥에 눕히고, 측위를 취해 준다(구토 시 머리를 옆으로 돌려준다).
- 주변의 물건을 치우고, 강제로 붙잡지 않는다.
- 옷을 느슨하게 입히고, 입 안에 어떤 것도 넣지 않는다.
- 발작이 종료된 후에는 호흡, 의식상태, 상처 여부 등을 사정하며, 측위를 유지하면서 완전히 회복될 때까지 아동의 곁을 지키고 입으로 음식을 주지 않는다.

⑤ 활동에 참여하도록 격려하되 몸을 부딪치는 운동은 제외한다(적절한 활동은 자아성을 증진시킨다).

출제유형문제 최다빈출문제

7-1. 발작을 하는 아동의 간호중재로 적절한 것은?

① 입을 벌려서 입 안의 이물질을 제거한다.
❷ 옷을 느슨하게 입힌다.
③ 움직이지 못하도록 억제대를 착용한다.
④ 주변에 위험한 물건은 그대로 둔다.
⑤ 흔들어 깨운다.

해설
발작 시 간호는 아동을 조용하고 조심스럽게 바닥에 눕히고, 측위를 취해 준다. 주변의 물건을 치우고, 강제로 붙잡지 않는다. 옷을 느슨하게 입히고, 입 안에 어떤 것도 넣지 않는다. 발작이 종료된 후에는 호흡, 의식상태, 상처 여부 등을 사정하며, 측위를 유지하면서 완전히 회복될 때까지 아동의 곁을 지키고 입으로 음식을 주지 않는다.

7-2. 전조증상 없이 갑자기 하던 행동이나 말을 멈추고 일시적으로 의식을 잃으며 하루에도 여러 번 반복적으로 나타나는 발작장애는?

❶ 결신발작
② 단순 부분발작
③ 전신성 강직-간대성 발작
④ 복합 부분발작
⑤ 간대성 근경련

해설
결신발작(소발작)은 전조증상 없이 갑자기 하던 행동이나 말을 멈추고, 일시적으로 의식을 잃으며(15초 이하, 30초 이상은 드묾), 하루에도 여러 번 반복적으로 나타나며, 즉시 발작 전 상태로 돌아간다. 어떤 곳을 주시하고 있는 것처럼 멍을 때리거나 입술을 떨거나 입술을 움직여 입맛을 다시는 것 등의 증상이 나타날 수 있다.

8 열발작(Febrile seizure)

(1) 정의 및 원인

① 중추신경계 감염, 대사질환 없이 열이 동반되면서 발생하는 경련 질환을 말한다.
② 바이러스 상기도 감염(편도염, 인두염, 폐렴 등), 중이염, 수막염 등과 관련이 있고, 가족력이 있다.
③ 6개월~3세 아동에서 흔하고(5세 이상은 드묾), 남아가 많다.

(2) 증 상

체온이 갑자기 39℃ 이상으로 오르면서 긴장-간대성의 전신발작 양상으로 수초~드물게 15분까지 지속한다.

(3) 치료 및 간호

① 대개 열발작이 일시적으로 나타나서 항경련제를 투여하지 않으나, 5분 이상 지속되거나 혹은 연이어 발생하는 경우에는 Diazepam, Lorazepam 등을 투여한다.
② 해열제(Acetaminophen)를 투여하여 열을 조절한다.
③ 일반적으로 신경학적 후유증을 남기지 않고, 증상이 호전된다는 것을 부모에게 설명한다.
④ 예 방
- 고열을 예방하고, 고열 시 빨리 체온을 하강시킨다.
- 아동의 옷을 벗기고 시원한 환경을 조성한다.
- 오한이 없는 경우 미온수 마사지를 시행한다(체온하강을 목적으로 찬물이나 알코올을 사용하지 않는다).
- 부모에게 열성질환(특히 상기도감염)을 예방하고, 발열 시 열을 내리는 방법을 교육한다.

출제유형문제 최다빈출문제

열발작 아동을 걱정하는 부모에게 설명해야 하는 내용은?

❶ 일반적으로 신경학적 후유증을 남기지 않습니다.
② 뇌손상을 예방하기 위해 고농도의 산소를 공급해야 합니다.
③ 반드시 항경련제를 규칙적으로 복용해야 합니다.
④ 신경학적 후유증이 발생할 가능성이 높습니다.
⑤ 원인이 되는 중추신경계 감염원을 확인 후 치료를 해야 합니다.

해설
열발작은 중추신경계 감염, 대사질환 없이 열이 동반되면서 발생하는 경련 질환으로서 일반적으로 신경학적 후유증을 남기지 않고 증상이 호전된다는 것을 부모에게 설명해야 한다.

9 이분척추(Spina bifida)

(1) 정의, 원인, 유형, 라텍스 알레르기

① 척추와 신경관의 봉합이 불완전하여 발생하는 선천성 신경관 결함이다.

② 정확한 원인은 알 수 없으나, 유전요인, 방사선, 임신 중 항경련제, 산모의 연령, 임산부의 엽산부족 등으로 인해 발생한다.

③ 3가지 유형(잠재성 이분척추, 수막류, 척수수막류)이 있다.

㉠ 잠재성 이분척추

- 태아기 동안 제5요추나 제1천골의 척추궁 융합이 되지 않은 것으로, 척수와 수막이 정상이고, 척수나 뇌막의 탈장이 없다.
- 관련 부위 피부 변화, 근신경 장애를 동반하지 않는 한 대부분 증상이 없다.

㉡ 수막류

- 결손부위로 수막이 돌출되어 낭포를 형성한 것으로, 낭은 뇌척수액으로 차 있고, 신경학적 후유증을 동반하지 않는다.
- 낭의 압력이 증가하여 크기가 증가하면 자연파열이 될 수 있다(이차적 괴사성 천공을 야기할 수 있다).

㉢ 척수수막류(가장 흔한 유형)

- 척추 결손부위를 통해 뇌막, 뇌척수액, 척수 및 신경근의 일부가 낭의 형태로 돌출되고, 뇌척수액이 새어 나올 수 있다(요추나 천추 부위에서 흔하다).
- 침범 부위에 따라 운동, 감각, 반사 등 다양한 후유증과 뇌수막염을 동반한다.

④ 라텍스 알레르기

㉠ 이분척추 아동은 도관삽입, 다른 수술 등으로 인해 라텍스에 자주 노출되어 라텍스 알레르기가 발생될 수 있다.

㉡ 라텍스 알레르기 유무를 검진해서 출생 시부터 라텍스에 노출되지 않도록 주의한다.

척수 수막류 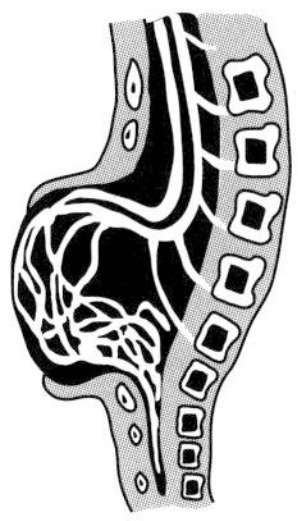	수막류 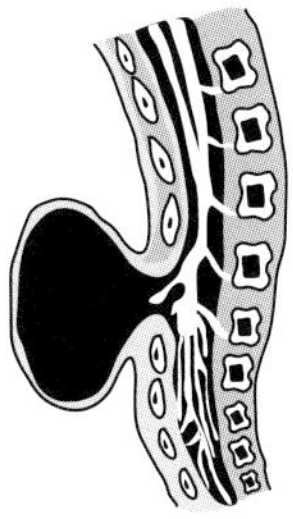	잠재성 이분척주 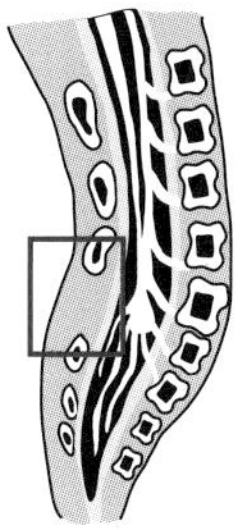

출처 : 서울아산병원(http://www.amc.seoul.kr/asan)

(2) 증상 : 증상은 병소 부위에 따라 다르다.

부 위	증 상
T12	하지강직, 대소변 실금, 감각기능 저하
L1~L3	둔부굴곡, 발을 휘두르며 움직임(동요족)
L2~L4	둔부내전
L3~S2	둔부내전과 둔부신전, 무릎 굴곡
Sacral roots	발바닥 굴곡

(3) 진단검사

- 재태 주수 16~18주에 혈액 내 검사(AFP)하고, AFP 상승 시 양수천자, 태아초음파검사를 시행한다.
- 분만 후 CT scan, Myelography를 시행한다.

(4) 치료 및 간호

① 이분척추와 관련된 문제(수두증, 수막염, 정형외과 기형, 비뇨생식기계 기형, 마비 등)에 중점을 둔다.

② 산전봉합수술 : 임신 19~25주경에 시행하며, 수술과 관련된 위험은 미숙아출산, 모성위험(태반조기박리, 자궁파열 등)이 있다.

③ 24~72시간 내에 결손 부위 폐쇄나 조기봉합을 시행한다(감염예방, 낭으로 인한 손상의 진행을 예방).

④ 수술 전 복위를 유지한다(낭의 긴장과 손상으로부터 예방).

⑤ 무균 생리식염수로 비부착 습윤 드레싱을 적용하고 자주 교환하여 습윤 상태를 유지한다(낭의 노출과 관련된 손상 위험성 감소)

⑥ 환부를 무균적으로 보호하고(감염 예방), 대소변으로 인한 감염에 주의한다.

⑦ 수술 부위로 뇌척수액이 새어 나오는지 여부를 확인하기 위해 수술 부위와 배액관 관찰, 합병증 예방을 위해 두위 측정 및 천문 팽창 여부의 관찰 등을 시행한다.

⑧ 드레싱 시 감염 예방을 위해 피부색 변화, 복부팽만 여부 등을 관찰하고, 피부 통합성 유지 및 청결한 위생을 실시함으로써 욕창을 방지한다.

출제유형문제 최다빈출문제

척수수막류 아동의 수술 전 간호로 옳은 것은?

① 똑바로 눕힌다.
② 골반고위를 취해 준다.
③ 반좌위를 취해 준다.
❹ 낭의 압박과 감염을 예방한다.
⑤ 기저귀를 자주 교환하고 2시간마다 체위를 변경한다.

해설
척수수막류 수술 전 낭을 보호하는 것이 가장 중요하다. 낭의 긴장과 손상으로부터 예방하기 위해 복위를 취해 주고, 무균 생리식염수로 비부착 습윤 드레싱을 적용하고 자주 교환하여 습윤 상태를 유지하며, 환부를 무균적으로 보호하여 감염을 예방한다.

제 13 장

만성질환 및 장애 아동의 간호

1 만성질환 및 장애 아동 특성

(1) 만성질환 및 장애 아동 특성

만성질환 및 발달장애 아동은 만성적인 신체적, 발달적, 행동적, 정서적 장애가 있으면서 의료, 일상생활과 관련된 서비스를 필요로 하는 아동을 말한다.

(2) 만성질환 및 발달장애 아동간호의 목적 및 원칙

① 목 적

㉠ 일상생활유지 : 아동이 연령에 맞는 활동에 참여하도록 격려함으로써 주어진 상황 범위 내에서 최적의 성장·발달을 하도록 사회적 상호작용의 기회를 제공한다.

㉡ 자가 간호 : 아동에게 치료와 검사과정을 설명하여 이해할 수 있도록 돕고, 주어진 상황 범위 내에서 치료와 검사 및 자가 간호를 수행해내도록 보조한다.

② 원 칙

㉠ 발달 중심 간호 : 아동의 발달수준에 초점을 맞추고, 환경적 적응, 대처기술 증진 등에 초점을 둔다.

㉡ 가족중심 간호 : 아동간호는 아동과 가족의 건강을 유지·증진하기 위한 철학에 근거를 두며, 아동과 가족의 간호와 요구를 충족시키고, 통합성을 유지하도록 하는 것이 최상의 목표이다.

㉢ 정상화 : 아동이 주어진 장애의 범위 내에서 정상 생활에 적응하도록 돕는 것을 말한다.

㉣ 조기중재 : 선별검사, 의뢰, 진단 및 중재 과정이 포함되고, 조기중재 시기가 빠를수록 효율이 극대화된다.

㉤ 가족–의료인 간 개방적 의사소통 : 가족과의 의사소통 시 대상자의 사생활을 존중하고, 대상자가 감정을 표현하도록 충분한 시간을 제공하며 명확하고 정직한 태도로 정보를 제공한다.

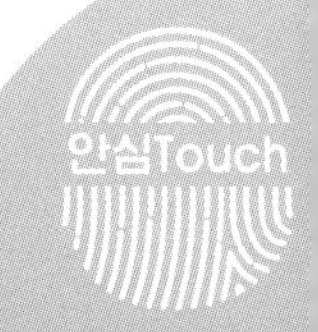

출제유형문제 최다빈출문제

만성질환 및 발달장애 아동간호의 원칙으로 옳은 것은?

> ㉠ 아동의 발달수준에 초점을 맞추고, 환경적 적응, 대처기술 증진 등에 초점을 둔다.
> ㉡ 조기중재 시기가 빠를수록 효율이 극대화된다.
> ㉢ 아동과 가족의 건강을 유지・증진하기 위한 철학에 근거를 둔 가족중심간호를 시행한다.
> ㉣ 아동이 주어진 장애의 범위 내에서 정상 생활에 적응하도록 돕는다.

① ㉠, ㉡, ㉢
② ㉠, ㉢
③ ㉡, ㉣
④ ㉣
❺ ㉠, ㉡, ㉢, ㉣

해설

만성질환 및 발달장애 아동간호의 원칙은 발달 중심 간호(아동의 발달수준에 초점을 맞추고, 환경적 적응, 대처기술 증진 등에 초점을 둔다), 가족중심 간호(아동간호는 아동과 가족의 건강을 유지・증진하기 위한 철학에 근거를 둔다), 정상화(아동이 주어진 장애의 범위 내에서 정상 생활에 적응하도록 돕는다), 조기중재(조기중재 시기가 빠를수록 효율이 극대화된다), 가족-의료인 간 개방적 의사소통 등이 있다.

2 다운증후군(Down syndrome)

(1) 정의 및 원인

① 21번 염색체의 삼체성(정상보다 하나 더 많음)으로 47개의 염색체를 가진다.
② 35세 이상의 초산모에서 흔히 발생하고, 산모의 연령이 높아질수록 발생이 증가한다.

(2) 증 상

① 신장 : 작은 키
② 머리 : 단두증, 편평한 안면윤곽, 대천문 폐쇄 지연
③ 눈 : 눈 사이가 넓고, 안검열의 외상방 경사
④ 코 : 넓고 편평한 코
⑤ 입 : 혀는 크고 두껍고 튀어나옴, 좁고 높은 아치를 이루는 구개
⑥ 귀 : 낮게 위치한 작고 짧은 귀
⑦ 목 : 짧고 굵은 목
⑧ 손 : 손이 작고 넓으며, 손바닥 단일선
⑨ 발 : 발이 몽뚱하며, 엄지발가락과 둘째 발가락 사이의 간격이 넓고, 발바닥 단일선
⑩ 근긴장도 저하, 환추축 불안정성(경추 1번과 2번), 모로반사 미약, 운동발달부전 등이 있다.
⑪ 심방심실 간 결손, 기관식도루, 밀폐항문 등의 기형이 발생할 가능성이 높다.
⑫ 감염에 대한 저항력이 약하다(특히 호흡기계 감염 많음).
⑬ 지적, 언어적, 사회적 기능장애가 있다.

(3) 진단검사

산전검사(양수검사, 융모막검사 등), 염색체검사(확진) 등을 시행한다.

(4) 치료 및 간호

① 정기적인 장애선별검사, 조기치료, 시력과 청력의 정기검진을 시행한다.
② 중이염은 늦지 않게 치료하고(청력손상 예방), 갑상선기능검사(심한 성장지연이 있는 경우)를 한다.
③ 머리와 목에 자극을 주는 운동(체조, 다이빙, 축구 등)을 하는 경우 경추 1번과 2번 불안정을 검사한다(목방사선촬영).
④ 경구적 영양공급을 위해 식사 전 비강을 청결히 하고, 조금씩 자주 먹이며, 식사 사이에 휴식을 취하게 한다.
⑤ 혀를 내밀고 있는 것은 생리적 반응이므로(식사를 거부하는 것이 아님), 음식이 밖으로 나오면 입 안 깊숙이 다시 넣어준 다음 음식섭취 여부를 관찰한다.
⑥ 섬유소와 수분을 많이 제공한다(근육긴장도 감소로 연동운동이 영향받아 변비 유발 가능).
⑦ 비강점막이 건조되지 않도록 가습기를 제공하고, 체위배액을 통해 분비물의 배액을 촉진한다.
⑧ 아동이 능력을 최대한 발휘하도록 돕고, 최적의 신체적 간호를 제공하며, 부모의 죄의식을 격려하고 지지해 준다.

출제유형문제 최다빈출문제

2-1. 다운증후군 아동에게서 볼 수 있는 증상으로 옳지 않은 것은?

❶ 대천문 조기 폐쇄
② 돌출된 혀
③ 단두증
④ 짧고 굵은 목
⑤ 근육긴장도 저하

해설
다운증후군은 작은 키, 단두증, 편평한 안면윤곽, 대천문 폐쇄 지연, 눈 사이가 넓음, 안검열의 외상방 경사, 넓고 편평한 코, 혀는 크고 두껍고 튀어나옴, 낮게 위치한 작고 짧은 귀, 짧고 굵은 목, 작고 넓은 손, 손바닥 단일선, 몽뚱한 발, 엄지발가락과 둘째 발가락 사이의 간격이 넓음, 발바닥 단일선, 근긴장도 저하, 모로반사 미약 등의 증상이 있다.

2-2. 다운증후군 아동에게 경구적 영양공급을 시행하는 방법으로 적절하지 않은 것은?

① 음식을 입 안 깊숙이 넣어 준다.
② 변비를 예방하기 위해 섬유소와 수분을 많이 섭취시킨다.
③ 아동이 혀를 내밀고 있는 것은 생리적 반응이다.
❹ 한꺼번에 많은 양을 먹인다.
⑤ 식사 사이에 휴식을 취하게 한다.

해설
다운증후군 아동에게 경구적 영양공급을 시행하는 경우 식사 전 비강을 청결히 하고, 조금씩 자주 먹이며, 식사 사이에 휴식을 취하게 한다. 혀를 내밀고 있는 것은 생리적 반응이므로, 음식이 밖으로 나오면 입 안 깊숙이 다시 넣어 준 다음 음식섭취 여부를 관찰한다. 근육긴장도가 감소되어 연동운동이 영향을 받아 변비가 생길 수 있으므로, 섬유소와 수분을 많이 제공한다.

3 자폐 범주성 장애(Autism spectrum disorders, ASD)

(1) 정의 및 원인

① 영아 자폐 범주성 장애는 대개 18개월경 이후부터 퇴화하고 위축되어 나타나는 복합적인 발달장애이다.

② 특징적으로 대인관계형성 및 사회적 반응의 결여, 언어장애, 반복적 행동이 나타나는 것으로, 정확한 원인은 알려지지 않았으나, 심리적 요인(애정결핍 등), 기질적 요인, 중추신경계 손상, 유전적 경향 등이 영향을 미친다.

(2) 증 상

① 12~18개월까지 정상발달을 보이다가 말을 잃고, 눈 맞춤 피함, 반복적인 행동 등을 보인다.

② 학령전기 아동은 의사소통 능력이 손상 받아 반응이 없거나 반향언어 사용, 의식적이고 충동적인 행동 등을 보인다.

(3) 영유아기 조기 진단 기준

① 6개월 : 사회적 미소가 없거나 눈을 맞추지 못한다.

② 8개월 : 이름을 불러도 쳐다보지 않는다.

③ 12개월 : 엄마, 아빠를 하지 못하거나 Pointing(지적)을 하지 않는다.

④ 16개월 : 상호작용(함께 주목하기)이 없다.

(4) 치료 및 간호

① 조기 발견 중요, 진단 후에는 자극 제공 및 반복행동 교정, 특수프로그램에 의뢰한다.

② 아동의 일상사와 일상활동에 대해 평가함으로써 신체적 회복과 환경에 도움을 준다.

③ 아동의 개별적인 행동수정프로그램을 계획한다.

④ 불필요한 자극을 줄이고 안정적인 환경을 제공하며, 주변의 환경자극을 피함으로써 돌발적인 행동을 감소시킨다(자폐아는 일상생활의 변화에 대해 위축, 자해, 폭력 등으로 반응할 수 있다).

⑤ 다양한 치료법(놀이요법, 미술치료, 약물치료 등)을 활용하고, 부모에게 죄의식에 대한 간호와 정보를 제공하고, 가족을 지지한다.

출제유형문제 최다빈출문제

자폐 범주성 장애 아동에게 나타나는 증상으로 옳지 않은 것은?

① 반응이 지연된다.
❷ 눈 맞춤을 잘한다.
③ 반복적인 행동을 한다.
④ 의식적이고 충동적인 행동을 한다.
⑤ 반향언어를 사용한다.

해설

자폐 범주성 장애 아동은 12~18개월까지 정상발달을 보이다가 말을 잃고, 눈 맞춤을 피하며, 반복적인 행동 등을 보인다. 학령전기 아동은 의사소통 능력이 손상을 받아 반응이 없거나 지연, 반향언어 사용, 의식적이고 충동적인 행동을 보인다.

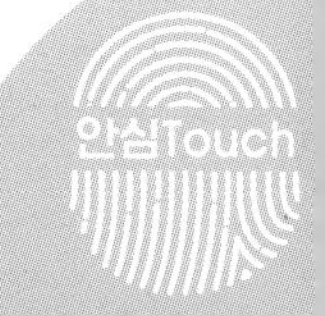

4 주의력 결핍 과잉행동장애(ADHD)

(1) 정의 및 원인

① 아동에게 가장 흔한 만성 행동장애로서, 주의집중력, 충동조절, 과잉행동의 영역에서 문제를 보인다.
② 유전성 경향이 있고, 중추신경계이상(신경계 독소와 경련 등), 산전요인(임산부의 약물사용 등) 등에 의해 발생한다.

(2) 증 상

① 주의력 결핍
㉠ 부주의, 과제나 게임에 집중장애, 지시를 따르지 않거나 과제를 완수하지 못한다.
㉡ 세부사항에 무관심하고, 경청하지 않는다.
㉢ 주의가 쉽게 분산되고, 건망증 등의 증상을 보인다.
② 충동성・과잉행동
㉠ 손, 발, 머리카락 등을 가만히 두지 못한다.
㉡ 부적절한 환경에서 뛰고 기어올라가며, 차례를 기다리지 못한다.
㉢ 한 자리에 가만히 있지 못하고, 조용한 활동을 하지 못하며, 과도하게 말을 많이 하는 등의 증상을 보인다.

(3) 진단검사

① 위와 같은 증상이 7세 전에 발생하여 적어도 6개월 지속되어야 하고, 가정, 학교, 사회적 영역의 3가지 중 2가지 장소에서 나타나야 하며, 다른 정신이나 발달장애와 관련이 없어야 하고, 학업, 사회, 직업 영역에서 최소 하나의 기능 수준을 저해시켜야 한다.
② 이와 더불어 과제를 수행하면서 정신사정도구의 평가를 받는다.

(4) 치료 및 간호

① 비사회적 행동의 빈도와 정도를 감소시키는 것이 치료의 목표이다.
② **약물치료** : Dextroamphetamine(Dexedrine), Methylphenidate(Ritalin) 등을 투여한다(약물치료가 효과적이고, 약물치료는 행동치료와 사회심리적 치료를 병행할 때 가장 효과적이다).
③ 부모가 자녀에게 긍정적인 강화를 자주 제공하도록 한다.

출제유형문제 최다빈출문제

주의력 결핍 과잉행동장애 아동에게서 볼 수 있는 증상으로 옳지 않은 것은?

① 경청하지 않는다.
② 지시를 따르지 않는다.
❸ 한 자리에 가만히 있는다.
④ 과도하게 말을 많이 한다.
⑤ 머리카락을 가만히 두지 못한다.

해설
주의력 결핍 과잉행동장애 아동은 부주의, 과제나 게임에 집중장애, 지시를 따르지 않거나 과제를 완수하지 못한다. 세부사항에 무관심하고, 경청하지 않는다. 주의가 쉽게 분산되고, 건망증이 있다. 손, 발, 머리카락 등을 가만히 두지 못한다. 부적절한 환경에서 뛰고 기어올라가며, 차례를 기다리지 못한다. 한 자리에 가만히 있지 못하고, 조용한 활동을 하지 못하며, 과도하게 말을 많이 하는 등의 증상을 보인다.

5 지적장애(Cognitive impairment)

(1) 정의 및 원인

① 지적장애는 지적기능(학습, 추리 등의 일반적인 정신적 능력), 일상적인 사회 및 실제적 기술을 포함하는 적응행동에 심각한 제한을 보인다.

② 18세 이전에 나타나며, IQ 70~75일 때 지적 기능의 제한이 있다고 본다.

③ 대부분의 원인은 밝혀지지 않았으나, 임신성질환(미숙아, 저체중아 등), 외상이나 신체적 손상, 감염과 중독(납중독, 핵황달 등), 선천성 풍진, 매독, 뇌와 두개의 기형(소두증, 뇌수종 등), 염색체이상(다운증후군 등), 자폐증 등에 의해 발생한다.

(2) 지능발달 지연의 분류

① 경증 지연(IQ 50~75, 정신연령 8~12세) : 언어와 운동발달이 정상 아동에 비해 느리고, 특수교육을 통해 3~6학년 수준의 읽는 능력과 계산능력을 습득할 수 있으며, 적절한 사회적, 직업적 기술을 습득하여 자기관리를 할 수 있다.

② 중등도 지연(IQ 36~49, 정신연령 3~7세) : 운동발달과 언어발달에 지연이 있으며, 간단한 의사소통을 할 수 있고, 보호된 작업장에서 단순한 일을 수행할 수 있다.

③ 중증 지연(IQ 20~35, 정신연령 유아)

㉠ 운동 발달 지연이 두드러지게 나타나고, 의사소통기술이 상당히 부족하다.

㉡ 특별한 장애가 없으면 걸을 수 있고, 쉬운 말을 이해하고 반응하며, 일상적이고 반복적인 행동을 수행할 수 있다.

④ 극심한 지연(IQ 20 이하, 정신연령 어린 영아) : 심각한 발달 지연이 나타나고, 혼자 걸어 다닐 수는 있으나 철저한 보호와 관리가 필요하다.

(3) 진단검사

발달지연에 대한 관찰(언어발달지연, 전체운동지연, 미세운동지연 등), 정기적인 발달검사(DDST)를 시행함으로써 진단한다.

(4) 치료 및 간호

① 아동과 가족을 교육

㉠ 아동의 학습능력, 결핍 정도, 교육시기 등을 사정한다.

㉡ 말보다는 행동으로 보여주고, 이해시키기보다는 기술을 습득할 수 있게 하며, 간단한 지시를 단계적으로 시행하여 학습시킨다.

② 자가간호기술 교육 : 식사하기, 구강위생, 외모가꾸기, 대소변가리기 등의 자가간호기술을 교육한다.

③ 성장과 발달을 증진하도록 도움

㉠ 여가와 운동이 필요하므로 부모에게 적절한 놀이와 활동에 대한 지도를 한다.

㉡ 또래와의 관계가 필요하므로 특수교육시설 등의 아동을 위한 프로그램에 참여하게 한다.

④ 가족이 추후 간호에 적응하도록 돕는다.

출제유형문제 최다빈출문제

지적장애 아동의 치료 및 간호에 대한 설명으로 옳지 않은 것은?

① 이해시키기보다는 기술을 습득할 수 있게 한다.
② 식사하기, 구강위생, 외모가꾸기, 대소변가리기 등의 자가간호기술을 교육한다.
③ 부모에게 적절한 놀이와 활동에 대한 지도를 한다.
❹ 행동보다는 말로 설명한다.
⑤ 간단한 지시를 단계적으로 시행하여 학습시킨다.

해설
지적장애 아동의 치료 및 간호는 말보다는 행동으로 보여 주고, 이해시키기보다는 기술을 습득할 수 있게 한다. 간단한 지시를 단계적으로 시행하여 학습시킨다. 식사하기, 구강위생, 외모가꾸기, 대소변가리기 등의 자가간호기술을 교육한다. 여가와 운동이 필요하므로 부모에게 적절한 놀이와 활동에 대한 지도를 한다. 또래와의 관계가 필요하므로 특수교육시설 등의 아동을 위한 프로그램에 참여하게 한다. 가족이 추후 간호에 적응하도록 돕는다.

6 시각장애(Visual impairment)

(1) 정의, 증상, 치료

① 굴절이상

분 류	정 의	증 상	치 료
근 시	• 가까운 물체는 선명하게 보인다. • 먼 곳의 물체는 희미하게 보인다.	• 책을 눈 가까이 대고 본다. • 머리를 기울이거나 앞으로 내민다. • 사물을 정확하게 보는 것이 어렵다.	오목렌즈로 교정한다.
원 시	• 먼 곳의 물체가 선명하게 보인다. • 망막의 뒤쪽에 상이 맺힌다.	많은 아동이 정상적으로 7세까지는 원시이다.	볼록렌즈로 교정한다.
난 시	각막이나 수정체가 불규칙하여 어떤 방향에서도 물체의 상이 선명하지 못하다.	근시 증상과 같고, 증상은 굴절력의 정도에 따라 다르다.	특수렌즈로 교정한다.

② 사시, 약시, 백내장, 녹내장

분 류	정 의	증 상	치 료
사 시	• 두 눈이 동시에 같은 물체에 초점을 맞추지 못한다. • 내사시는 안쪽으로 편위, 외사시는 바깥쪽으로 편위	• 한 곳에서 다른 곳으로 초점을 맞추기 어렵다. • 인쇄물이나 움직이는 물체를 정확하게 보기 어렵다.	• 사시의 원인에 따라 치료가 다르다. • 차폐법 적용 • 수술로 교정
약 시	• 한쪽 눈의 시력 감소이다. • 한쪽 눈이 적절한 시각자극을 받지 못해 발생한다(이중으로 보인다).	손상된 눈의 시력저하	양안부동시, 사시 등의 일차적인 시각장애는 6세 이전에 치료를 시작하여 약시를 예방한다.
백내장	수정체가 혼탁해지거나 불투명한 것이다.	• 점진적으로 물체를 선명하게 볼 수 없다. • 주변시력을 상실한다.	수정체 제거 수술 - 인공수정체 주입
녹내장	안압이 상승된 것이다.	• 시각장애 증상이 보인다. • 정면에 놓여 있지 않은 물체와 부딪힌다.	• 조기치료를 한다(시력상실 예방). • 방수의 통로를 만들어 주는 수술(안전 방우각 절개술)

(2) 간 호

① 비시각적인 방법(안아주는 신체접촉 등)을 통해 애착을 형성하도록 부모를 격려한다.
② 아동과 가족에게 정서적 지지를 제공한다.
③ 남아 있는 감각을 이용하여 적응할 수 있도록 교육함으로써 최적의 발달을 하도록 돕는다.
④ 입원 시 일관성 있는 간호와 안전한 환경을 제공하고, 물품은 항상 동일한 곳에 배치하도록 하며, 일관된 스케줄을 제공한다.
⑤ **시각장애를 예방하는 방법** : 조산아를 예방하기 위해 출산 전에 풍진, 매독 등에 대한 산전진찰 및 적절한 간호를 제공한다.

출제유형문제 최다빈출문제

시각장애 아동의 간호로 적절하지 않은 것은?

① 부모에게 안아주는 신체접촉을 통해 아동과 애착을 형성하도록 격려한다.
② 안전한 환경을 제공한다.
③ 일관성 있는 간호를 제공한다.
④ 남아 있는 감각을 이용하여 적응할 수 있도록 교육한다.
❺ 물품의 위치를 계속 바꾼다.

해설
시각장애 아동의 간호는 비시각적인 방법(안아주는 신체접촉 등)을 통해 애착을 형성하도록 부모를 격려한다. 아동과 가족에게 정서적 지지를 제공한다. 남아 있는 감각을 이용하여 적응할 수 있도록 교육함으로써 최적의 발달을 하도록 돕는다. 입원 시 일관성 있는 간호와 안전한 환경을 제공하고, 물품은 항상 동일한 곳에 배치하도록 하며, 일관된 스케줄을 제공한다.

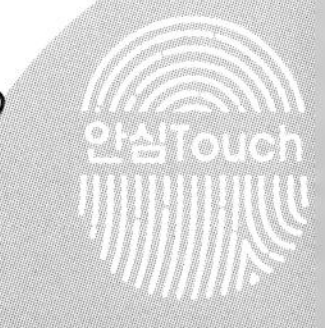

7 청각장애(Hearing impairment)

(1) 분류 및 원인

① **전도성 청각장애** : 중이로 소리가 전달되는 것이 방해를 받아 발생하며, 중이의 골전도는 정상이나, 공기전달이 손상되어 나타난다(가장 흔한 형태).

② **감각신경성 청각장애** : 내이나 청신경의 구조적 손상 혹은 기형으로 인해 발생한다.

③ **혼합성 청각장애** : 전도성과 감각신경성이 혼합된 형태로, 전도성은 복구될 수 있으나, 감각신경성은 복구될 수 없다.

④ **중추성 청각장애** : 청신경계와 대뇌피질 사이의 전도계가 손상되어 발생한다.

⑤ 청각장애는 유전, 모체의 풍진, 감염, 조산, 수막염 등에 의해 발생한다.

(2) 청각장애를 암시하는 발달단계별 행동

① 영 아

㉠ 큰소리에 반응하지 않고 놀람반사가 없으며, 큰 소음에도 잠을 깨지 않는다.

㉡ 말한 언어에 대한 반응이 부족하고, 언어지시에 따르지 못한다.

㉢ 목소리보다 더 큰 소음에 반응한다.

② 유아 및 학령전기

㉠ 말로 설명하는 것보다 몸짓과 얼굴표정으로 반응한다.

㉡ 몸동작을 통해 의사소통하고, 초인종이나 전화소리에 반응하지 않는다.

㉢ 사회적 상호작용을 회피하고 혼자 노는 것을 좋아한다.

㉣ 말보다는 얼굴표정에 집중하고, 언어습득속도가 매우 느리다.

③ 학령기 및 청소년기

㉠ 반복적인 진술을 요구하고, 학업성취도가 저하된다.

㉡ 말하는 사람의 얼굴을 보지 않고 이야기하는 경우 질문에 대해 적절하지 않은 대답을 한다.

(3) 치료 및 간호

① 전도성 청각장애

㉠ 급성중이염은 항생제 치료를, 만성중이염은 고막절개관을 삽입한다.

㉡ 영구적인 경우 보청기를 사용한다.

② **감각신경성 청각장애** : 와우관 이식을 시행한다.

③ 사회화와 의사소통을 위한 재활프로그램

㉠ 독순술, 신호언어, 수화, 언어치료, 보조기구 사용 등의 재활프로그램을 시행한다.

㉡ 아동을 특수학교에 보내 또래들과 사귈 수 있는 기회를 제공함으로써 사회화를 증진시킨다.

출제유형문제 최다빈출문제

청각장애를 의심할만한 영아의 증상으로 옳지 않은 것은?

① 큰소리에 반응하지 않는다.
② 큰 소음에도 잠을 깨지 않는다.
③ 목소리보다 더 큰 소음에 반응한다.
❹ 놀람반사가 있다.
⑤ 언어지시에 따르지 못한다.

해설
청각장애 시 영아는 큰소리에 반응하지 않고 놀람반사가 없으며, 큰 소음에도 잠을 깨지 않는다. 말한 언어에 대한 반응이 부족하고, 언어지시에 따르지 못한다. 목소리보다 더 큰 소음에 반응한다.

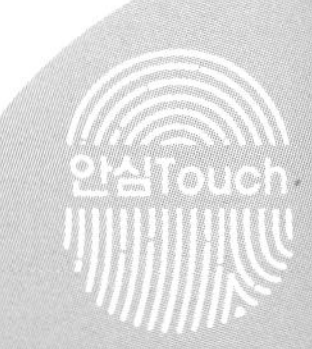

제 **14** 장

전염성 질환 아동의 간호

1 바이러스성 감염

(1) 홍역(Measles)

① **원인** : Measles virus

② **감염기간** : 발진의 발생 3~5일 전부터 발진이 나타난 후 4일경까지 전염력이 있다(전구기는 전염력이 강함).

③ **전파** : 감염된 비말의 직접 접촉에 의한 개인 간의 전파, 공기전파(드묾) 등을 통해 전파된다.

④ **증 상**

㉠ 전구기

- 38℃ 이상의 발열
- 3Cs[기침(Cough), 콧물(Coryza), 결막염(Conjunctivitis)]
- 코플릭반점(특징적인 구강 내 병변으로 구강협부 점막에 생긴다) 등이 나타난다.

㉡ 발진기 : 발진이 귀 아래, 목 뒤에서 시작하여 몸통과 사지로 내려가 발까지 발생한다.

㉢ 회복기 : 발진이 나타났던 순서대로 사라지면서 색소침착을 남기며, 7~10일 이내에 소실된다.

⑤ **치료 및 간호**

㉠ 보존적 치료(안정, 충분한 수분공급 등), 해열제, 항생제(이차감염 예방) 투여 등을 시행한다.

㉡ 격리(발진 5일째까지)하고, 호흡기 전파를 주의한다.

㉢ 발열 시 간호

- 안정, 휴식, 영양공급, 적절한 환기 및 온도를 유지한다.
- 눈간호
  - 결막의 염증으로 인한 분비물을 관리한다.
  - 광선과민증이 발생할 수 있으므로 직사광선을 피하고, 조명을 약하게 하며, 생리식염수로 눈을 세척하고 분비물을 제거한다.
  - 눈을 비비지 않는다.

㉣ 피부간호 : 미온수목욕으로 소양증을 완화시킨다.

㉤ 구강과 비강을 보호하기 위해 구강을 청결히 하고, 분비물을 흡인한다.

㉥ 콧물이나 기침 시 찬습기를 제공한다.

⑥ **합병증** : 호흡기계(중이염, 기관지염, 폐렴 등), 드물게 뇌염 등이 발생할 수 있다.

⑦ 예 방

㉠ MMR 백신 접종을 한다(생후 12~15개월, 만 4~6세. 2회 접종).

㉡ 홍역이 유행하는 시기에는 생후 6~11개월에 MMR 백신을 가속 접종한다.

(2) 풍진(Rubella)

① 원인 : Rubella virus

② 감염기간 : 발진이 생기기 7일 전부터 5~7일 후까지 전염력이 있다.

③ 전파 : 직접접촉, 비인두 분비물을 접촉하면서 호흡기를 통해 전파되고, 태반을 통해서도 전파된다.

④ 증 상

㉠ 전구기 : 권태감, 림프절 종창, 미열, 상기도 증상 등이 나타난다(소아는 전구증상이 드묾).

㉡ 발진 : 얼굴에서부터 시작하여 24시간 이내(1~2일 동안)에 배, 팔, 다리 등 전신으로 퍼진다.

⑤ 치료 및 간호

㉠ 대증치료, 보존적 치료를 시행한다.

㉡ 해열제, 진통제 등을 투여하고, 안위를 제공한다.

⑥ 합병증

㉠ 합병증은 거의 없으나, 관절염과 관절통이 발생할 수 있다.

㉡ 임신 3개월 내 감염 시 선천성 풍진 증후군이 발생한다.

⑦ 예 방

㉠ MMR 백신 접종을 한다(생후 12~15개월, 만 4~6세. 2회 접종).

㉡ 임신 초기 여성과 면역력이 없는 가임여성은 환자와의 접촉을 피한다.

(3) 수두(Varicella, chicken pox)

① 원인 : 수두-대상포진 바이러스

② 감염기간 : 발진이 나타나기 1~2일 전부터 발진이 나타난 후 가피가 형성될 때까지(3~7일 정도) 전염력이 있다.

③ 전파 : 직접접촉, 비말감염 등에 의해 전파된다.

④ 증 상

㉠ 미열, 피로함 등의 전구기 증상이 나타난 후, 소양증을 동반한 발진이 발생(몸통, 두피, 얼굴 등)하고, 24시간 이내에 반점, 구진, 수포, 농포, 가피 순으로 빠르게 진행된다.

㉡ 여러 모양의 발진이 동시에 관찰되면서 온 몸으로 퍼지고, 가피가 생기면서 회복된다.

⑤ 치료 및 간호

㉠ 대증적 지지요법을 시행한다.

㉡ 해열제(Acetaminophen), 항바이러스제제(Acyclovir 등), 항히스타민제, 피부보호제 등을 사용한다.

㉢ 피부간호

- 피부위생을 유지하고, 칼라민로션을 바른다.
- 손톱을 정리해 주고, 긁지 못하도록 하며, 장갑(또는 손싸개)을 적용한다.

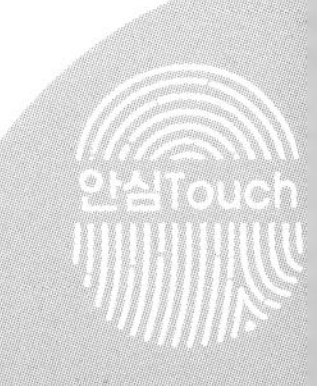

㉣ 격리(전염력이 있는 기간)한다.

⑥ **합병증** : 피부 병소의 이차 세균감염(흔함), 폐렴, 패혈증, 관절염 등이 발생할 수 있다.

⑦ **예방** : 수두 예방접종을 한다(12~15개월).

(4) 소아 장미진(Roseola infantum)

① **원인** : Human herpes virus 6(HHV-6)

② **감염기간** : 알려져 있지 않다.

③ **전파** : 타액, 뇌척수액 등의 분비물 접촉에 의해 전파된다.

④ **증 상**

㉠ 6~18개월 아동에게 많이 발생한다.

㉡ 고열이 3~5일 정도 지속되다가 사라지고, 눌렀을 때 사라지는 장밋빛 반점이 나타나고(목, 몸통에 두드러지게 나타나고, 소양증이 없음), 24~48시간 정도 지속된다.

⑤ **치료 및 간호** : 대증요법(고열 시 해열제, 미온수목욕, 가벼운 의복, 시원한 환경, 수분섭취 증가 등)을 시행한다.

⑥ **합병증** : 드물게 고열이 동반된 경련이 나타날 수 있다.

(5) 유행성이하선염(Mumps)

① **원인** : Paramyxovirus

② **감염기간** : 종창이 시작되기 전·후가 전염력이 가장 높다.

③ **전파** : 직접접촉, 비말감염 등에 의해 전파된다.

④ **증상** : 전구기에는 비특이적 증상(근육통, 식욕부진, 발열, 두통 등)이 있고, 전구기 이후에는 이통(음식을 씹을 때 악화됨)과 아래턱 각진 부분의 압통 등이 있으며, 급성기에는 귀밑샘 팽창(일측 또는 양측)이 많이 나타나고, 그 외 증상으로 전신증상을 수반하기도 하고 고열, 식욕부진, 연하곤란 등이 나타난다.

⑤ **치료 및 간호**

㉠ 대증치료, 보존적 치료를 시행한다.

㉡ 진통제, 수분 및 전해질 공급(탈수 시), 식이요법(저작장애 시) 등을 시행한다.

㉢ 발열과 종창 시 절대안정시킴, 이하선 종창의 통증 경감을 위해 국소적 냉습포나 온습포를 적용한다.

㉣ 액체나 유동식을 제공한다(음식 씹는 것을 피한다).

㉤ 고환염에 걸리면 침상안정, 냉찜질, 정서적 지지 등을 제공한다.

㉥ 격리(침샘비대 발생 후 9일까지 혹은 붓기가 모두 호전될 때까지)한다.

⑥ **합병증** : 대부분 합병증이 발생하지 않으나, 드물게 뇌수막염(흔함), 고환염, 부고환염, 난소염, 청력장애, 심근염 등이 발생할 수 있다.

⑦ **예방** : MMR 백신 접종을 한다(생후 12~15개월, 만 4~6세, 2회 접종).

(6) 감염성홍반(Erythema infectiosum)

① **원인** : Parvovirus B19

② **감염기간** : 알려져 있지 않으나 전구기에서 발진이 나타날 때까지

③ **전파** : 호흡기 비말, 공기 입자, 혈액, 혈액산물 등을 통해 전파된다(어른에서도 발병하나, 5~14세가 많다).

④ **증 상**

㉠ 무증상 혹은 비특이적인 증상(콧물, 권태감, 두통, 미열 등)이 나타난 후, 뺨에 화염처럼 붉고 부은 발진(따귀 맞은 뺨)이 나타나고, 1~4일경에 홍반성・구진성 반점, 몸통과 사지에 레이스 모양의 발진이 나타난다(발진은 2~39일 정도 지속될 수 있다).

㉡ 환경적 요인(운동, 열, 피부마찰, 스트레스 등)에 의해 악화되면, 다시 나타날 수 있다.

⑤ **치료 및 간호** : 지지적 대증요법을 시행한다.

⑥ **합병증** : 아동은 거의 없으나, 면역체계가 좋지 않으면 빈혈의 위험이 있고, 임산부는 자궁 내 감염의 위험이 있다.

(7) 일본뇌염(Japanese encephalitis)

① **원인** : 일본뇌염바이러스

② **감염기간** : 사람 간 전파는 없다.

③ **전파** : 일본뇌염 바이러스에 감염된 작은빨간집모기가 사람을 물어 감염된다.

④ **증상** : 고열, 현기증, 두통, 지각이상, 구토, 의식장애, 경련, 혼수 등이 나타난다.

⑤ **치료 및 간호**

㉠ 특이적인 치료법은 없다.

㉡ 호흡장애, 순환장애, 세균감염 등에 대해 보존적 치료를 시행한다.

⑥ **합병증** : 마비, 중추신경계 이상, 기면증, 섬망, 사망 등이 발생할 수 있다.

⑦ **예 방** : 일본뇌염 예방접종을 시행하고, 모기에 물리지 않게 한다.

(8) 수족구병(Hand-foot-and-mouth disease)

① **원인** : 콕사키 바이러스(주요 원인), 에코바이러스, 엔테로바이러스 71 등에 의해 발생한다.

② **감염기간** : 발병 1주일 동안 전염력이 있다.

③ **전파** : 직접접촉, 호흡기분비물(침, 콧물 등) 접촉 등에 의해 전파된다.

④ **증 상**

㉠ 발열, 인후통, 식욕부진 등이 시작되어 열이 나기 시작한 1~2일 후 구강 내 통증성 피부병변이 나타나고(혀, 잇몸, 뺨 안쪽), 작고 붉은 반점으로 시작하여 물집, 궤양으로 진행한다.

㉡ 손바닥과 발바닥에 가렵지 않은 피부발진이 나타난다.

⑤ **치료 및 간호**

㉠ 치료 없이 7~10일 안에 자연적으로 치유된다.

㉡ 수포 발생 후 6일(또는 가피의 생성까지) 동안 가정에서 안정을 취하게 한다.

⑥ 합병증 : 드물게 중추신경계를 침범하여 뇌수막염, 뇌염으로 사망할 수도 있다.

⑦ 예 방

㉠ 특별한 예방법은 없다.

㉡ 손씻기를 철저히 시행하고, 장난감이나 놀이기구 등을 청결하게 유지하며, 환아와의 접촉을 피한다.

출제유형문제 최다빈출문제

1-1. 수두 아동의 간호로 옳은 것은?

㉠ 손톱을 정리해 주고 긁지 못하도록 한다.
㉡ 피부위생을 유지한다.
㉢ 면으로 만든 벙어리장갑을 손에 끼워 준다.
㉣ 칼라민로션을 바른다.

① ㉠, ㉡, ㉢
② ㉠, ㉢
③ ㉡, ㉣
④ ㉣
❺ ㉠, ㉡, ㉢, ㉣

해설
수두 아동의 간호는 피부위생을 유지하고, 칼라민로션을 발라 주며, 손톱을 정리해 주고 긁지 못하도록 하며, 장갑을 적용한다.

1-2. 홍역에서 나타나는 코플릭반점에 대한 설명으로 옳은 것은?

① 하지에 생기는 반점이다.
❷ 구강협부 점막에 생기는 반점이다.
③ 콧등에 산재한 좁쌀모양의 반점이다.
④ 전신에 생기는 피부발진이다.
⑤ 손에 생기는 반점이다.

해설
코플릭반점은 구강 협부 점막에 생기는 반점으로 전구기에 나타나는 특징적인 증상이다.

1-3. 풍진 예방접종에 대한 설명으로 옳은 것은?

① 생후 1개월 이내 시행한다.
② 생후 3개월에 시행한다.
❸ 12~15개월에 MMR 혼합백신으로 투여하고 4~6세에 2차 접종을 시행한다.
④ 생후 2, 4, 6개월에 시행한다.
⑤ 특별히 접종시기가 정해져 있지 않다.

해설
풍진은 MMR 백신 접종을 한다(생후 12~15개월, 만 4~6세, 2회 접종).

2 세균성 감염

(1) 백일해(Pertussis)

① **원인** : Bordetella pertussis균

② **감염기간** : 카타르기에서 4주까지 전염되고, 카타르기에 전염성이 강하다.

③ **전파** : 직접접촉, 기침 시 비말에 의한다(전염력이 매우 높다).

④ **증 상**

㉠ 카타르기 : 상기도 감염 증상(재채기, 미열, 콧물, 경미한 기침 등)이 1~2주간 지속된다.

㉡ 발작기

- 기침이 심해지고, 그르렁거리는 'Whoop(흡)'의 심한 흡기 후에 호기 시 반복적인 기침과 청색증이 나타난다.
- 식사나 마시기 등에 의해 자극을 받아 기침 발작이 일어나고, 기침은 구토를 유발하며, 2~4주 혹은 그 이상 지속된다.

㉢ 회복기 : 기침과 구토 빈도가 감소한다.

⑤ **치료 및 간호**

㉠ 기도를 확보하고, 항생제(발병 초기에 투여해야 효과적이다)를 투여하며, 식이요법과 습도유지 등을 제공한다.

㉡ 발열 시 침상 안정시킨다.

㉢ 실내 습도는 높여 주고, 소량씩 자주 수유한다.

㉣ 기침을 유발하는 인자(갑작스런 온도변화, 담배연기, 흥분, 심한 운동 등)는 피한다.

㉤ 호흡기 폐쇄증상(불안, 청색증 등)을 관찰한다.

㉥ 격리시킨다(감염기간은 발작 후 4주까지로 카타르기가 제일 전염력이 강하므로 격리가 필요하다).

⑥ **합병증**

㉠ 폐렴(가장 흔함), 무기폐, 폐기종, 저산소증, 뇌출혈 등이 발생할 수 있다.

㉡ 6개월 이하는 합병증의 위험이 높다.

⑦ **예방** : DTaP 백신을 접종한다.

(2) 성홍열(Scalet fever)

① **원인** : A군 베타-용혈성연쇄상구균

② **감염기간** : 치료를 시작한 후 24시간까지 급성기

③ **전파** : 직접접촉, 비말감염 등에 의해 전파된다(학령기, 청소년기에서 많이 발생한다)

④ **증상** : 발열, 인후염이 있는 아동이 신체검진상 전형적인 발진, 딸기 모양 혀가 있는 경우 임상적으로 진단할 수 있다(3세 이상 소아에서 많이 발생한다).

㉠ 갑작스러운 발열(40°C까지 오를 수 있음), 구토, 복통, 인두염, 오한 등이 나타나고, 24~48시간 후 발진이 나타난다.

㉡ 인후는 심하게 충혈되고, 연구개와 목젖 위에 출혈반점이 있으며, 경부림프절이 심하게 부어 있다.

㉢ 특징적으로 혀의 유두가 두드러지는 딸기혀가 나타난다(회백색 막으로 혀가 덮이는 경우도 있다).
㉣ 발진은 선홍색의 작은 구진이 넓게 퍼져서 나타나고, 3~4일 이내에 사라진다.

⑤ 치료 및 간호
㉠ 치료는 페니실린(페니실린에 알레르기 반응이 있는 경우 Erythromycin)을 투여한다.
㉡ 치료를 시작하고 24시간 동안은 전염성이 있으므로 격리하고, 표준주의 및 비말주의를 지킨다.
㉢ 발열 및 인후통 시 충분한 수분섭취, 부드럽게 먹기 편한 음식을 제공한다(탈수 예방).
㉣ 급성기 동안 침상안정과 조용한 활동을 하도록 한다.
㉤ 해열제, 불편감 시 진통제를 제공한다.

⑥ **합병증** : 중이염, 부비동염, 편도 주위 농양, 류머티스열, 신사구체신염 등이 발생할 수 있다.

(3) 디프테리아(Diphtheria)

① **원인** : 디프테리아균(Corynebacterium diphtheriae)
② **전파** : 신체접촉, 호흡기 등을 통해 전파된다.
③ 증 상
㉠ 초기에 피로, 인후통, 식욕감퇴, 미열 등의 증상이 있고, 2~3일 후 푸르스름한 흰색빛의 막이 편도에서 시작하여 연구개까지 덮고, 호흡기 폐색으로 진행할 수 있다.
㉡ 중증은 턱 밑이 붓고, 전경부의 임파선 종대로 황소처럼 목덜미가 굵은 모습(Bull Neck)'을 보인다.

④ 치료 및 간호
㉠ 디프테리아 항독소, Erythromycin 항생제를 14일 동안 경구나 정맥으로 공급한다.
㉡ 페니실린G를 14일간 근육주사로 공급한다.
㉢ 침범부위에 따라 2~4주 정도 절대안정을 취한다.
㉣ 호흡장애에 따른 기도를 확보한다.

⑤ **합병증** : 심근염, 신경염, 마비 등이 발생할 수 있다.
⑥ **예방** : DTaP 백신을 접종한다.

(4) 파상풍(Tetanus)

① **원인** : 파상풍균(Clostridium tetani)
② **감염기간** : 사람 간 전파는 없다.
③ **전파** : 오염된 상처, 화상, 신생아 제와감염, 욕창감염 등을 통해 파상풍균이 침투하여 발생한다.
④ **증상** : 입을 벌리기 어려움, 연하곤란, 자극에 과민한 반응, 심한 호흡곤란, 질식사망 등이 발생할 수 있다.
⑤ 치료 및 간호
㉠ 파상풍 항독소, 페니실린(항균제), 항생제(2차감염예방) 등을 투여한다.
㉡ 증상이 나타나면 대증요법을 시행한다.
㉢ 어둡고 조용한 환경(자극을 최소화)을 제공하고, 영양공급을 증진한다.
㉣ 응급상황에 대비한다(인공호흡기, 기관절개술 등을 준비한다).

⑥ **합병증** : 성대연축, 호흡부전, 부정맥, 혼수, 폐렴, 사망 등이 발생할 수 있다.
⑦ **예방** : DTaP 백신을 접종한다.

출제유형문제 최다빈출문제

백일해 아동을 위한 간호로 옳은 것은?

㉠ 식사는 소량씩 자주 먹인다. ㉡ 급격한 온도변화, 담배연기, 심한 운동 등은 피한다. ㉢ 실내 습도를 높여 준다. ㉣ 호흡기 폐쇄증상을 관찰한다.

① ㉠, ㉡, ㉢
② ㉠, ㉢
③ ㉡, ㉣
④ ㉣
❺ ㉠, ㉡, ㉢, ㉣

해설
백일해 아동의 간호는 실내 습도는 높여 주고, 소량씩 자주 수유한다. 기침을 유발하는 인자(갑작스런 온도변화, 담배연기, 흥분, 심한 운동 등)는 피한다. 호흡기 폐쇄증상(불안, 청색증 등)을 관찰한다.

제 15 장

종양 아동의 간호

1 백혈병(Leukemia)

(1) 정 의

골수의 정상 혈액세포가 암세포로 전환되어 증식하면서 생기는 혈액암을 말하는 것으로, 소아암 중 가장 많은 비중을 차지한다.

(2) 분 류

① 급성림프구성백혈병(ALL)

㉠ 가장 흔한 소아암으로 4세 전후에 가장 많이 발생한다.

㉡ 정확한 원인은 알려져 있지 않으나, 방사선, 화학물질 노출 등이 영향을 주고, 다운증후군 등의 유전질환은 발생 위험이 높다.

㉢ 증상 : 적혈구부족(빈혈, 창백, 무기력 등), 백혈구부족(호흡기감염, 패혈증, 농양 등), 혈소판부족(점상출혈 등 출혈), 복통, 구토, 식욕부진, 림프절비대, 호흡곤란, 뼈와 관절 통증 등이 나타난다.

㉣ 진 단

- 혈액검사(빈혈, 호중구감소, 혈소판감소, 미분화된 림프구인 림프모구 확인)
- 골수검사, 방사선검사, 요추천자(중추신경계 침범 여부 확인) 등을 시행한다.

② 급성골수성백혈병(AML)

㉠ 급성백혈병이 비림프구성 백혈구에서 나타난 것이다.

㉡ 정확한 원인은 알려져 있지 않으나, 다운증후군, 판코니빈혈 등의 질병이 있거나 자궁 내 방사선 조사 경험 등의 환경적 요인에 의해 발생할 수 있다.

㉢ 증상 : 적혈구, 백혈구, 혈소판 감소(창백, 피로, 출혈, 허약 등), 피하결절, 림프절비대, 안와녹색종, 잇몸비대 등이 나타난다.

㉣ 진단 : 혈액검사, 골수검사 등을 시행한다.

(3) 치료 및 간호

① 항암 화학요법의 표준 치료방법으로 전신적 치료제인 항암제를 투여한다(ALL).

㉠ 관해유도

- Prednisone, Vincristine, L-asparaginase 등을 투여한다.
- 소변을 알칼리화하기 위해 Allopurinol를 투여한다.
- 충분한 수분을 공급하고, 감염과 출혈에 주의한다.

㉡ 중추신경계 예방 치료 : 관해 상태에 들어가면 척수강내 화학요법(표준 위험군에서 많이 시행) 또는 두개방사선조사법 등의 방법으로 중추신경계통에 대한 예방치료를 시행한다.

㉢ 공고요법과 관해유지

- 공고요법(여러 약제를 병용하여 백혈병 세포를 106개로 줄이는 것), 지연증강요법(내성을 지니는 클론이 다시 자라는 것을 제거하기 위함)을 시행한다.
- 관해유지요법은 6-Mercaptopurine, Methotrexate, Vincristine, Prednisone 등의 병용화학요법을 2~3년간 투여한다.

② **조혈모세포이식** : 고용량 항암제와 면역억제제의 투여로 환자의 병든 골수와 백혈병 세포를 제거하고, 다른 사람이나 자신의 조혈모세포를 주입하여 혈액기능을 회복시키고자 시행하는 방법이다.

③ **감염치료** : 중성구 감소를 동반한 열이 있는 경우 항생제를 투여한다.

④ **감염 및 손상 예방**

㉠ 활력징후를 측정하고, 적절한 손 씻기를 시행한다.

㉡ 피부의 손상과 발적을 확인하고, 구강 궤양이나 회음 부위 열상 여부를 관찰한다.

㉢ 생백신을 투여하지 않으며, 수두에 걸린 아동은 피한다.

㉣ 발열 시 해열제(아세트아미노펜)를 투여하고, 배양검사 결과를 토대로 항생제를 투여한다.

㉤ 심한 혈소판 감소 시 출혈 증상을 관찰하고, 접촉스포츠는 허용하지 않는다.

㉥ 구강 위생을 위해 부드러운 칫솔을 사용한다.

㉦ 규칙적인 배변습관을 격려하고 관찰하며, 변비를 예방하며(대변완화제 제공), 좌약은 사용하지 않는다.

㉧ 직장체온은 측정하지 않는다(화학요법이나 방사선요법 시행중인 경우).

㉨ 구강점막의 손상의 원인이 되는 칩과 같은 날카로운 음식을 피한다.

㉩ 코를 살살 푸는 방법을 교육한다.

㉪ 정맥천자의 수 최소화, 근육주사(또는 정맥주사바늘 제거) 후 주사부위가 완전히 지혈될 때까지 압박한다(출혈 예방).

⑤ **영양공급**

㉠ 실내 온도에서 부드러운 음식을 소량씩 제공하고, 오심 시 차갑고 맑은 물을 준다.

㉡ 고단백, 고열량 식사를 자주 소량씩 제공한다.

㉢ 체중을 측정하고, 섭취량과 배설량을 기록한다.

⑥ 신체상 장애

㉠ 모발 손실에 대한 느낌을 말하도록 격려한다.

㉡ 모자, 가발, 스카프 등을 장려하여 탈모증에 대한 반응을 최소화하도록 한다.

⑦ 통증조절

㉠ 통증평가도구를 사용하여 통증 정도를 사정하고, 나이에 맞는 통증조절방법을 교육한다.

㉡ 진통제를 투여하고, 나이에 맞는 오락제공과 같이 적절한 안위방법을 제공한다.

출제유형문제 최다빈출문제

1-1. 백혈병 아동의 출혈을 예방하기 위한 간호로 옳은 것은?

㉠ 근육주사 후 주사부위가 완전히 지혈될 때까지 압박한다.
㉡ 코를 세게 풀지 않는다.
㉢ 정맥천자의 수를 최소화한다.
㉣ 아스피린을 투여한다.

❶ ㉠, ㉡, ㉢
② ㉠, ㉢
③ ㉡, ㉣
④ ㉣
⑤ ㉠, ㉡, ㉢, ㉣

해설
백혈병 아동의 출혈을 예방하기 위해서 코를 세게 풀지 않고, 정맥천자의 수를 최소화하며, 근육주사나 정맥주사바늘 제거 후 주사부위가 완전히 지혈될 때까지 압박한다.

1-2. 백혈병 아동의 영양공급을 위한 간호로 적절한 것은?

㉠ 실내온도에서 부드러운 음식을 소량씩 제공한다.
㉡ 고단백, 고열량 식사를 소량씩 자주 공급한다.
㉢ 오심 시 차가운 물을 준다.
㉣ 섭취량과 배설량을 기록한다.

① ㉠, ㉡, ㉢
② ㉠, ㉢
③ ㉡, ㉣
④ ㉣
❺ ㉠, ㉡, ㉢, ㉣

해설
실내온도에서 부드러운 음식을 소량씩 제공하고, 고단백, 고열량 식사를 소량씩 자주 공급하며, 오심 시 차갑고 맑은 물을 주고, 체중을 측정하고 섭취량과 배설량을 기록한다.

2 뇌종양(Brain tumor)

(1) 정의 및 원인

① 뇌암이라고 하며, 백혈병 다음으로 많은 비중을 차지하며, 주로 천막하종양(소뇌, 뇌간 종양)이 뇌종양의 약 60%를 차지한다.

② 정확한 원인은 알려지지 않았으나, 유전자의 돌연변이, 유전, 바이러스 노출, 환경적인 영향 등 복합적인 원인으로 인해 발생한다.

(2) 증 상

① 종양의 위치, 나이, 발육에 따라 증상이 다르게 나타난다.

② **천막하부 종양** : 운동실조, 상지 조정의 서투름, 시각변화, 사경, 두개내압 증가 등

③ **천막상부 종양** : 두통, 발작, 국소적 신경결손 등

④ 영아는 천문 융기, 두위 증가, 식욕이 없어짐, 안절부절못함 등의 증상이 나타나고, 학령기에는 학습 수행 저하, 피로, 성격변화, 두통 등의 증상이 나타난다.

⑤ 뇌종양 아동의 주요 증상은 아동이 잠자리에서 일어날 때 생기는 두통과 아침 구토이다(자세변화에 따른 두개내압의 급격한 증가가 구토의 원인이다).

(3) 진단검사

① 신체검진

② MRI(주로 사용, 6세 이하는 진정제 필요), CT, PET 등을 시행한다.

(4) 치료 및 간호

① 종양의 종류, 정도, 나이에 따라 다르나, 수술(일차적인 치료), 항암치료, 방사선치료의 병합요법을 시행한다.

② 수 술

㉠ 종양을 가능한 많이 제거한다(종양의 완전한 제거는 예후와 관련된다).

㉡ 뇌간 종양이나 시신경 신경교종은 수술을 하지 않고, 소뇌의 최고부 위에 위치한 종양(천막상부)은 발작의 위험(종양 그 자체나 수술 후 반흔 조직 형성으로 인함)이 있어서 항경련제를 투여한다.

③ **방사선 치료** : 5세 이하는 뇌에 독성효과를 줄 수 있다.

④ **항암치료** : 방사선 치료와 병용 시 효과가 크다.

⑤ 재활요법 : 걸음걸이, 말하기, 삼키는 능력, 양측 사지의 힘과 의도적 움직임 등에 대해 결손이 있는 경우 재활요법이 필요하다.

⑥ 수술 후 간호

㉠ 활력징후, 의식상태, 신경계 기능, 감염증상, 드레싱 부위(배액량, 출혈여부 등의 배액상태) 등을 관찰한다.

㉡ 조용하고 어두운 환경 제공, 방문객 제한, 뇌의 갑작스러운 흔들림이나 뇌압 상승 예방은 두통 경감에 도움이 된다.

㉢ 기침, 구토, 배변 시 긴장을 피하도록 하며(뇌압상승 예방), 두개내압 상승의 증상을 관찰한다.

출제유형문제 최다빈출문제

뇌종양 아동의 주요 증상에 해당하는 것은?

① 복부통증　② 수면양상
❸ 아침 구토　④ 소화불량
⑤ 식욕저하

해설
아동이 잠자리에서 일어날 때 생기는 두통과 아침 구토가 주요 증상이다(자세변화에 따른 두개내압의 급격한 증가가 구토의 원인이다).

3 신경모세포종(Neuroblastoma)

(1) 정의 및 원인

① 신경아세포종이라고도 하며, 교감신경계의 악성종양으로, 부신에서 흔하게 발생한다(50% 이상).
② 대부분 5세 이전에 발생하고(영아기에 가장 흔함), 10세 이상은 드물다.
③ 정확한 원인은 알려져 있지 않으나, 상염색체 우성으로 유전 혹은 돌연변이 등에 의해 발생한다.

(2) 증 상

① 딱딱하고 무통성의 불규칙한 덩어리가 복부중앙선을 가로질러 나타난다(일반적인 증상).
② 권태감, 미열, 다리 절뚝거림 등이 나타난다(뼈와 골수 전이 시).
③ 안와상부의 반상출혈, 안구 주위의 부종 및 돌출 등이 나타난다(안와 전이 시).
④ 하지마비(척추 종양), 광범위한 전이에 의해 창백, 허약감, 식욕부진 등이 나타난다.

(3) 진단검사

신체검진, 혈액검사, 소변검사[소변의 Catecholamine(VMA), (HVA)가 90~95%에 상승되어 있음], 방사선검사, CT, MRI 등을 시행한다.

(4) 치료 및 간호

① 수술, 화학요법, 방사선요법을 시행한다.
② 진단 시 이미 전이된 상태에서 발견되어 부모가 죄의식을 크게 느끼므로 감정을 다루고 지지해 준다.

4 윌름스종양(신아세포종, Wilms' tumor)

(1) 정의 및 원인

① 신장이 원발인 종양이 크고 빠르게 성장하는 혈관성 복강 내 종양으로 아동기에 가장 흔한 신장종양이다.

② 2~3세에 많이 발생하고, 대부분 아무런 신체 이상 특성과 질병 가족력이 없는 환아에게서 발생하나, 드물게 유전적 성향과 가족력이 있다.

(2) 증 상

① 부드럽고 단단한 복부덩어리가 대개 한쪽에 국한되어 나타난다(복부덩어리는 만져도 통증이 없고, 복부 중앙선을 넘어가는 경우는 드물다).

② 혈뇨, 고혈압, 복통, 피로, 발열 등이 있다.

(3) 진단검사

① 복부초음파, 복부 CT, 복부 MRI, 흉부방사선 검사, 흉부 CT 등을 시행한다.

② 생검은 암 조직 파편의 위험을 고려하여 대개 수행하지 않는다.

(4) 치료 및 간호

① 수술, 방사선요법, 항암요법을 시행한다.

② 수술 전 간호

㉠ 혈압을 관찰한다(레닌의 과도한 분비로 고혈압이 나타날 수 있다).

㉡ '복부촉진금지'라는 안내문을 침대에 부착한다(종양덩어리는 보호피막의 파열 위험 때문에 촉진하지 않는다. 과도한 촉진은 암세포의 확산을 유발할 수 있다).

③ 수술 후 간호

㉠ 장운동, 장음, 팽만, 구토 등의 위장관 활동을 관찰한다(유착형성이나 장폐쇄증의 위험이 있음).

㉡ 섭취량과 배설량 및 혈압을 측정하고, 감염징후 및 출혈을 관찰한다.

㉢ 한쪽 신장만 남겨지는 경우 위험한 활동을 피하도록 하고(신장손상 예방), 여아는 충분한 위생관리로 요로감염을 예방한다.

[신경모세포종과 윌름스 종양의 임상증상 비교]

분 류	신경모세포종(신경아세포종)	윌름스종양(신아세포종)
나 이	3세 이하	3세 이하
발생 부위	부신에서 흔하다(50% 이상).	신 장
임상증상	복부종괴(복부덩어리), 전이에 의한 증상(다리 절뚝거림, 안와상부의 반상출혈, 안구주위 부종 및 돌출, 하지마비 등)	복부종괴(복부덩어리), 혈뇨, 복통, 발열 등
복부덩어리	딱딱하고 무통성의 불규칙한 덩어리가 복부중앙선을 가로질러 나타난다.	부드럽고 단단한 복부덩어리가 한쪽에 국한되어 나타난다(대개 복부중앙선을 넘지 않는다).

출제유형문제 최다빈출문제

4-1. 신경모세포종의 호발 부위는?

❶ 부 신
② 심 장
③ 폐
④ 식 도
⑤ 췌 장

해설
신경모세포종은 신경아세포종이라고도 하며, 교감신경계의 악성종양으로 부신에서 흔하게 발생한다(50% 이상).

4-2. 신아세포종 아동의 수술 전 간호 중 가장 중요한 것은?

① 생검 후 상태를 확인한다.
② 수술 절차를 설명한다.
③ 질병에 대한 정보를 제공한다.
❹ '복부촉진금지'라는 안내문을 침대에 부착한다.
⑤ 영양상태를 확인한다.

해설
종양덩어리는 보호피막의 파열 위험 때문에 촉진하지 않는다. 과도한 촉진은 암세포의 확산을 유발할 수 있어서 '복부촉진금지'라는 안내문을 침대에 부착한다.

5 골육종(Osteosarcoma)

(1) 정의 및 원인

① 뼈의 종양으로 주로 10~20대 사이에 발생하며, 발생 원인은 정확하게 알려져 있지 않다.
② 1차적인 종양 부위는 장골의 골간과 골간단 부위(특히 하지)이다.

(2) 증 상

① 주 증상은 뼈의 통증으로, 밤에 심해진다.
② 촉진되는 덩어리, 체중을 지탱하는 사지의 손상 시 경우 절룩거림, 제한된 운동범위 등이 나타난다.

(3) 진단검사

병력 파악, 신체검진, 사지 방사선검사, 흉부방사선검사, 조직검사 등을 시행한다.

(4) 치료 및 간호

① 종양을 제거하고, 질병의 확산을 예방하는 것이 치료의 목표이다.
② 수술과 화학요법을 병행한다(방사선 요법은 통증조절을 위해서 시행할 수 있다).
③ 수술(사지절단술) 간호
㉠ 보철물, 신체활동의 제한 정도, 치료 관련 예후에 대한 정보를 제공한다.
㉡ 수술 후 환상통(절단된 사지의 통증이 느껴지는 것)은 정상이라고 안심시키고, 아미트리프틸린(항우울제) 등을 투여하여 통증을 조절한다.
㉢ 신체상과 기능의 변화에 대한 느낌을 말로 표현하도록 돕고, 지지와 격려를 해 준다.

출제유형문제 최다빈출문제

골육종으로 사지절단술이 시행된 아동의 간호로 적절한 것은?

㉠ 환상통은 비정상적인 증상이라고 설명한다.
㉡ 신체상과 기능의 변화에 대한 느낌을 말로 표현하도록 돕는다.
㉢ 환상통을 호소하는 경우 참으라고 한다.
㉣ 환상통은 정상이라고 안심시킨다.

① ㉠, ㉡, ㉢
② ㉠, ㉢
❸ ㉡, ㉣
④ ㉣
⑤ ㉠, ㉡, ㉢, ㉣

해설

사지절단술 후 환상통은 정상이라고 안심시키고, 아미트리프틸린(항우울제) 등을 투여하여 통증을 조절한다. 신체상과 기능의 변화에 대한 느낌을 말로 표현하도록 돕고, 지지와 격려를 해 준다

6 악성림프종(Malignant lymphoma)

(1) 비호지킨 림프종

① 원인 : 정확한 원인은 알려져 있지 않으나, 바이러스성, 면역성, 유전인자 등과 관련이 있다.

② 증 상

㉠ 침범된 부위에 따라 다르다.

㉡ 경부, 겨드랑이 밑, 서혜부 등의 림프절이 붓게 되어 혹이 만져지나, 통증이 없다.

㉢ 발열, 체중감소, 나른함, 복부 경련, 변비, 체중감소 등이 나타난다.

③ 진단검사 : 신체검진, 방사선검사, 골수검사, 조직검사, 뇌척수액검사 등을 시행한다.

④ 치료 및 간호

㉠ 화학요법, 방사선요법(중추신경계 질환이나 기도폐쇄로 인한 응급 시) 등을 시행한다.

㉡ 섭취량과 배설량을 측정하고, 감염 여부를 관찰하며, 영양상태를 사정한다.

⑤ 종양용해증후군

㉠ 비호지킨 림프종 환아에게 나타날 수 있다.

㉡ 종양세포가 파괴되거나 죽을 때 세포내 내용물이 세포외액으로 빠져나오면서 신장에 부담을 주어 신부전을 일으킬 수 있다.

(2) 호지킨 림프종

① 원인 : 알려져 있지 않다. 다만, 면역학적인 질환이 있는 경우 발생이 증가한다.

② 증 상

㉠ 경부와 쇄골 상부에 무통의 단단한 움직이는 선증(일반적 증상)이 있다.

㉡ 발열, 야간 발한, 체중감소, 피로 등이 나타난다.

③ 진단검사 : 병력, 신체검진, 혈액검사, CT, 조직검사 등을 실시한다.

④ 치료 및 간호

㉠ 화학요법, 방사선요법을 시행한다.

㉡ 화학요법의 반응과 부작용, 방사선 치료와 관련된 설명, 감염의 위험에 대한 교육을 시행한다.

출제유형문제 최다빈출문제

비호지킨 림프종에 대한 설명으로 옳지 않은 것은?

① 종양용해증후군이 나타날 수 있다.
② 섭취량과 배설량을 측정한다.
❸ 종양용해증후군은 간에 부담을 주어 간부전을 일으킨다.
④ 화학요법과 방사선요법으로 치료한다.
⑤ 감염여부를 관찰한다.

해설

비호지킨 림프종은 종양용해증후군이 나타날 수 있는데, 이는 종양세포가 파괴되거나 죽을 때 세포 내 내용물이 세포외액으로 빠져나오면서 신장에 부담을 주어 신부전을 일으킬 수 있다.

MEMO

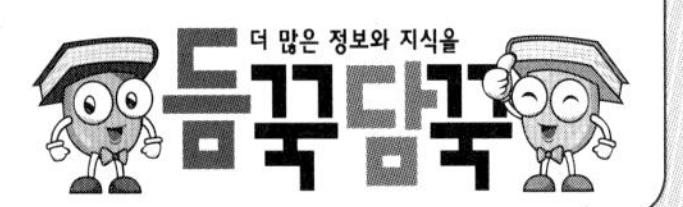

PART

5

기출유형 문제

간호사 국가고시

아동간호학

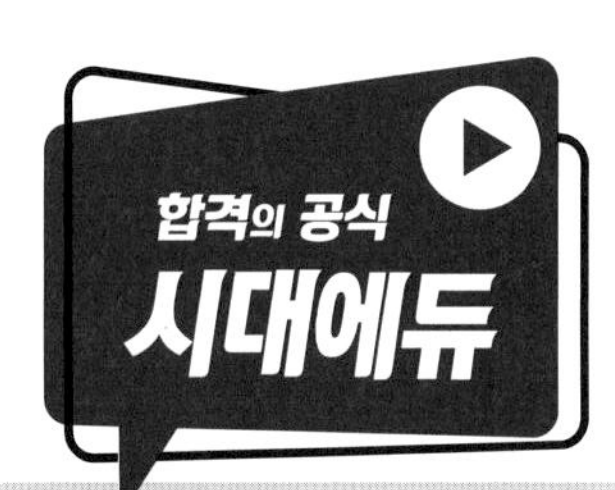

제 1 회

기출유형문제

01 갈비뼈 골절로 내원한 9세 아동의 상태가 다음과 같을 때 아동과의 면담방법으로 옳은 것은?

- 위생상태가 불량함
- 키와 체중이 2백분위 수 미만임
- 겨드랑이나 팔뚝, 허벅지 등에 여러 가지 색의 멍이 있음

① 부모가 없는 조용한 공간에서 아동이 자신의 감정에 대해 말하도록 격려한다.
② 아동과의 면담은 부모와 함께 있을 때만 한다.
③ 골절된 이유를 다인실에서 다그치듯 물어본다.
④ 겨드랑이나 팔뚝, 허벅지 등에 멍이든 이유와 누가 그렇게 했는지를 강압적으로 질문한다.
⑤ 간호사와의 면담 내용을 부모에게 말하지 못하게 한다.

해설

간호사는 아동학대 신고의무자로서 아동학대가 의심되는 경우 아동을 학대 가해자로부터 즉시 분리하여 보호해야 하고, 입원을 통해 전반적인 건강상태(사회정서적 건강상태, 외상 후 스트레스 장애 여부 등에 대한 평가 포함)를 확인한다.

02 간호사가 방금 입원한 3세 아동과 의사소통할 때 적절한 것은?

① 추상적인 용어로 설명해 준다.
② 말을 하도록 재촉한다.
③ 수술방법에 대해 자세하게 알려준다.
④ 인형과 같은 특정 사물을 이용하여 설명한다.
⑤ 계속 큰 소리로 말한다.

해설

학령전기 아동과 의사소통을 할 때에는 그림, 인형, 이야기책 등을 사용하고, 간단한 문장으로 간결하게 말한다.

정답 01 ① 02 ④

03 영아의 사회성 발달로 먼저 나타나는 것은?

① 또래가 장난감을 가져가면 저항을 한다.
② '까꿍놀이'를 한다.
③ 낯선 사람을 쑥스러워한다.
④ 어르면 웃는다.
⑤ '빠이빠이'를 한다.

해설

언어발달

월 령	언 어
1~2개월	자극에 대한 반응으로 미소 짓기 시작
3~4개월	옹알이, 응얼거림
5~6개월	'마, 무, 바, 다'와 같이 의미 없는 소리를 낸다.
7~8개월	옹알이가 절정이다.
9~10개월	'안돼' 또는 간단한 명령어에 반응한다.
11~12개월	자신의 이름을 알게 된다.

인지발달 및 심리사회적 발달

- 피아제 인지발달이론 : 감각운동기(출생~2세)
  - 반사운동기(출생~1개월) : 잡기, 빨기 등의 반사행동을 통해 생존한다.
  - 일차 순환반응기(1~4개월) : 우연히 한 행동이 만족스러우면 그 행동을 반복한다(예 손가락 빨기)
  - 이차 순환반응기(4~8개월) : 의도적인 행동을 한다. 6개월 영아는 스스로 물체를 잡을 수 있고, 의도적인 행동을 할 수 있으므로 손으로 잡고 흔들 수 있는 딸랑이가 적절하다.
  - 이차 반응협응기(8~12개월) : 대상영속성 개념을 획득하기 시작하고, 과거에 성공했던 행동을 선택하며, 목표지향적인 행동을 한다.
- 에릭슨 심리사회성 발달이론 : 신뢰감 대 불신감(출생~1세)
  - 신뢰감 : 영아의 신체적, 정서적 욕구를 어머니의 일관성 있는 돌봄으로 충족되어 형성된다.
  - 불신감 : 영아의 욕구가 충족되지 못할 때 형성된다.
- 프로이트 심리성적 발달이론 : 구강기(0~1세)
  - 빨기, 먹기, 물기, 씹기 등을 통해 만족을 얻는다.
  - 충족이 되지 않으면 손톱 깨물기, 흡연, 과음, 수다스러움, 신랄한 비평 등의 고착현상이 나타난다(구강기 성격).

04 만삭아로 태어난 생후 8개월 영아의 정상발달 상태로 옳은 것은?

① 숟가락을 뒤집지 않고 사용한다.
② 지지하지 않아도 잘 앉아 있다.
③ 혼자 잘 서 있는다.
④ 혼자 양말을 벗는다.
⑤ 입으로 물건을 가져간다.

해설

영아가 7~8개월에 접어들면 지지하지 않아도 앉을 수 있으며, 배가 바닥에 닿은 상태에서 팔을 움직여 기기 시작한다. 또한 한 손에서 다른 손(손 전체가 아닌 손가락으로 물건을 잡음)으로 물건을 옮길 수 있다.

03 ④ 04 ② 정답

05 만 4세 아동의 표준 예방접종만으로 나열한 것은?

① Tdap, PCV
② DTaP, HPV
③ DTaP, HepA
④ DTaP, IPV, MMR
⑤ DTaP, IPV, VAR

해설

4~6세 : DTaP 5차, 폴리오 4차, MMR 2차

06 18개월 유아의 발달연령에 적합한 놀이는?

① 바퀴 달린 손수레 밀고 다니기
② 보조바퀴 없는 두발자전거 타기
③ 인형 옷 입히기
④ 종이에 연필로 도형 그리기
⑤ 극놀이에 적합한 역할 수행하기

해설

- 다른 아동이 옆에서 비슷한 장난감을 갖고 놀지만, 상호작용 활동이 없고, 각자 놀이를 한다(평행놀이).
- 자기중심적이다(예 자신이 남을 아프게 한다는 생각을 하지 않음).
- 끌고 미는 바퀴 달린 장난감, 공, 목마, 모래놀이, 물놀이, 트럭, 블록 등의 장난감이 적합하다.

07 생후 3일된 신생아 신체검진 시 중재가 필요한 상황은?

① 대천문에서 박동이 느껴짐
② 엉덩이와 등 부분에 몽고반점이 있음
③ 콧등에 좁쌀종이 나타남
④ 제대 주위가 붉고 노란색 분비물이 있음
⑤ 대변색이 녹황색을 띰

해설

생후 첫날부터 제대는 건조되고 줄어들기 시작하여 6~10일이면 탈락하는데, 제대 부위는 깨끗하고 건조해야 한다.

정답 05 ④ 06 ① 07 ④

08 다음과 같은 생후 4일된 신생아의 호흡 상태를 올바르게 평가한 것은?

- 수면 시 40회/분
- 깨어 있을 때 55회/분
- 간헐적으로 3~5초간 숨을 멈춤

① 수면 호흡저하
② 정상 호흡
③ 주기적 호흡곤란
④ 신생아 호흡곤란증후군
⑤ 일과성 빠른 호흡

해설

- 1분 동안 측정하고, 생후 1주일 동안은 깊이와 리듬이 얕고 불규칙하여 5~15초 정도 호흡이 멈추는 주기적 호흡 양상을 보인다.
- 호흡수는 40~60회/분, 24시간 후에는 30~50회/분이 된다.

09 신생아의 체온조절이 성인에 비해 어려운 이유는?

① 갈색지방이 소실되어서
② 낮은 대사율로 인하여
③ 체중에 비해 체표면적이 좁아서
④ 얇은 피하지방층
⑤ 과도한 떨림 반응으로 인하여

해설

- 신생아는 체온조절기전이 미숙하고 열손실(복사, 증발, 전도, 대류)이 일어난다.
- 열손실이 많은 이유
  - 체중에 비해 체표면적이 넓고 피하지방이 부족하며 근육이 발달되어 있지 않고 몸이 양수에 젖어 있다.
  - 기초대사, 근육운동 등의 비전율성 기전에 의해 열생산이 이루어진다.

08 ② 09 ④ 정답

10 정상 만삭아의 출생 직후 특성은?

① 온몸에 솜털이 많음
② 팔과 다리를 다 펴고 있음
③ 발바닥 전체에 주름이 있음
④ 음낭에 주름이 없음
⑤ 발뒤꿈치가 코에 닿음

해설

정상 만삭아의 특성
- 솜털 : 주로 벗겨져 있다.
- 발바닥 : 발바닥 전체에 주름이 있다.
- 고환 : 처져 있으며, 주름이 깊다.
- 대음순 : 음핵과 소음순을 덮고 있다.

11 영아의 고형식 섭취를 위한 교육 내용으로 옳은 것은?

① 새로운 음식은 일정한 간격을 두고 먹인다.
② 처음에는 채소류와 육류를 골고루 넣은 음식을 먹인다.
③ 첫 고형식은 부드러운 고기로 시작한다.
④ 처음에는 분유통에 넣어서 준다.
⑤ 고형식은 모유나 분유를 준 후에 제공한다.

해설

고형식이
- 주식인 모유나 조제유를 주기 전에 이유식을 제공하고, 우유병에 조제유와 이유식을 섞어 주지 않는다.
- 새로운 음식은 한 번에 한 가지씩을 2~3일간 제공한다(음식 알레르기를 확인하기 위함).
- '곡물 → 야채 → 과일 → 고기' 순서로 진행한다(곡물은 소화가 잘되고 알레르기 유발 가능성이 적어서 처음에 시도한다).
- 소금과 설탕은 첨가하지 않고, 많은 양의 소금과 설탕이 함유된 통조림은 피하며, 꿀은 식중독의 가능성이 있어서 생후 1년 안에는 먹이지 않는다.
- 땅콩버터, 포도, 씨앗, 견과류, 팝콘 등은 흡인의 가능성이 있어 주지 않는다.

정답 10 ③ 11 ①

12 10개월 영아의 어머니가 자신이 보이지 않으면 아이가 심하게 울고 보챈다며 걱정을 할 때 간호사가 해줄 말로 적절한 것은?

① "12개월까지는 타인과의 만남을 제한하세요."
② "당장 소아정신건강의학과에서 상담을 받으세요."
③ "가능한 한 혼자 두는 연습을 하세요."
④ "아이가 보지 않을 때 몰래 자리를 비우세요."
⑤ "정상적인 발달과정입니다."

해설

분리불안

- 영아가 부모나 양육자와 분리될 때 느끼는 불안을 말한다.
- 6~12개월은 양육자가 없으면 떼를 쓰고 보채며, 11~12개월은 양육자의 행동을 주시하면서 양육자가 떠나려고 하면 매우 불안해하고 매달린다.
- 양육자는 떠나기 전에 아동에게 알리고 인사를 하고 떠나도록 한다.

13 24개월 유아의 보편적인 특성은?

① 숟가락과 포크 등을 매일 바꾸려고 한다.
② 낯선 사람과 낯선 환경에 잘 적응한다.
③ 주도적으로 행동한다.
④ 거부증이 나타난다.
⑤ 보존개념이 생긴다.

해설

거부증

- 자율성을 성취하는 과정에서 유아가 자기를 통제하는 중요한 방법이다.
- 모든 질문에 대해 '싫어, 안돼'라고 대답한다.
- 대응방법
  - '아니오'라고 대답할 기회를 줄인다.
  - 일방적인 지시 대신 스스로 선택하는 기회를 제공한다.
- 부모태도 : 화를 내거나 고함을 치는 것은 부정적 행동을 강화하므로 부모는 조용하고 안심시키는 방식으로 반응한다.

14 대소변 가리기 훈련에 관한 부모의 지식을 사정한 내용 중 간호사의 교육이 필요한 경우는?

① 쉽게 벗을 수 있는 기저귀나 팬티를 입힌다.
② 아기가 15개월이 되면 훈련을 시작한다.
③ 유아의 발이 닿을 수 있는 유아용 변기를 사용한다.
④ 훈련하는 동안 아동에게 칭찬을 많이 한다.
⑤ 유아에게 소변이 마려운지 확인하며 유아용 변기에 앉힌다.

해설

18~24개월경에 요도조임근과 항문조임근의 조절 능력을 획득하여 대소변 가리기 훈련이 가능하다.

12 ⑤ 13 ④ 14 ② 정답

15 다음의 사춘기 남아의 성적 발달 중 가장 먼저 나타나는 것은?

① 목소리가 변함
② 고환이 커짐
③ 음경이 커짐
④ 근육이 발달함
⑤ 수염, 구레나룻이 자라남

해설

청소년기 성적 성숙
- 남아 : 고환 커짐 → 음경 길어짐 → 음모 → 목소리 변함, 땀샘 발달, 여드름, 수염, 몽정, 정액 생성
- 여아 : 유방봉오리 → 음모 → 초경, 겨드랑이털, 땀샘 발달, 유두 돌출, 규칙적인 배란, 임신 가능

16 학령기 아동의 구강교육 내용으로 옳은 것은?

① 치실은 사용할 필요가 없다.
② 칫솔질은 스스로 하게 한다.
③ 반드시 칫솔모가 거친 것을 사용한다.
④ 치통이 있는 경우에만 치과를 방문한다.
⑤ 치열 교정은 청소년기 이후로 미룬다.

해설

충치 예방을 위해 스스로 칫솔질과 치실을 사용하고, 구강검진은 1년에 2회(6개월마다) 시행한다.

17 간호사가 아동 병동을 순회한 결과 추가적인 낙상 예방교육이 필요한 경우는?

① 야간에는 수면등을 켜두고 있는다.
② 침상 보조난간이 올려져 있는 상태에서 영아가 자고 있다.
③ 한쪽 침상 난간이 내려진 상태에서 간호를 받고 있는 영아를 보호자가 잡고 있다.
④ 침대를 최대한 높게 유지하고 있다.
⑤ 침대 바퀴가 고정되어 있다.

해설

낙상 예방을 위해 아동 곁에 있기, 침상 난간을 올려주기, 적당한 조명, 콜벨 이용, 미끄럼방지 신발 사용, 바닥에 물기가 없도록 하기 등의 방법을 시행한다.

정답 15 ② 16 ② 17 ④

18 4개월 아동의 위관영양에 관한 설명으로 옳은 것은?

① 영양액 주입 시 강한 압력을 가해 밀어 넣는다.
② 영양액 주입 전 흡인한 위 내용물을 확인하지 않고 버린다.
③ 영양액 주입 전 증류수로 관을 통과시킨다.
④ 영양액을 100cc/분 속도로 주입시킨다.
⑤ 영양액 주입 후 아동의 체위는 앙와위를 유지한다.

해설

위관영양
- 튜브 위치를 확인하고, 이전 영양공급에 대한 잔유물의 양과 양상을 확인한다.
- 영양공급 중 호흡곤란, 청색증, 구토, 복부팽만 등의 증상이 나타나면 영양공급을 멈추고 의사에게 보고한다.
- 영아에게는 노리개젖꼭지(빠는 욕구 충족)를, 큰 아동은 영양공급 시 앉아 있도록 격려한다(정상적인 발달과 사회화 촉진).

19 퇴원 후에도 산소모니터링이 필요한 미숙아의 보호자에게 경구수유에 관한 퇴원교육을 진행 중이다. 추가 교육이 필요한 어머니의 진술은?

① "다 먹을 때까지 수유시간을 정하지 않고 수유합니다."
② "자주 트림을 시키는 것이 좋겠습니다."
③ "수유 시 아기의 호흡과 맥박을 살펴봐야 합니다."
④ "수유 시 아기의 산소포화도를 살펴봐야 합니다."
⑤ "수유 직후 아기를 혼자 두지 않습니다."

해설

경구 수유
- 하루 체중 kg당 100~120cal가 요구된다.
- 하루에 6~8회 수유를 하고, 수유 간격은 4시간을 넘기지 않으며, 신생아가 원하는 때에 충분히 먹을 수 있게 한다(생후 6~12개월은 모유수유를 권장한다).
- 수유 후에는 트림을 시키고, 30분~1시간 정도 우측위로 눕힌다.

18 ③ 19 ① 정답

20 다음은 재태기간 28주로 출생한 미숙아의 사정결과이다. 우선적인 중재는?

- 호흡 : 79회/분
- 흡기 시 미세한 수포음이 들림
- 흉곽함몰이 관찰됨
- 산소포화도 : 82%
- 동맥혈 가스분석검사 : pH 7.12, PaO_2 43mmHg, $PaCO_2$ 63mmHg, HCO_3^- 22mEq/L

① 표면활성제(Surfactant) 투여
② 항생제 투여
③ 강심제 투여
④ 진정제 투여
⑤ 기관지 확장제 흡입

해설

호흡곤란증후군(Respiratory distress syndrome, RDS)
- 폐의 발달 미숙으로 인한 폐표면 활성제의 부족에 의한 것으로 미숙아의 호흡부전을 초래하는 가장 큰 원인이다.
- 미숙아, 당뇨병 산모의 아기, 주산기가사, 선천성 횡격막탈장, 제왕절개술로 분만한 아기 등에서 발생할 수 있다.

21 선천성 갑상샘저하증으로 진단받은 신생아에 관한 간호중재는?

① 옷을 얇게 입히고 서늘하게 한다.
② 페닐알라닌 함유량이 낮은 특수조제분유를 먹인다.
③ 치료약물은 쥬스와 함께 복용하게 한다.
④ 치료약물은 철분제제와 함께 복용하게 한다.
⑤ 주기적으로 혈액 검사 결과를 확인한다.

해설

선천성 갑상선기능저하증(Congenital hypothyroidism)
- 갑상선이 신체의 대사요구를 충족시키기에 충분한 갑상선호르몬을 생산하지 못하는 상태로, 크레틴병이라고도 한다.
- 갑상선 형성부전(흔한 원인), 갑상선호르몬합성장애(상염색체열성유전), 산모가 갑상선기능저하제를 투여받은 경우 등에 의해 발생한다.

정답 20 ① 21 ⑤

22 다음의 사례에서 예상되는 중재는?

11개월 여아가 2일 전부터 하루 4회 이상 설사를 하고 먹는 양이 줄었다며 병원에 왔다. 구토는 없었으나 보채고 기운 없는 모습을 보인다고 한다. 체중이 3일 전에는 11.1kg이었고, 현재는 10kg이다.

① 금 식
② 경구수액요법
③ 비위관 영양공급
④ 생리식염수 관장
⑤ 총비경구영양

해설

투여 전 아동의 구역반사상태와 삼키는 능력을 확인하고, 경구약의 형태는 아동의 발달단계와 투약능력에 적합해야 한다.

23 변비가 있는 3세 여아의 부모에게 배변을 돕는 방법에 대해 교육하고 있다. 추가 교육이 필요한 어머니의 진술은?

① "곡류를 더 많이 먹일게요."
② "유제품을 많이 먹일게요."
③ "물을 더 많이 먹일게요."
④ "관장을 규칙적으로 할게요."
⑤ "매일 일정한 시간에 변기에 앉힐게요."

해설

변비의 치료 및 간호
- 단순급성변비 : 식이조절, 적절한 배변훈련 등을 시행한다.
- 만성변비 : 정체 변 제거, 교육, 유지요법(완화제 투여, 충분한 수분과 섬유질 섭취), 배변훈련, 식이조절 등을 시행한다.
- 규칙적인 배변습관, 적절한 식이(수분과 섬유소 섭취), 운동 등을 통해 만성적인 문제가 생기는 것을 예방한다.
- 영아변비는 직장을 자극하지 않는다(직장체온계와 글리세린 좌약을 사용하지 않는다).

24 17개월 유아가 급성 중이염 진단을 받아 경구용 아목시실린(Amoxicillin)을 복용할 때, 보호자에게 교육할 투약지침으로 옳은 것은?

① 귀의 통증이 있을 때까지만 약을 복용시킨다.
② 두드러기나 피부발진이 나타나더라도 계속 투약한다.
③ 지시된 용법·용량·기간을 정확히 지켜 약을 먹인다.
④ 음료에 약을 타서 수평으로 눕혀서 먹인다.
⑤ 열이 나지 않으면 복용을 중단한다.

해설

안전한 투약
- 5 Right : 정확한 약, 정확한 용량, 정확한 경로, 정확한 대상자, 정확한 시간
- 투약 전에 신원 확인을 위해 이름을 말하게 하고, 투약카드와 이름표에 적힌 이름을 확인한다.
- 아동과 부모에게 약명, 투여목적, 횟수, 부작용, 기대효과 등에 대해 설명한다.

정답 22 ② 23 ④ 24 ③

25 **7개월 영아가 장난감을 가지고 놀다가 갑자기 '캑캑'거리며 얼굴이 창백해지고 있다. 입안에 이물질은 보이지 않고 비정상적 호흡을 할 때 우선적인 응급처치는?**

① 등 두드리기와 가슴 밀어내기 방법을 사용한다.
② 얼굴을 위로 하여 몸통보다 높은 자세를 유지시킨다.
③ 손가락을 입안 깊숙이 넣어 이물질을 찾아본다.
④ 옆으로 눕히고 머리를 세게 두드린다.
⑤ 기도를 유지하기 위해 목을 과도 신전시킨다.

해설

이물질 흡인 시 치료 및 간호

- 이물질 흡인으로 기도 폐쇄가 발생하였다면 1세 미만은 5회 등 두드리기와 5회 흉부밀치기(흉부압박), 1세 이상은 하임리히법을 시행한다.
- 후두경검사나 기관지경검사로 이물질을 제거한다(영아와 아동은 기침을 통해 이물질을 제거하는 것이 어렵다).
- 이물질을 제거한 후 24~48시간 동안 차가운 증기(높은 습도), 기관지확장제, Corticosteroid를 투여한다.
- 구역반사가 돌아온 후 음료수를 제공하고, 점차 섭취량을 늘린다.

26 **팔로4증후(Tetralogy of fallot, TOF)의 특징만으로 나열된 것은?**

① 심실중격결손, 동맥관개존, 대동맥축착, 우심실비대
② 심실중격결손, 폐동맥협착, 대동맥기승, 우심실비대
③ 동맥관개존, 폐동맥협착, 대동맥기승, 우심실비대
④ 심방중격결손, 동맥관개존, 대동맥기승, 우심실비대
⑤ 심방중격결손, 동맥관개존, 대동맥축착, 우심실비대

해설

팔로4징후(Tetralogy of fallot, TOF)

- 폐동맥협착, 심실중격결손, 대동맥우위, 우심실비대의 4가지 결함이 있는 상태
- 폐동맥협착 정도가 예후를 결정한다.

정답 25 ① 26 ②

27 혈우병으로 진단된 학령전기 아동의 간호로 옳은 것은?

① 외부 출혈이 생기면 그 부위를 심장보다 낮게 한다.
② 발열 시 아스피린을 투약시킨다.
③ 또래와 킥보드 타기를 격려한다.
④ 구강을 청결하게 하기 위해 거친 모의 칫솔을 사용하게 한다.
⑤ 출혈이 의심될 때 해당 응고인자를 투여한다.

해설

혈우병 치료 및 간호
- 출혈 예방 및 비효율적인 혈액응고인자로 인한 조직손상을 예방하는 것이 치료의 목표이다.
- 부족한 혈액응고인자 보충, DDAVP 투여(혈관을 수축시켜 지혈), 수혈 등을 시행한다.
- 출혈 시 RICE[R : Rest(휴식), I : Ice(얼음), C : Compression(압박), E : Elevation(이환된 부위의 거상)]로 치료한다.
- 출혈 예방
  - 부드러운 칫솔로 구강관리를 한다.
  - 격렬하거나 과격한 신체접촉을 하는 운동(축구, 하키 등) 대신 수영을 권장한다.
  - 머리 손상을 야기하는 운동을 할 때 보호헬멧을 사용한다(자전거 타기 등).
  - 체육시간에는 보호대를 착용한다.
- 제한적인 활동으로 자존감이 떨어지지 않도록 지지적인 돌봄을 제공한다.
- 비만을 예방(관절에 무리를 줄 수 있다)하고 정상성장과 발달의 기회를 제공한다.

28 헤노흐-쇤라인자색반(Henoch-Schönlein purpura, 알레르기자색반병)으로 진단받은 아동의 엄마가 질병에 대해 질문할 때 간호사의 설명으로 옳은 것은?

① "혈뇨나 단백뇨가 나타날 수 있어요."
② "부모로부터 유전되는 질병입니다."
③ "피부의 자반은 영구적으로 지속될 수 있어요."
④ "청소년기 이후에 가장 흔한 혈관염입니다."
⑤ "관절 외에 특별한 증상은 나타나지 않아요."

해설

작은 혈관에 염증이 발생하는 전신혈관질환으로 알레르기자색반병, 유사아나필락시스자색반병이라고도 한다. 자반과 관절통, 위장관 증상, 사구체 콩팥염 등의 증상을 나타낸다.

27 ⑤ 28 ① 정답

29 신증후군 아동의 퇴원교육 내용으로 옳은 것은?

① 소변의 양상을 매일 확인하도록 한다.
② 오래 서 있는 운동을 하도록 한다.
③ 나트륨 함량이 높은 식단을 권한다.
④ 외부 활동을 철저히 제한하도록 한다.
⑤ 생백신을 접종시킨다.

해설

신증후군 치료 및 간호

- 단백뇨를 감소시키고, 부종을 조절하며, 감염 예방에 중점을 둔다.
- 스테로이드 요법 : 코티코스테로이드(Prednisone)를 투여한다.
- 면역억제 요법 : 스테로이드 요법이 실패하거나 부작용이 발생한 경우 Cyclophosphamide(Cytoxan)을 투여한다.
- 이뇨제를 투여한다.
- 스테로이드를 투여 중인 경우에는 생백신은 금기이다.
- 활력징후 및 섭취량과 배설량을 측정하고, 매일 같은 시간에 같은 저울로 체중을 측정한다.
- 감염의 징후(고열, 기침, 인후통 등) 및 폐부종(수포음, 천명음) 발생 여부를 확인한다.
- 식이에서 소금섭취를 제한한다(부종 조절 및 고혈압 위험성 감소).
- 피부 통합성 유지
  - 2시간마다 체위변경을 시행하고, 부종이 있는 신체 부위를 베개로 지지하거나 높여 준다.
  - 감염성 질환에 노출되는 경우 보고하게 한다.

30 열발작(열성경련)에 관한 설명이다. 옳은 것은?

① 대부분 뇌전증으로 진행된다.
② 장기적인 약물치료가 필수적이다.
③ 청소년기 이후에 주로 발생된다.
④ 유전적인 성향과 관계가 없다.
⑤ 주로 전신성 강직-간대발작이다.

해설

열발작 예방

- 고열을 예방하고, 고열 시 빨리 체온을 하강시킨다.
- 아동의 옷을 벗기고 시원한 환경을 조성한다.
- 오한이 없는 경우 미온수 마사지를 시행한다(체온하강을 목적으로 찬물이나 알코올을 사용하지 않는다).
- 부모에게 열성질환(특히 상기도감염)을 예방하고, 발열 시 열을 내리는 방법을 교육한다.

정답 29 ① 30 ⑤

31 척추측만증 청소년을 사정하였다. 옳은 것은?

① 허리를 앞으로 구부리게 하고 뒤에서 관찰할 때 척추를 중심으로 양쪽 등의 높이가 다르다.
② 똑바로 선 자세에서 양쪽 팔꿈치가 장골능 위쪽에 같은 위치에 있다.
③ 요추의 만곡부위가 전방으로 심하게 꺾여 있다.
④ 똑바로 선 자세에서 어깨 높이 균형이 맞는다.
⑤ 양쪽 견갑골의 위치가 똑같다.

해설

척추측만증 증상 : 서 있는 자세에서의 증상(양쪽 어깨 높이 차이, 양쪽 견갑골 높이 차이, 양쪽 겨드랑이 선 차이, 옆구리 주름 차이, 한쪽 둔부 돌출 등)을 볼 수 있다.

32 돌발피진(돌발진) 아동에 관한 간호중재로 옳은 것은?

① 항생제를 먹인다.
② 알코올로 전신을 닦아준다.
③ 수분을 충분히 공급한다.
④ 발진 부위에 칼라민 로션을 도포한다.
⑤ 발진 부위를 강하게 마사지해 준다.

해설

돌발피진(돌발진, 장미진) 치료 및 간호 : 대증요법(고열 시 해열제, 미온수 목욕, 가벼운 의복, 시원한 환경, 수분섭취 증가 등)을 시행한다.

33 백일해의 주된 감염 경로로 옳은 것은?

① 상한 음식의 섭취
② 환자와의 직접적인 접촉이나 비말로 감염
③ 감염된 곤충에게 물림
④ 감염된 소에게서 짜낸 우유를 섭취
⑤ 오염된 쇠에 찔림

해설

백일해
- 원인 : Bordetella pertussis균
- 감염기간 : 카타르기에서 4주까지 전염되고, 카타르기에 전염성이 강하다.
- 전파 : 직접접촉, 기침 시 비말에 의한다(전염력이 매우 높다).

31 ① 32 ③ 33 ② **정답**

34 **급성 골수세포백혈병으로 항암화학요법을 받은 후, 구내염과 구강궤양이 생겨 아동이 통증을 호소한다. 이를 위한 간호중재는?**

① 딱딱한 음식을 제공한다.
② 알코올이 함유된 구강청결제를 사용하게 한다.
③ 수분섭취를 제한하도록 한다.
④ 생리식염수로 입안을 헹군다.
⑤ 자극이 강한 음식을 제공한다.

해설

백혈병 감염 및 손상 예방
• 활력징후를 측정하고 적절한 손 씻기를 시행한다.
• 피부의 손상과 발적을 확인하고, 구강 궤양이나 회음부위 열상 여부를 관찰한다.
• 생백신을 투여하지 않으며, 수두에 걸린 아동은 피한다.
• 발열 시 해열제(아세트아미노펜)를 투여하고, 배양검사 결과를 토대로 항생제를 투여한다.
• 심한 혈소판 감소 시 출혈 증상을 관찰하고, 접촉스포츠는 허용하지 않는다.
• 구강 위생을 위해 부드러운 칫솔을 사용한다.
• 규칙적인 배변습관을 격려하고 관찰하며, 변비를 예방하며(대변완화제 제공), 좌약은 사용하지 않는다.
• 직장체온은 측정하지 않는다(화학요법이나 방사선요법 시행 중인 경우).
• 구강점막의 손상의 원인이 되는 칩과 같은 날카로운 음식을 피한다.
• 코를 살살 푸는 방법을 교육한다.
• 정맥천자 수 최소화, 근육주사(또는 정맥주사바늘 제거) 후 주사 부위가 완전히 지혈될 때까지 압박한다(출혈 예방).

35 **3세 남아가 조혈모세포이식을 받기 6일 전부터 고용량의 항암요법을 받고 있다. 아동의 부모가 이러한 힘든 과정이 왜 필요한지를 물었을 때 간호사의 대답으로 옳은 것은?**

① 이식편대숙주반응을 일으키기 위함
② 과립구 집락자극인자의 생성을 위함
③ 악성 세포를 박멸하기 위함
④ 생식능력 장애를 예방하기 위함
⑤ 절대호중구수의 증가시키기 위함

해설

조혈모세포이식 : 고용량 항암제와 면역억제제의 투여로 환자의 병든 골수와 백혈병 세포를 제거하고, 다른 사람이나 자신의 조혈모세포를 주입하여 혈액기능을 회복시키고자 시행하는 방법이다.

정답 34 ④ 35 ③

참 / 고 / 문 / 헌

- 강경순(2019). 간호사 국가시험 합격 1,650문제. 시대고시기획
- 강경아 외(2019). 아동청소년간호학 제2판(I, II). 군자출판사
- 박은숙 외(2016). 근거기반실무 중심의 아동간호학 수정판(상권, 하권). 현문사
- 박충선 외(2018). PEDIATRIC NURSING 아동간호학(VOLUME I, VOLUME II). 퍼시픽북스
- 에듀 문항평가개발위원회(2019). 필통 2020년 대비 간호사 국가시험 핵심문제집 아동간호학. 에듀팩토리
- 홍경자 외(2012). 영아와 아동을 위한 아동간호학 EDITION 9(I, II). 수문사

좋은 책을 만드는 길
독자님과 함께하겠습니다.

도서나 동영상에 궁금한 점, 아쉬운 점, 만족스러운 점이
있으시다면 어떤 의견이라도 말씀해 주세요.
SD에듀는 독자님의 의견을 모아 더 좋은 책으로 보답하겠습니다.

www.sdedu.co.kr

간호사 국가고시 아동간호학

개정1판1쇄 발행	2022년 07월 05일 (인쇄 2022년 05월 24일)
초 판 발 행	2021년 11월 05일 (인쇄 2021년 09월 02일)
발 행 인	박영일
책 임 편 집	이해욱
편 저	노연경 · 박문귀 · 박지영
편 집 진 행	윤진영 · 김달해
표지디자인	권은경 · 길전홍선
편집디자인	심혜림
발 행 처	(주)시대고시기획
출 판 등 록	제10-1521호
주 소	서울시 마포구 큰우물로 75 [도화동 538 성지 B/D] 9F
전 화	1600-3600
팩 스	02-701-8823
홈 페 이 지	www.sdedu.co.kr
I S B N	979-11-383-2567-7(14510) 979-11-383-2563-9(세트)
정 가	22,000원

시대고시기획 시대고시기획 시대고시기획 圖書出版